PEDIATRIC NURSING OPERATION PROCEDURE
AND KEY POINTS ANALYSIS

儿科护理操作规程
及要点解析

主　编　花　芸　刘新文

副主编　张　华　程　琳　刘晓文　汪在华　许　敬

编　委（以姓氏笔画为序）

丁雪芹　王巧玲　王海勤　方　琼　祁　燕
朱卉敏　邢慧珠　李　瑛　李天红　李艳红
吴轶璇　肖翠萍　胡　珍　胡　敏　胡　玲
郭军航　涂红星　黄砚屏　曾小燕　蔡　丹
蔡　玮　蔡　萍

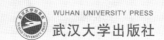
WUHAN UNIVERSITY PRESS
武汉大学出版社

图书在版编目(CIP)数据

儿科护理操作规程及要点解析/花芸,刘新文主编.—武汉:武汉大学出版社,2013.7
　ISBN 978-7-307-11024-3

　Ⅰ.儿…　Ⅱ.①花…　②刘…　Ⅲ.儿科学—护理学　Ⅳ.R473.72

中国版本图书馆 CIP 数据核字(2013)第 119083 号

责任编辑:黄汉平　　　责任校对:黄添生　　　版式设计:韩闻锦

出版发行:武汉大学出版社　　(430072　武昌　珞珈山)
　　　　　(电子邮件:cbs22@whu.edu.cn　网址:www.wdp.com.cn)
印刷:武汉中远印务有限公司
开本:787×1092　1/16　印张:15.5　字数:384 千字
版次:2013 年 7 月第 1 版　　2013 年 7 月第 1 次印刷
ISBN 978-7-307-11024-3　　定价:58.00 元

前　言

儿科护理工作者服务于特殊年龄段人群。相对于成年人，由于患儿语言表达能力欠缺、合作程度不高甚至困难，所以每一项儿科护理技术的操作难度大、要求高；与患儿及家属的沟通需更专业、更耐心，以期取得配合，从而体现儿科护理服务的精细和安全。随着儿科医疗专业的不断发展与进步，许多护理新技术应运而生，儿科护理技术项目也逐步得到了扩充与完善，以满足临床需求。目前，儿科护理人员在临床实践中，许多适用于儿科的操作流程亟需制定及整理，相应的护理管理更有待规范。鉴于此，编者组织了二十余名儿科护理专家和护理管理者，编写了这本《儿科护理操作规程及要点解析》。全书共分十二章，79 项护理技术，内容不仅涵盖了儿科常见的基础护理操作项目，还包括了专科性强的护理技术，如呼吸系统、心血管系统、消化系统、骨科系统等专科的特殊操作，包括了儿科最新的临床护理技术，如伤口及管道护理、中心静脉导管护理（PICC、UVC、CVC）。对于每一项护理技术，不仅从其名称、目的、环境准备、物品准备、操作程序、操作流程上作了标准、清晰的阐述；还根据患儿及家属的心理特点，从人文关怀的角度，在操作规程中适时增添了护患沟通内容；并在技术难点、要点上作了关键性的解析，提示了儿科操作的精细性和安全性；更从病理生理的角度，结合丰富的临床经验作了最重要的知识拓展。不但为临床儿科护理人员提供了科学、清晰、规范的操作标准，并拓宽了知识面，提升了广大护理人员观察病情、分析问题及有效沟通的能力；还为儿科护理管理者提供了管理依据，加强了儿科技术的风险防范意识。

本书适合广大儿科护理专业的临床护理人员、护理管理者，也适合儿科护理专业各层次的教师、学生用于学习、培训及考核的参考使用。

随着儿科护理专业的不断发展，护理新业务、新技术也将不断更新和完善，且限于编者的水平与能力，本书难免有疏漏和缺憾之处，敬请各位读者不吝赐教。

花　芸　刘新文

2012 年 12 月于武汉

目　　录

第一章 基础护理

第一节 沐浴法

婴幼儿沐浴法为患儿去除皮肤污垢，保持皮肤清洁，观察全身皮肤情况，增进健康的方法。

【目的】

使患儿皮肤清洁，协助皮肤排泄和散热，预防皮肤感染，促进血液循环，增加舒适感。

【适应证】

生命体征稳定，身体皮肤有污垢，需物理降温的婴幼儿。

【操作准备】

环境准备：婴幼儿打包台或开放式暖床，调节室温18～22℃，湿度控制在50%～60%，关闭门窗，但采光要好，以便观察皮肤情况。

物品准备：浴盆、隔离袋、浴巾、小毛巾、湿纸巾、水温计、冷水和热水、婴儿沐浴露或婴儿皂、干净衣服、尿裤、基础护理盘（内置棉签、氯锌油、石蜡油、爽身粉）。

【操作程序】

1. 评估患儿疾病诊断、病情、体温及全身皮肤情况。

2. 操作者洗手，准备物品，将浴巾铺在婴幼儿打包台或开放式暖床上，浴盆套隔离袋备温热水。放洗澡水的时候，遵循"先凉水后热水"的原则，让水的温度逐渐升上来。

3. 取水测试水温，38～40℃，或手肘内侧感到微温即可。

4. 如图1-1所示，核对患儿识别腕带和床头卡，将盖被折至床尾，护士脱去患儿衣物及尿裤，用湿纸巾轻擦会阴及臀部，将患儿抱起。入水前，用手掌托住患儿头颈部，拇指和中指分别将患儿的耳廓轻轻按住，堵住外耳道口，以手臂托住身体，夹于腋下，取小毛巾先洗面部，再洗头部、耳后。洗毕将患儿托起轻轻放入浴盆中，颈部枕在操作者一手掌上。

5. 入水后：按顺序洗颈下、臂、手、胸、背、腿、脚、会阴、臀部，随洗随冲净。

6. 洗毕将患儿放在干燥的大毛巾上擦干。

7. 皮肤有胶布痕迹处用石蜡油擦净，皱褶处可撒上少许爽身粉。

8. 为患儿穿好衣服和尿裤。

9. 再次核对患儿识别腕带和床头卡，抱回病床。

10. 整理床单位。整理用物。

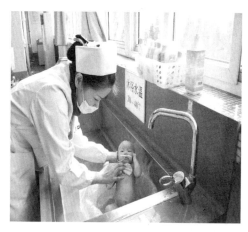

图 1-1　沐浴

【操作流程】
操作流程框图如图 1-2 所示。

评估病人病情、合作程度、对沐浴护理的知识水平和心理反应及全身皮肤情况，向家长讲解操作目的

您好！请问您孩子叫什么名字？我将为他（她）行沐浴护理。请让我先看看皮肤的情况。

准备物品

小朋友，你感觉怎么样？伤口疼不疼？能咳嗽一下吗？等会儿我要给你换一个胸瓶，希望你能配合一下。我的动作会很轻的，很快就会好的，可以吗？

您好！能让我查看/扫描一下您孩子的腕带吗？谢谢！

按操作规程进行操作

我的动作会尽量轻柔。
您配合得很好，谢谢您的合作。

整理床单位，询问患儿家属需要

感觉还好吧？您有什么需要我帮忙的吗？

按规范处理各种用物并记录

图 1-2

【要点解析】

1. 评估患儿生命体征稳定，操作在进食前或进食后 1 小时进行，防止呕吐或溢奶。

2. 准确测量沐浴水温，防止烫伤。

3. 洗净皮肤皱褶处、会阴部，仔细观察皮肤完好情况。

4. 轻柔迅速，防止着凉。

【知识拓展】

1. 沐浴于喂奶前或喂奶后 1 小时进行，以免呕吐和溢奶。

2. 沐浴时尽量减少小儿身体暴露，注意保暖，动作轻快。

3. 沐浴时面部禁用肥皂。耳、眼内不得有水或肥皂沫进入。

4. 头部前囟处易形成鳞状污垢或痂皮，不可强行剥落以免引起皮肤破损和出血。涂石蜡油 24 小时后用肥皂和温水洗净。

5. 沐浴过程中，操作者始终将患儿握牢，只在洗背部时，双手交接患儿，使头部靠在手臂上。

6. 不仅可以保持婴幼儿清洁，还可以促进身体血液循环，为婴幼儿提供嬉戏和活动的机会，同时利用沐浴的机会全面观察婴幼儿的身体状况。

（汪在华）

第二节　床上擦浴法

床上擦浴法为活动受限以及病情危重、衰竭的患儿在床上进行皮肤清洁护理。

【目的】

使患儿皮肤清洁，协助皮肤排泄和散热，预防皮肤感染，促进血液循环，增加舒适感。观察患儿病情，活动肢体，防止皮肤感染，预防压疮。

【适应证】

制动、活动受限，病情危重、身体衰竭的患儿，以及机体暂时忌沐浴者。

【操作准备】

环境准备：调节室温 22～24℃，湿度控制在 50%～60%，关闭门窗，但采光要好，以便观察皮肤情况。

物品准备：浴盆、隔离袋、浴巾、小毛巾、湿纸巾、水温计、冷或热水、婴儿沐浴露或婴儿皂、干净衣服、尿裤、基础护理盘（内置棉签、护臀油、氯锌油、石蜡油、爽身粉）、指甲剪、梳子。

【操作程序】

1. 评估患儿病情、体温及全身皮肤情况。

2. 操作者洗手，准备物品。

3. 浴盆套隔离袋备温热水，取水温计测试水温，水温控制在 47～50℃。

4. 将用物放治疗车上推至床旁，根据需要使用屏风遮挡患儿。

5. 将浴巾铺于患儿颌下，用微湿毛巾依次擦洗眼部、额头、鼻翼、面部、耳后，直至颌下，用浴巾拭干。

6. 脱去患儿上衣，将浴巾铺于身下，用微湿毛巾依次擦洗双上肢、胸腹部；置患儿于侧卧位擦洗颈部、背部；用浴巾拭干，穿上干净衣服。

7. 铺浴巾于下身，用微湿毛巾擦洗双下肢及足部，用浴巾拭干。

8. 换水，将浴巾铺于患儿臀部，解开身上尿裤，先用湿纸巾擦拭臀部皮肤，再取微湿毛巾擦洗会阴和臀部，用浴巾拭干。根据臀部皮肤情况使用护臀油或氯锌油，穿上干净尿裤。

9. 整理床单位，清理用物。

10. 洗手作记录。

【操作流程】

操作流程框图如图 1-3 所示。

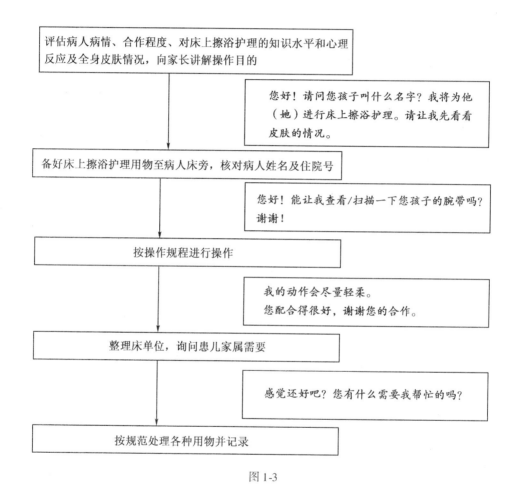

图 1-3

【要点解析】

1. 评估患儿生命体征及皮肤状况。

2. 准确测量擦浴水温，防止烫伤。

3. 选择柔软小毛巾，充分洗净皮肤皱褶处、会阴部，仔细观察皮肤完好情况。

4. 擦浴中，应随时注意患儿的保暖，为患儿盖好盖被，防止着凉。一般擦浴应在 15~30min 内完成。

5. 擦浴中应注意观察患者的病情变化，如出现寒战、面色苍白、脉速等征象，应立即停止擦浴，并给予适当处理。

【知识拓展】

1. 床上擦浴可以促进患儿身体舒适和肌肉放松，擦洗时力量要足以刺激肌肉组织皮肤的血液循环。

2. 若皮肤过湿可使皮肤变软，容易引起皮肤破溃，床上擦浴过程中必须拭干皮肤，尤其是皮肤皱褶处。

3. 皮肤卫生的评估：长期卧床患者，由于疾病的影响，生活自理能力差，汗液中的盐分及含氮物质常存留在皮肤上，和皮脂、皮屑、灰尘、细菌结合粘附于皮肤表面，刺激皮肤使其抵抗力降低，破坏皮肤的屏障作用，成为细菌入侵的门户，易致各种感染。因此，应加强卧床患者的皮肤护理。

（1）皮肤状况的评估：如皮肤的颜色、温湿度、柔软度、厚度、弹性、完整性、清洁度、感觉；有无水肿、破损，有无斑点、丘疹、水疱和硬结等改变。

（2）病人的卫生习惯：对皮肤清洁知识的了解程度和要求。

（3）病人病情、意识状态、肢体活动能力、自理能力。

4. 压疮的评估：对第一次住院患者进行全身皮肤的评估，对容易损伤的部位尤其是骨骼突起部位进行重点评估，对有皮肤损伤危险的患者应每天进行评估。虽然目前尚无随机对照试验和系统的评价来评价皮肤对预防作用，但许多国家的压疮治疗指南均建议应该对每一位住院患者进行评估，评估的部位应该包括头颅的颞部和枕部、肩胛、脊柱、肘、踝、足跟以及其他受压部位的皮肤，压疮最初临床表现通常为皮肤颜色和感觉的改变，因此评估的过程中不仅要观察皮肤的颜色，如有无发红或红斑，也需要注意皮肤的触觉，对于皮肤较黑的患者，观察皮肤有无发红或红斑较困难，以下征象可能有助于判断：局部皮肤充血，水泡或变色，局部皮温升高，局限性水肿或硬结，应指导并鼓励患者观察自身皮肤的变化。

采用的评估工具应具有良好的信度和效度并全面评估患者的内在和外在危险因素，包括患者的感知觉、运动能力、活动度、皮肤湿度、营养状况、局部皮肤受的摩擦力和剪切力等。压疮危险因素的评估，目前尚无广文献报道关于评估压疮因素的最佳时机和频率，但临床发现大多数压疮于患者入院后 2 周内发生，一项前瞻性研究观察了家庭病房 3 个月内压疮的发生情况，结果发现有 80% 的压疮发生于入院前 2 周，96% 发生于入院前 3 周，因此，目前公认应在入院前早期（最好在入院后 24~48 小时）对患者进行压疮危险因素的评估，评估的频率可以是 1 次/月也可以是 1 次/周，但当患者的状况发生变化时应及时进行再评估，也有研究建议对加强 ICU 患者应评估 1 次/天，普通病房应有 2 天评估一次。

（汪在华）

第三节　压疮的预防及护理

压疮是身体局部组织长期受压，血液循环障碍，局部组织持续缺血、缺氧、营养缺乏，致使皮肤失去正常功能，而引起的组织破损和坏死，是长期卧床患者皮肤出现的最严重的问题。

【目的】

通过正确评估患儿皮肤状况，给予有效的护理措施，消除压疮诱因，保护皮肤完好，促进身体康复。

【适应证】

神经系统疾病患儿，身体衰弱、营养不良危重患儿，机械辅助通气患儿，石膏固定以及大、小便失禁患儿。

【操作准备】

环境准备：调节室温 18～22℃，湿度控制在 50%～60%，关闭门窗，但采光要好，以便观察皮肤情况。

物品准备：软枕、自制水枕（图见 1-4）、消毒床刷、透明贴、溃疡贴、基础护理盘、换药包、翻身卡、隔离袋、水盆、小毛巾、热水（47～50℃）。

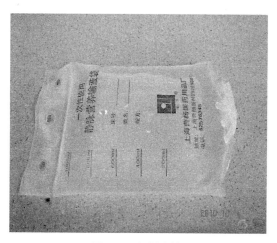

图 1-4　自制水枕

【操作程序】

1. 评估患儿皮肤情况，有无压疮发生的风险：

（1）卧床不能变换体位。

（2）营养不良，局部组织长期受压。

（3）使用呼吸机辅助通气治疗。

有以上情况，在护理患儿时应避免潮湿、摩擦及排泄物的刺激。每日为患儿温水擦浴以保持皮肤清洁无污物，用消毒床刷保持床单的清洁干燥。避免局部组织长期受压。床头挂翻身卡定时翻身，一般每 2 小时翻身一次，必要时 30 分钟翻身一次，作好记录。同时使用软枕或自制水枕保护骨隆突处和支撑身体空隙处。使用透明贴保护易受压部位。严格观察患儿皮肤状况，作好记录和交接班。

2. 实施以上护理仍出现了皮肤压疮时，根据病理分期采取对症护理：

（1）压疮 Ⅰ 期患儿：用 0.2% 活力碘消毒病变部位，待干后使用透明贴加以保护。同时避免病变局部继续受压。

（2）压疮 Ⅱ 期患儿：加强防护措施，防止感染发生。对出现的水泡，未破溃的小水泡应尽量减少局部受摩擦，让其自行吸收；大水泡，在无菌条件下，用注射器穿刺抽吸泡内渗液后，用溃疡贴外敷。

（3）压疮 Ⅲ 期～Ⅳ 期患儿：清除坏死组织，选择不同药物治疗，如湿润烧伤膏、长皮膏、生肌散等，选择合适的敷料。

【操作流程】

操作流程框图如图 1-5 所示。

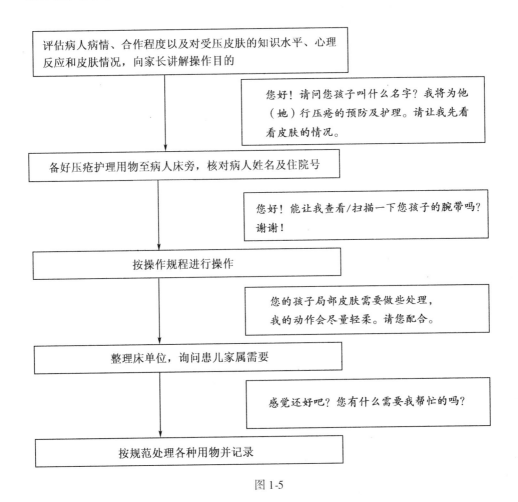

评估病人病情、合作程度以及对受压皮肤的知识水平、心理反应和皮肤情况，向家长讲解操作目的

您好！请问您孩子叫什么名字？我将为他（她）行压疮的预防及护理。请让我先看看皮肤的情况。

备好压疮护理用物至病人床旁，核对病人姓名及住院号

您好！能让我查看/扫描一下您孩子的腕带吗？谢谢！

按操作规程进行操作

您的孩子局部皮肤需要做些处理，我的动作会尽量轻柔。请您配合。

整理床单位，询问患儿家属需要

感觉还好吧？您有什么需要我帮忙的吗？

按规范处理各种用物并记录

图 1-5

【要点解析】

1. 风险评估。通过 Braden 评分法和 Norton 评分法对患者发生压疮的危险性进行评估。

2. 根据患儿情况正确采取预防措施，避免局部组织长期受压。避免潮湿、摩擦及排泄物的刺激。清洁皮肤时应避免使用肥皂或含酒精的清洁用品，选择清水或无刺激的沐浴乳。擦洗过程中动作应轻柔，不可过度用力，避免在已经发红的骨突部位进行按摩。

3. 每日用温水擦浴，增进局部血液循环。

4. 指导家长增进患儿营养的摄入。

【知识拓展】

1. 压疮发生的高危因素。

（1）年龄：年龄越小越缺乏对压力的感知和自主缓解压力的能力，无法识别和消除潜在的压疮危险。年龄偏小的患儿对照护者的依赖性比较大，护理不当和预防疏忽即可成

为压疮形成的诱因。

（2）营养状况：血清白蛋白≤35g/L 和>35g/L 的患者压疮发生率分别为 21.4%、7.7%。导致蛋白质合成减少、负氮平衡、皮下脂肪减少、肌肉萎缩。导致组织器官功能减弱，对调节应激期代谢变化的能力减弱。

（3）贫血：血细胞比容<0.36 和血红蛋白<120g/L 是较好的化验分界点，对压疮的发生具有良好的筛选预测作用。

（4）与手术相关因素——手术时间、体位与手术床。

长时间将患儿固定于一个体位，增加了对于骨隆突处的压力。传统手术床是为方便手术而设计的，过多考虑实用性，很少顾及舒适性。婴幼儿年龄小，抵抗力差，体型小，且不易固定，脆弱的皮肤往往不能承重，导致了压疮的发生。

（5）与手术相关因素——体外循环。

心脏手术带来的压疮风险比其他外科手术要高，尤其是骶尾部和枕部。接受体外模式氧合或有低氧血症和灌注不足的新生儿是发生压疮的高危人群。

（6）与 ICU 相关因素——药物。

血管活性药物的剂量间接反映了循环功能障碍的程度。大剂量血管活性药物的 α-受体效应可引起外周组织血管收缩，进一步加重缺血缺氧。液体复苏导致水肿、循环受损及阻碍毛细血管对营养物质的交换。降压药及皮质醇类药物压疮的发生有影响。

（7）与 ICU 相关因素——压力、摩擦力和剪切力。

躯体移动和体位变化受限制，容易造成某些部位如头枕部、双肘、骶尾部、足跟及外踝等部位长期受压。由于虚弱、镇静药的使用而存在感觉功能障碍，感受不到过度压迫的疼痛刺激。

（8）与 ICU 相关因素——潮湿的环境。

发热、大便、小便、唾液、胃管、瘘管及伤口的引流。

（9）与 ICU 相关因素——体位。

年龄偏小的患儿尤其是婴儿多见于枕部。头部占了全身很大的比例，仰卧时枕部为主要受压点。头发稀少以及较少的皮下组织增加了头部对压力和剪切力的敏感性。由于焦虑、疼痛等因素，患儿的头部往往剧烈来回摆动。年龄较大的患儿多见于骶尾部。其他好发部位包括足跟、脚踝和大腿等。

2. 压疮的易患部位。压疮多发生于受压及缺乏脂肪组织保护、无肌肉包裹或肌层较薄的骨隆突处。

儿童压疮好发部位：枕部、足跟、脚踝、大腿、骶尾部。不同疾病呈特殊好发部位：

（1）机械通气患儿：枕部、髂骨嵴、鼻中隔或上唇。

（2）脊髓损伤患儿：骶部、坐骨及股骨转子。

（3）脊髓发育不良：下肢和足部。

3. 儿童压疮的危害。压疮严重影响患儿的康复、加重病情，造成永久性身体畸形和形象损害。

（1）枕部压疮：疤痕性秃发。

（2）局部严重感染：骨髓炎。

（3）继发全身感染：金黄色葡萄球菌。

4. 创面评估注意事项。

（1）每次换药，都需要观察压疮的发展情况，及时根据症状更换治疗方案。

（2）使用统一的方法及工具测量伤口的深度及长度。

（3）评估伤口时，评估者保持中立位置。

（4）在测量伤口深度及窦道深度时，应避免对伤口造成新的创伤。

（5）使用标准的拍摄技术监测伤口愈合情况。

5. 并发症。

（1）局部：窦道、脓肿、瘘、蛆滋生、溃疡形成等。

（2）全身性并发症：败血症、脓毒性关节炎、脑膜炎等。

（汪在华）

第四节 臀红的预防护理

臀红的预防护理是预防婴儿肛门周围及臀部等尿布遮盖部位发生皮炎而进行的护理。新生儿皮肤薄嫩，大小便内含有尿素，经细胞分解可产生氨，尿液刺激皮肤；此外，大小便浸湿的尿布未及时更换，以及腹泻时脂肪酸及碱性物质的刺激等，均可刺激皮肤引起臀红。

【目的】

保护婴儿肛门周围及臀部皮肤，预防臀红的发生。

【适应证】

所有新生儿。

【操作准备】

环境准备：调节适应室温。

物品准备：一次性尿裤、湿纸巾、棉签、护臀霜。

【操作程序】

1. 携用物至床旁，拉下一侧床档。

2. 打开尿裤，评估臀部。观察臀部有无异常情况。

3. 用湿纸巾清洁臀部皮肤。（见图1-6）

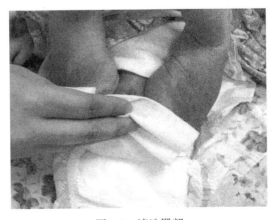

图1-6 清洗臀部

4. 用棉签将护臀霜涂抹在婴儿肛门周围及臀部。

5. 整理用物，盖好被子，拉好床档取走污湿的尿布。

6. 洗手，做记录。

【操作流程】

操作流程框图如图 1-7 所示。

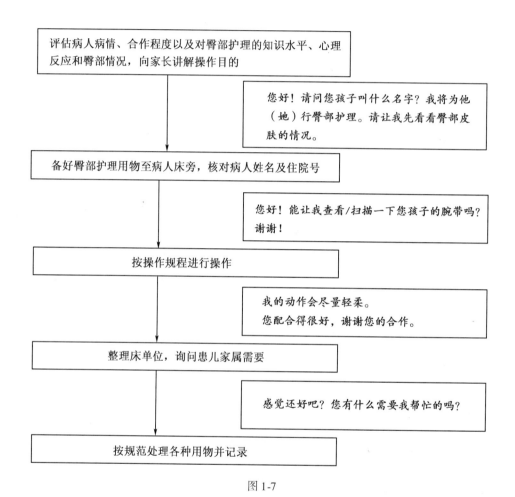

图 1-7

【要点解析】

1. 臀红分类：轻度主要为表皮潮红。重度可分为三度，重Ⅰ度表现为局部皮肤潮红，伴有皮疹；重Ⅱ度除以上表现外，并有皮肤溃破、脱皮；重Ⅲ度为局部大片糜烂或表皮剥脱，可继发感染。

2. 臀红预防的注意点：

（1）保持臀部清洁干燥，勤换尿布。

（2）腹泻患儿应勤洗臀部，涂油保护。

（3）勿用油布或塑料布直接包裹患儿臀部。

（4）应选用质地柔软吸水强的棉织品做尿布。

【知识拓展】

1. 足月新生儿皮肤面积约为 0.21m²。皮肤的厚度约 1mm，表皮约占皮肤总厚度的

1/20。皮肤的重量约为体重的 5% ~ 6%。皮肤由表皮、真皮和皮下组织 3 部分组成，有丰富的血管、淋巴管和神经，并有皮肤附属器。表皮由形状、大小不同的 5 层上皮细胞组成。在真皮上的一层称基底层，也称母层，由此层不断增殖，向上延伸。根据其形态不同可分为棘层、粒层、透明层和角质层。基底细胞增生很快，而粒层很薄，透明层不显著，角质层很薄，由 2 ~ 3 层角化细胞组成，细胞间松弛，容易脱落，形成生理性脱屑。基底膜的发育差，因此表皮与真皮结合不紧，容易分离。由于这些组织结构的特点，使新生儿的表皮防护功能较成人差，容易损伤，微生物很易侵入，成为全身感染的门户。也由于表皮薄，使新生儿的皮肤渗透和吸收作用较大，使用外用药物时应注意。

2. 患儿臀部、外阴部、股内侧等部位发生边界清楚的红斑，初起时皮肤轻度潮红、肿胀，以后出现皮疹、水疱、糜烂，有继发感染时可产生脓疱及浅溃疡。

3. 预防感染，可局部涂鱼肝油软膏或鞣酸软膏，保持局部清洁、干燥等。

4. 皮炎发生后，轻者大便后冲洗干净，涂鞣酸软膏或抗生素软膏。如有破溃，可用红外线局部照射，但应预防烫伤。严格床前交班，做好臀部护理。

（黄砚屏）

第五节　脐部护理

脐部护理是预防脐部发生感染而进行的护理。脐部因断脐或出生后处理不当，脐残端易被细菌入侵、繁殖所引起感染。

【目的】

预防脐部发生感染。

【适应证】

所有新生儿。

【操作准备】

环境准备：调节适应室温。

物品准备：棉签、0.5% 活力碘。

【操作程序】

1. 评估脐部。观察脐部有无异常情况。

2. 棉签蘸取 0.5% 活力碘消毒脐部。注意有脐痂者，应揭开脐痂，充分消毒脐带根部。（见图 1-8）

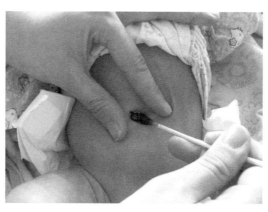

图 1-8　消毒脐部

3. 做好记录。有异常情况及时报告医生。

【操作流程】

操作流程框图如图 1-9 所示。

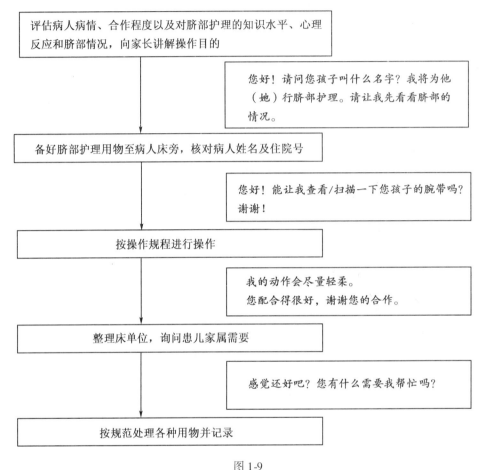

图 1-9

【要点解析】

1. 发生感染后应勤换尿布，经常保持脐部清洁、干燥，护理脐残端应注意无菌操作，尤其脐血管插管时，必须严格无菌。

2. 脐轮轻度红肿，可伴少量浆液脓性分泌物，局部用 2% 碘酒及 75% 酒精清洗，每日 2~3 次。脐轮明显红肿发硬，脓液多，有臭味或有全身症状者，除局部消毒处理外，结合药敏试验行抗生素治疗。

【知识拓展】

1. 脐炎：因断脐时或出生后处理不当，脐残端被细菌入侵、繁殖所引起的急性炎症，亦可由于脐血管置管或换血时被细菌污染而导致发炎。可由任何化脓菌引起，最常见的是金黄色葡萄球菌，其次是大肠埃希菌等。

2. 卵黄管未闭（脐肠瘘）：卵黄管是在胚胎发育时连接原肠与卵黄囊底的管状组织，5~17 周应渐缩窄、闭塞，如果未闭则形成脐肠瘘。口服活性炭后，若出现于脐孔即可确诊。必须手术治疗。

3. 脐窦：上述卵黄管的回肠端已闭合，但脐端未闭所致。脐部常有较小圆形红色黏膜突出，用探针可发现有窦道。如无窦道形成，仅有球状黏膜块，则称为脐茸或脐息肉。因常有黏液分泌且易感染，应手术切除。

4. 脐尿管瘘：因脐尿管未正常闭合退化成一纤维索引起，其临床表现为脐部漏尿，脐部瘘口可为皮肤或黏膜所覆盖。应尽早做瘘管切除，以免继发尿路感染。

（黄砚屏）

第六节　肛周护理

小儿皮肤的防御功能不完善，尤其是新生儿和婴儿，皮肤黏膜薄嫩，屏障功能不全，适应能力差，肛门周围皮肤及黏膜，经常受到物理和化学因素的刺激（如：尿液、粪便、尿布摩擦等），因此肛周护理尤为重要。

【目的】

1. 保护肛门周围皮肤及黏膜的完整性。

2. 去除会阴部异味，预防和减少感染，减少红臀的发生。

3. 观察患儿大便的量、性状、颜色、气味的变化，为医疗提供信息资料。

4. 增进舒适。

【适应证】

1. 腹泻病的患儿。

2. 大小便失禁的患儿。

3. 重症监护长期卧床的患儿。

【操作准备】

环境准备：调节室温 18 ~ 22℃，湿度控制在 50% ~ 60%，关闭门窗，但采光要好，
以便观察皮肤情况。

物品准备：浴盆、隔离袋、浴巾、小毛巾、湿纸巾、水温计、冷水和热水、婴儿沐浴
露或婴儿皂、干净衣裤、一次性纸尿裤、床单、基础护理盘（内置棉签、
皮肤保护剂、氯锌油、鱼肝油、爽身粉）。

【操作程序】

1. 评估患儿疾病诊断、病情、体温及全身皮肤情况，关闭窗户。

2. 操作者洗手，准备物品，将浴巾铺在婴幼儿打包台或开放式暖床上；浴盆套隔离袋备温热水，放洗澡水的时候，遵循"先凉水后热水"的原则，让水的温度逐渐升上来。

3. 取水温计测试水温，38 ~ 40℃，或手肘内侧感到微温即可，加入婴儿沐浴露。

4. 核对患儿识别腕带和床头卡，将盖被折至床尾，护士脱去患儿衣物及尿裤，用湿纸巾轻擦会阴及臀部。

5. 再次用温水毛巾清洁会阴部皮肤，自上到下，保持肛周皮肤的清洁。

6. 根据肛周皮肤黏膜的情况，选用不同的护理措施及皮肤保护剂。

7. 为患儿穿好尿裤和衣裤。

8. 必要时更换床单,保持床单的清洁、干燥、平整。

9. 观察患儿大便的量、性状、颜色、气味的变化。

10. 再次核对患儿识别腕带和床头卡,协助患儿取舒适卧位,整理床单。

11. 处理:将污染的一次性尿裤放入医用垃圾袋内按医疗废物处理。

12. 开窗通风,去除异味。

13. 洗手,记录。

【操作流程】

操作流程框图如图 1-10 所示。

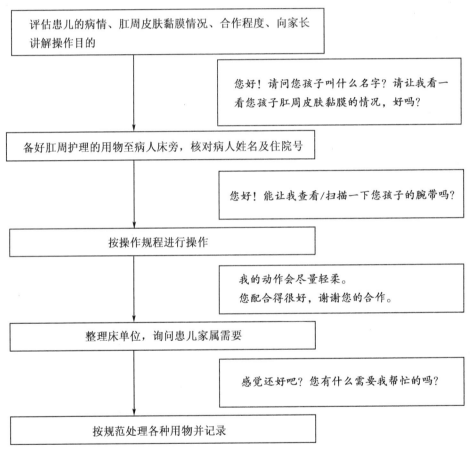

图 1-10

【要点解析】

根据皮肤黏膜的情况和病情,可采取不同的护理措施,可选用油膏外涂法、红外线照射仪烤臀法、创口保护膜喷涂法、肛周皮肤贴膜保护法、粪便导管引流法。

【知识拓展】

1. 随着第三代头孢菌素及激素的广泛应用,真菌感染明显增加。由于患者病情危重,大量危重昏迷并严重长期卧床伴大小便失禁患者,易发生肛周部皮肤真菌感染。有以下护理要点：

（1）重视基础护理：保持局部皮肤清洁，留置尿管，以减少刺激，每次便后彻底清洁会阴及肛周皮肤，用袋装消毒湿纸巾擦拭干净，禁用卫生纸（因卫生纸干而粗糙，可增加摩擦），每2小时翻身1次，平卧时，尽量分开两大腿，暴露会阴或阴囊及腹股沟处，减少摩擦。

（2）肛周部皮肤真菌感染的药物干预：生理盐水清洁后给予5%碳酸氢钠溶液冲洗，再用氟康唑氯化钠液湿敷局部30min，然后用红外线局部照射30min。红外线照射仪对肛周真菌感染的治疗或预防也能起很好的辅助作用。红外线照射后能促进机体全身新陈代谢，提高酶的活性，增强机体免疫，改善局部血液循环，同时减少渗液，使局部皮肤干燥，有预防感染的作用。

2. 肛周皮肤潮红，皮肤损伤后的护理要点：

（1）肛周皮肤损伤后局部皮肤疼痛、敏感。护理中要做到勤、软、蘸、吹、涂、防。

①勤是指每次大便后均应用温水清洗或消毒湿纸巾清洗，因为小儿皮肤娇嫩，干擦不能擦去粪便中的消化酶（这种消化酶最易造成肛周皮肤糜烂）；

②软是指清洗的用物应选质地柔软的毛巾或纸巾；

③蘸是指在清洗的过程中应蘸洗，切忌用力擦，过多的机械摩擦会加速皮肤的损害；

④吹是指清洗蘸干后采用高流量（8～10L/min）氧气对创面持续旋转式吹5～10min；

⑤涂是指待干后外涂氧化锌软膏1mm厚；

⑥防是指肛门置无菌纱布隔开两臀，避免创面粘连，肛周下垫纸尿裤，防止肛周与床单接触而刺激肛周皮肤。

（2）肛周外涂药物法：此法是肛周皮肤损伤护理中普遍采用的护理方法，外涂的药物主要有油膏、鞣酸软膏、强生婴儿护臀霜。

（3）创口保护膜：优点：操作安全，用于肛周皮肤损伤的预防效果最佳。缺点：排便次数多时，护理工作量大，频繁的清洗擦拭增加皮肤摩擦。

①创口保护膜喷涂法：3M创口保护膜具有防水，防摩擦的作用，可使皮肤与外界隔离，减少大小便等造成的理化刺激，从而预防了肛周皮肤损伤的发生，同时保护膜还可以隔离大小便对破溃皮肤的刺激，使破损范围不再扩大，有效地预防肛周皮肤感染的机会，利于修复。

②肛周皮肤贴膜保护法：此方法适用于腹泻次数较多的病人。优点：护理成本低，能缩短护理时间，减轻护理工作量。缺点：粘贴时肛周易留空隙，病人有不适感觉。

③将肛周粘贴造口袋应用于大便失禁并腹泻病人的皮肤保护。此方法便于收集粪便，保护皮肤免受粪便的刺激，提高病人的舒适度。同时，能了解粪便的排出量，为治疗提供依据，并且能缩短肛周皮肤护理时间，减轻护理工作量。

（4）粪便导管引流法适用于重症腹泻伴有大便失禁的病人。优点：有效阻止粪便溢出，避免对皮肤的刺激，减少耗材的使用，减轻护理工作量。缺点：病人躁动会造成肛管损伤肠壁。

（蔡 萍）

第七节　大小便失禁护理

大便失禁指肛门括约肌不受意识的控制而不自主地排便。

尿失禁指排尿失去意识控制或不受意识控制，尿液不自主地流出。

【目的】

1. 保持皮肤清洁，促进患儿生理和心理上的舒适，增进健康。

2. 保持床单的清洁、干燥、平整。

3. 防止皮疹或压疮的发生。

4. 外部引流。

5. 重建排尿或排便的能力。

6. 为护理人员提供观察与患儿及家长建立良好护患关系的机会。

【适应证】

1. 真性尿失禁。

2. 充溢性尿失禁。

3. 腹泻病。

【操作准备】

环境准备：适宜的温湿度，关闭窗户，拉下窗帘，备屏风。

物品准备：浴盆、隔离袋、浴巾、小毛巾、湿纸巾、温度计、冷水和热水、婴儿沐浴露或婴儿皂、干净衣裤、一次性纸尿裤、一次性护理垫、床单、基础护理盘（内置棉签、鱼肝油、氯锌油、石蜡油、爽身粉）。

【操作程序】

1. 评估患儿疾病诊断、病情、体温及全身皮肤情况。

2. 操作者洗手，准备物品，将浴巾铺在开放式暖床上或床上；浴盆套隔离袋备温热水，放洗澡水的时候，遵循"先凉水后热水"的原则，让水的温度逐渐升上来。

3. 取温度计测试水温，38～40℃，或手肘内侧感到微温即可，加入婴儿沐浴露。

4. 核对患儿识别腕带和床头卡，将盖被折至床尾，护士脱去患儿尿裤，观察患儿大便的量、性状、颜色、气味的变化，用湿纸巾轻擦会阴及臀部。

5. 再次用温水毛巾清洁会阴部皮肤，自上到下，保持会阴部及肛周皮肤的清洁。

6. 洗毕，用干燥的大毛巾擦干。

7. 根据肛周皮肤黏膜的情况，选用不同的皮肤保护剂及护理措施。

8. 为患儿穿好尿裤和清洁衣裤。

9. 必要时更换床单，保持床单的清洁、干燥、平整。

10. 注意观察骶尾部皮肤的变化，定时翻身、按摩受压部位，防止压疮的发生。

11. 协助患儿取舒适卧位，整理床单位。

12. 将污染的一次性尿裤放入医用垃圾袋内按医疗废物处理。

13. 开窗通风，去除异味。

14. 洗手，记录。

【操作流程】

操作流程框图如图 1-11 所示。

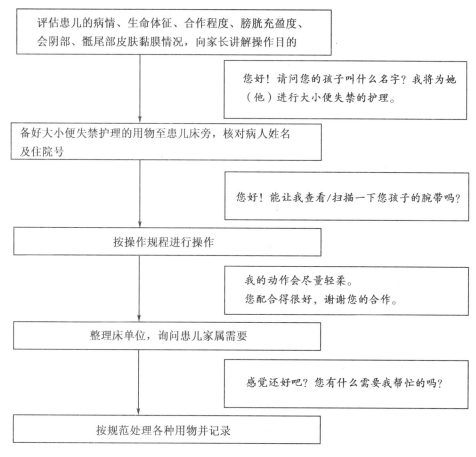

评估患儿的病情、生命体征、合作程度、膀胱充盈度、会阴部、骶尾部皮肤黏膜情况，向家长讲解操作目的

您好！请问您的孩子叫什么名字？我将为她（他）进行大小便失禁的护理。

备好大小便失禁护理的用物至患儿床旁，核对病人姓名及住院号

您好！能让我查看/扫描一下您孩子的腕带吗？

按操作规程进行操作

我的动作会尽量轻柔。
您配合得很好，谢谢您的合作。

整理床单位，询问患儿家属需要

感觉还好吧？您有什么需要我帮忙的吗？

按规范处理各种用物并记录

图 1-11

【要点解析】

1. 对长期尿失禁、行导尿术持续导尿患儿，注意定时关闭和引流尿液，锻炼膀胱壁肌肉张力，重建膀胱储存尿液功能，帮助患儿重建控制排尿的能力。

2. 对长期大便失禁的患儿应了解排便的时间、规律，定时给予便器，促使按时排便。

【知识拓展】

1. 大便失禁。

（1）大便失禁是指肛管括约肌失去对粪便及气体排出的控制能力，属于排便功能紊乱的一种，大便失禁可分为完全失禁和不完全失禁。大便完全失禁：不能随意控制粪便及气体的排出。大便不完全失禁：能控制干便排出，而不能控制稀便和气体排出。

（2）大便失禁的病因：排便与控便是一系列复杂的生理过程，包括肛门直肠和盆底的正常运动神经和体液对直肠平滑肌及盆底横纹肌运动功能的调节，任何因素引起控便与排便功能障都可能导致大便失禁。大便失禁的病因多种多样，如粪便成分异常、直肠容量和顺应性下降、直肠感觉功能不全、肛管括约肌或盆底功能失常等。

（3）大便失禁护理采用的护理方法：一次性气管插管在昏迷伴大便失禁患者中的应用取得了满意效果，取一次性气管插管 7 或 8 号管 1 条，负压引流袋 1 个，将气管插管连接负压引流袋并挂在床旁，用石蜡油润滑气管插管至气囊以上 5cm，将气管插管轻轻插入患者肛门超过气囊 5cm，然后用注射器向气囊充气 7～10ml，气管插管用长条胶布交叉固定贴于大腿内侧，使用过程中若有粪水流出肛门之外，应检查气管是否漏气，及时清洁皮肤，更换尿垫，负压袋每天更换。

2. 小便失禁。

（1）小便失禁又称小便不禁。清醒时小便自出不觉，或小便频数难以自制。

（2）小便失禁的病因分类：

①真性尿失禁：膀胱结石、结核、肿瘤等疾患，使逼尿肌过度收缩，尿道括约肌松弛或麻痹，使膀胱失去贮尿功能，有尿即排出，亦称自主膀胱。

②假性尿失禁：下尿路梗阻，慢性尿潴留患者，膀胱过度膨胀，膀胱内压升高，使尿液被迫溢出，称假性尿失禁，又称遗尿，见于先天性隐性脊柱裂以及各种原因引起的尿潴留，还见于 5 岁以下健康儿童。小儿由于身体发育不健全，排尿神经反射弧建立不牢固，在夜间熟睡时，尿液自动排出，称尿床，随着生长发育，尿床可自行停止，不代表病态。

（3）压力性尿失禁：由于尿道括约肌松弛，当患者咳嗽、大笑、打喷嚏等使腹压突然升高时，有少量尿液不自主排出，见于老年人尿道括约肌退行性变；青壮年妇女功能性尿道括约肌松弛；亦见于妊娠子宫压迫膀胱；肿瘤压迫膀胱。

（4）先天性尿失禁：见于先天性尿路畸形，尿道异位开口，脐尿管未闭，尿道上裂，膀胱阴道瘘。

（蔡　萍）

第八节　术前皮肤准备护理

备皮即术前手术区的皮肤准备。它是预防切口感染的重要环节。目的是在不损伤皮肤完整性的前提下减少皮肤细菌数量，降低手术后伤口感染率。皮肤准备是预防切口感染的重要环节，包括剃除毛发、清洁皮肤。

【目的】
清洁手术区域皮肤，预防术后切口感染。

【适应证】
需手术的患儿。

【操作准备】
环境准备：调节室温在 22～24℃，确保光线充足或有足够照明。必要时备屏风。
物品准备：备皮盒内装剃毛刀、指甲剪、纱布、弯盘、治疗巾、松节油或石蜡油、滑石粉、棉签、手电筒、毛巾、沐浴液、脸盆盛热水、75% 酒精、绷带、无菌巾、干净衣服。

【操作程序】
1. 评估患儿：
（1）评估患儿身体状况、手术方式、合作程度。
（2）向患儿家属解释备皮目的、注意事项，取得合作。

第一章 基础护理

（3）评估手术区皮肤状况、肢体运动及末梢血运情况。

2. 操作步骤：

（1）核对医嘱，准备用物。

（2）核对患儿床号、姓名，评估患儿。

（3）洗手、修剪指甲、戴口罩。

（4）协助患儿沐浴或温水擦浴。

（5）将患儿接至备皮室，取舒适卧位。

（6）将治疗巾铺于手术区皮肤下，暴露备皮部位。

（7）用滑石粉涂手术区皮肤，一手用纱布绷紧皮肤，另一手持剃毛刀分区剃尽毛发。

（8）用手电筒照射，仔细检查毛发是否剃尽及有无刮伤皮肤。

（9）用温水洗净备皮区并用75%酒精消毒皮肤，无菌巾包裹，骨折肢体以塑型甲板绷带固定妥善。

①根据术式要求修剪指甲或用石蜡油清洁脐部，用温水洗净并用0.5%活力碘消毒。

②为患儿穿适合手术的干净衣物。

【操作流程】

操作流程框图如图1-12所示。

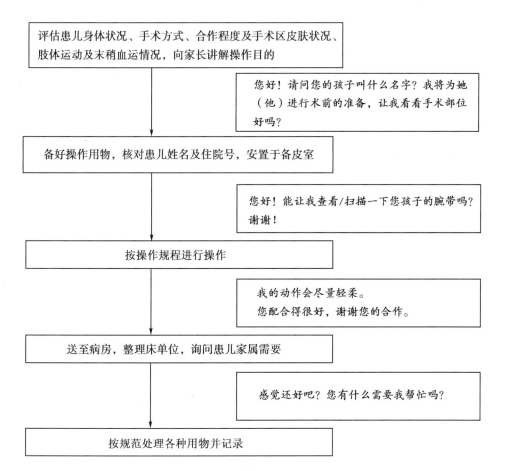

图1-12

【要点分析】

1. 剃毛时需以锋利剃刀顺着毛发生长方向剃，以免损伤毛囊，剃刀与皮肤表面呈45°角，切忌刮破皮肤。

2. 剃毛时间不宜距手术时间太久，一般在手术前日或当日进行。皮肤准备时间若超过24小时，应重新准备。

3. 备皮次数由过去3次改为1次。

4. 嘱患儿沐浴、洗头、修剪指甲、着清洁宽松的衣服。

5. 备皮时动作轻柔，注意遮挡和保暖，防止损伤表皮和增加感染的可能性。

6. 腹部手术或腹腔镜手术时应注意脐部用松节油清除污垢。

【知识拓展】

1. 目前关于外科手术的备皮方法主要有以下三种：剃毛备皮方法、脱毛剂备皮方法及剪毛备皮方法。剃毛刀备皮后经显微电子扫描发现，任何剃毛都会造成不同程度的皮肤损伤及细菌移生，尤其是术前一天剃毛，可使此种细菌移生现象增加，从而使手术后伤口感染机会增多。因此当选择剃毛刀为术前皮肤准备方法时须注意尽量缩短备皮与手术的间隔时间，必要时可在术前数小时剃毛。

2. 部分医院已开始采用脱毛剂脱毛，其优点在于能避免皮肤损伤，病人无痛感，舒适而易接受，术后切口感染率明显下降，特别适用于难以剃毛的部位和消瘦病人，不足之处是有些病人可出现过敏反应，且费用较高。但临床实验表明，剃刀剃毛比脱毛剂脱毛切口感染率高出10倍。

3. 剪毛的备皮方法既可以减少外科切口的潜在性污染，又可以避免脱毛剂导致的过敏反应，综合考虑各种临床因素，认为剪毛是目前最佳的皮肤准备方法。外科手术前备皮时不主张剃除长1cm以内的汗毛，仅对长1cm以上且可能进入切口形成异物的汗毛在术前1天予以剃除。皮肤准备的目的主要是达到对皮肤暂住细菌的一个清洁作用，在术前一天对手术野的皮肤用肥皂进行彻底的清洗即可。

4. 备皮范围：

乳房手术：包括同侧上臂1/3及腋窝部皮肤，剃去腋毛。

腹部手术：以切口为中心周围15～20cm。下腹部及腹股沟部手术，包括大腿上1/3前内侧及会阴部皮肤，并剃去阴毛。会阴部及肛周手术，应剃去阴毛。

四肢手术以切口为中心上下20cm以上，一般多准备患侧整个肢体。

颅脑手术：术前3天应剪短头发，每日洗头一次。手术前2小时剃净头发，剃后用肥皂水洗头，并戴干净帽子。

阴囊阴茎部手术：入院后每日温水浸泡，用肥皂水洗净，手术前一日备皮，范围同会阴部手术，剃去阴毛。骨科手术的切口由于术中临时延伸、术中复位需徒手牵引、术中体位变动，因此皮肤准备需要范围广泛。

（1）斜颈：上至颌下缘，下至乳头水平线，左右过腋中线，颈后由下唇至胸骨角，两侧至斜方肌前缘。

（2）拇指扳机指、多指：从指尖过肘关节上1/3，并剪指甲。

（3）多趾：膝关节上1/3至足趾末梢，剪趾甲。

（4）髋关节脱位：乳头连线至踝部，前后过腋正中线，包括臀部、会阴部毛发，剪趾甲。

（5）腘窝窝囊肿：腹股沟至踝关节，剪趾甲。

（6）双臀肌挛缩：上至乳头连线，下至踝关节两侧过腋中线，包括臀部和会阴部毛发。

（7）肱骨髁间骨折：肩关节至手指，须剃腋毛和剪指甲。

（8）股骨骨折：肋缘连线至踝关节，前后过腋正中线，须剃腋毛，剪趾甲。

（9）胫腓骨骨折：髋关节至足趾末梢。

（10）脊柱侧弯及脊柱骨折：第 7 颈椎至双侧大腿上 1/3，过腋中线。

（李天红）

第九节　口腔护理

口腔护理是根据患者病情和口腔情况，采用恰当的口腔护理溶液，运用特殊的口腔护理手段，为病人清洁口腔的方法。

【目的】

1. 保持口腔清洁湿润，确保患者舒适，预防口腔感染等并发症；

2. 预防或减轻口腔异味，清除牙垢，增进食欲，保持口腔正常功能；

3. 观察口腔黏膜和舌苔的变化、特殊口腔气味，提供病情变化的动态信息。

【适应证】

适用于高热、昏迷、危重、禁食、鼻饲、口腔疾患、术后、生活不能自理的病人。

【操作准备】

环境准备：环境清洁，空气清新，除去不良视觉刺激。

物品准备：清洁治疗盘内放治疗碗 2 个（一个盛口腔护理液，另一个盛棉球）、弯血管钳、镊子、压舌板、水杯（内盛漱口液）、吸水管、治疗巾、弯盘、棉签、石蜡油、手电筒、必要时备开口器。根据病情选择口腔护理液及外用药。

【操作程序】

1. 评估：

（1）评估患儿的病情、意识、配合程度。

（2）观察口唇、口腔黏膜、牙及牙龈、舌及舌苔、腭部、悬雍垂、扁桃体有无异常；口腔有无异味；牙齿有无松动，有无活动性义齿。

（3）口腔卫生习惯及自理能力：刷牙的次数、方法、口腔清洁的程度以及患儿的自理能力；

（4）口腔卫生知识：患儿对口腔卫生重要性的认识程度及对预防口腔疾病知识的了解程度。

2. 操作要点：

（1）洗手、戴口罩，备齐用物，选择口腔护理液，必要时遵医嘱选择药物。携用物至床边，核对并向患儿解释口腔护理的目的、配合要点及注意事项。

（2）协助患儿取舒适恰当的体位，嘱患儿头偏向护士侧，铺治疗巾于患儿颌下及枕上，弯盘置患儿口角旁。

（3）湿润口唇、口角，用压舌板撑开颊部观察口腔有无充血、溃疡等，如有活动义齿者，用纱布包裹取下，协助清醒患儿先用温水漱口。

（4）擦净口唇，嘱患儿咬合上下齿，用压舌板撑开左侧颊部，用血管钳夹棉球擦洗上、下齿左外侧面，由内向门齿，纵向擦拭，同法擦洗右外侧面。嘱患儿张开上下齿，擦洗左上牙内侧面、咬合面，左下牙内侧面、咬合面，擦洗左侧颊部；同法擦洗另一侧。擦洗硬腭、舌面、舌下（每个棉球只擦一面，棉球以不滴水为宜）。

（5）擦洗完毕，清点棉球数量。帮助患儿用吸水管漱口（昏迷患儿严禁漱口），用纱布擦口周围，撤去弯盘。根据病情，酌情使用外用药，撤去治疗巾，协助患儿取舒适的卧位，整理床单位，清理用物，询问患儿的感受。

（6）洗手、核对、记录。

【操作流程】

操作流程框图如图 1-13 所示。

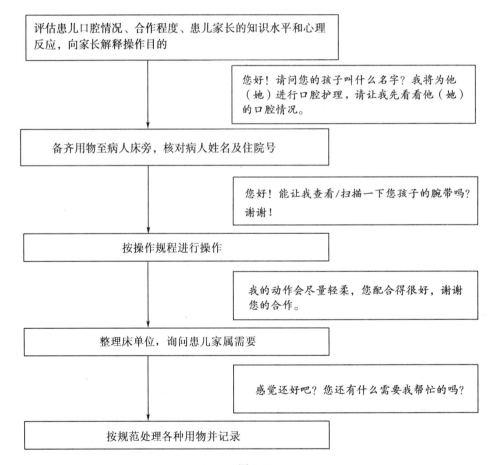

图 1-13

【要点分析】

1. 评估患儿的病情、意识、配合程度：根据患儿的意识状态、自理能力、合作程度选择不同的方法。意识清楚，活动受限可合作者，可协助患儿按日常方法刷牙；意识不清、经口气管插管者，需采用特殊口腔护理方法，同时进行口腔冲洗加涂擦法。如昏迷、不配合、牙关紧闭患儿准备开口器、舌钳。

2. 评估口腔情况：患儿口腔有无行手术及气管插管、口腔内有无溃疡、感染、出血等并发症；口唇色泽及有无干裂、出血、疱疹等；口腔黏膜的颜色、完整性、有无溃疡、疱疹、出血、脓液、白斑等；牙齿数量，有无假牙、龋齿、是否松动；舌的颜色、湿润度、有无溃疡、肿胀、舌苔厚度、颜色；观察腭部、悬雍垂、扁桃体的情况，有无肿胀、化脓；口腔气味及 pH 值，pH 值正常值为 6.6 至 7.1，小于 6 容易感染白色念珠菌。口腔溃疡严重、疼痛明显者护理前予 0.5% ~1% 的利多卡因含漱表面麻醉。根据病人情况使用润唇膏，以及溃疡、出血、感染等局部用药。对于气管插管的患儿，由于导管占据了口腔大部分空间，口腔护理较一般患儿困难，同时存在脱管和插管移位的危险，所以护理时一定要注意规范操作，防止感染及其他并发症的发生。

3. 注意事项：

（1）擦洗动作轻柔，避免损伤牙龈及黏膜，尽量避免触及软腭及咽部，以免不适或恶心。棉球不宜过湿，擦洗时必须用止血钳夹紧，一次一个，防止棉球遗留口腔内，擦洗前后清点棉球数目。清醒患儿可用长棉签。勿将溶液吸入呼吸道，昏迷患儿及婴幼儿禁用漱口液漱口，以防误吸。准确记录口腔情况，如感染、口臭、牙龈出血、霉菌感染等。操作过程中对患儿/家属进行口腔卫生知识宣教。

（2）昏迷、牙关紧闭者用开口器开口时应从白齿放入，使用后的开口器或舌钳应重新消毒灭菌，传染病人的用物应遵守消毒隔离原则。

【知识拓展】

1. 经口气管插管机械通气患者的口腔护理：呼吸机相关性肺炎（ventilator associated pneumonia，VAP）的发生是经口气管插管机械通气者的常见并发症，但是，口腔护理液的选择、口腔护理的方法没有统一的观点和规范。目前常用的口腔护理液主要有以下几种：①氯己定溶液（洗必泰溶液）：应用于口腔护理已得到广泛认同，但对其浓度选择看法不一。61% 的护理人员认为使用 0.12% 氯己定帮助患者清洁口腔，可以有效降低 VAP 的发生，对于重症监护患者使用较高浓度（2%）的氯己定是必要的。②过氧化氢溶液：有研究显示使用 0.3% 过氧化氢溶液做口腔护理，可使口腔 pH 值维持在 6.6~7.1，有效地避免了口腔炎的发生。③聚维酮碘溶液：聚维酮碘是一种效果较好的抑菌性口腔护理液，其杀菌率为 99.4%，明显高于氯己定，且不易诱发药物耐药性。重症患者采用聚维酮碘进行口腔擦洗后效果优于 0.02% 醋酸氯己定和 3% 过氧化氢川，但对聚维酮碘的持续抑菌效果有待进一步研究。④抗生素口腔护理溶液：抗生素膏剂应用于口腔局部，可灭活口腔内的微生物，减少牙菌斑，从而改善口腔卫生状况，但是长期使用后是否产生抗生素耐药问题是医护人员对药物干预持谨慎态度的一个原因。

经口气管插管机械通气患者的口腔护理方法主要有口腔擦拭法及口腔冲洗法。口腔擦拭法是传统的口腔护理法，国内有研究结果显示擦拭法清洁效果好，患者感觉舒适。国外也有学者提出为经口气管插管患者进行口腔护理时，单纯的口腔冲洗法不能有效清除牙菌斑，必须进行口腔擦拭。有研究将口腔护理传统用生理盐水棉球擦洗加冲洗与生理盐水反复冲洗加甲硝唑棉球擦洗方法进行比较，结果显示口腔清洁度明显改善，口腔炎的发生明显降低，但研究未能排除使用抗生素对结果的影响。国外有研究者认为牙膏牙刷更能有效去除牙菌斑，明显减少细菌数量，抑制细菌繁殖。

2. 口腔护理预防新生儿鹅口疮：白色念珠菌是条件致病菌之一，通常不致病，但在机体抵抗力低下或长期使用抗生素治疗时，可引起鹅口疮的发生。研究表明2%～5%的新生儿会发病。高危新生儿易感染鹅口疮的原因：①高危新生儿病情危重口腔自洁能力差，身体抵抗力减弱，口腔内潜伏的白色念珠菌容易大量繁殖而致病。②当长期使用广谱抗生素时，抑制了革兰阴性和能合成B族维生素的细菌生长，B族维生素缺乏，细胞氧化作用的辅酶受抑，有利于白色念珠菌的生长。③口腔pH值降低有促使白色念珠菌繁殖的作用。一旦口腔内发生白色念珠菌感染，再采取各种补救方法会使基础护理工作处于被动地位。因此在护理上，加强对新生儿口腔pH值监测和调护，就会变被动为主动，很好地起到了预防白色念珠菌感染的作用。通过每天用生理盐水口腔护理干预，有效预防了新生儿鹅口疮的发生，降低了院内感染。也有报道用1.5%碳酸氢钠对住院新生儿进行口腔护理，使鹅口疮感染率显著下降。

3. 有关菌斑：菌斑是覆盖在生物活体上的细菌生物膜，口腔内可位于牙齿表面、牙周袋内、软组织表面以及义齿上，在没有机械清理的情况下甚至可覆盖整个牙面，漱口和轻微的擦拭不能将其去除。菌斑是一个复杂而又动态变化的细菌生态系，需氧菌和厌氧菌等在其中大量增殖，每1mm的菌斑可能含有约10个细菌，其中可能发现700多不同的菌种。菌斑作为呼吸机相关性肺炎（VAP）的主要危险因素的观点在欧美已为大多数ICU工作者接受。根据对ICU危重疾病患者口腔状况的调查，随着患者在ICU入住时间的延长，菌斑数量也不断增加，导致口咽部微生物极度增殖。在机械通气情况下，这些病原菌更易进入下呼吸道在肺部定植，引起VAP。一项关于国内护理人员对危重疾病患者口腔护理认知状况的调查分析显示，95%的护理人员认为口腔护理的目的是观察口腔情况，提供病情信息，保持口腔清洁、去除口腔异味及预防口腔感染；仅有43.9%的护理人员认识到口腔护理还应包括清除牙菌斑微生物。令人欣慰的是，口腔护理越来越得到我国护理专家的重视，相信随着护理知识的普及，菌斑作为口腔及相关疾病的危险因素会逐步得到护理工作者的认知。

（李　瑛）

第十节　呕吐护理

呕吐是因为横膈膜或腹肌等的强烈共同收缩，使胃内物质经由食道、口腔反射性排出体外的现象。

【目的】

1. 及时采取护理措施，预防发生误吸。

2. 保持患儿的清洁，预防感染并发症。

3. 确保患儿舒适，建立良好的护患关系。

4. 观察呕吐的特点、性质、量及颜色、气味及伴随的症状，提供病情变化的信息。

【操作准备】

环境准备：关好门窗，调节好室温，必要时屏风遮挡，避免影响其他患儿。

物品准备：湿纸巾、干净衣裤、水杯、温开水、生理盐水、棉签、治疗碗、床单

【操作程序】

1. 出现前驱症状时立即协助患儿取坐位或侧卧位，头偏向一侧，防止误吸。

2. 呕吐后及时清理呕吐物，口角、颈下、耳后的奶汁清洗干净，内衣和包被随污随换，同时应注意保暖，必要时更换清洁床单。

3. 较大能配合的患儿，协助漱口。

4. 小婴儿行生理盐水口腔护理。

5. 监测患儿的生命体征。

6. 观察和记录呕吐的特点、性质、呕吐物的颜色、量、性质、气味及伴随的症状。

7. 通风。

8. 洗手、记录。

【操作流程】

操作流程框图如图 1-14 所示。

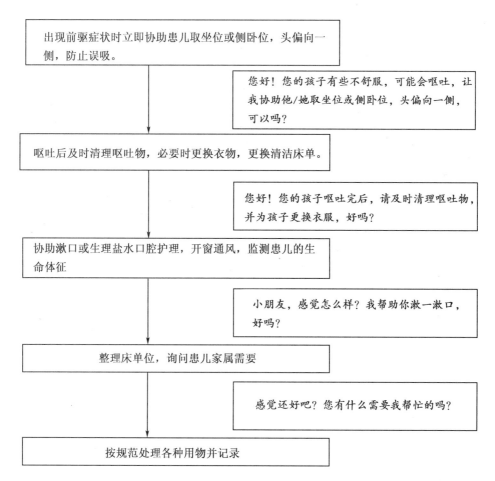

图 1-14

【要点分析】

1. 告知患儿及家长呕吐发生的危险因素及紧急护理措施。

2. 呕吐后及时清理呕吐物。

3. 每日测量和记录出入量、体重，注意观察生命体征、意识状态、电解质和酸碱平衡情况，有无低钾的表现。

4. 剧烈呕吐时应暂禁食和口服药物，遵医嘱补充水分和电解质，呕吐减轻时可给予流质或半流质饮食，少量多餐，鼓励患儿多饮水。

5. 口服补液时，应少量多次饮用。

【知识拓展】

1. 呕吐是机体的一种防御性反射活动，其发生机制是各种原因刺激延脑呕吐中枢，反射性引起幽门、胃收缩，贲门松弛，同时腹肌和膈肌收缩，使腹压升高，导致胃内食物和胃液经食管排出体外。婴幼儿呕吐是常见的病症之一，由于小儿消化道的解剖和生理特点不同，消化道发育不成熟，调节功能不完善，外界诸多因素易使其呕吐，处理不及时或不当将呕吐物吸入，可引发吸入性肺炎，反复呕吐易导致水、电解质紊乱，长期呕吐导致营养不良和维生素缺乏，影响宝宝的生长发育，严重呕吐可导致新生儿窒息，甚至死亡。所以做好婴幼儿呕吐的观察和护理，尽量减少呕吐引起的并发症和协助医生诊断都是非常重要的。针对各种原因引起的呕吐采取相应的护理，呕吐时患儿卧位可暂给俯卧，脸朝下轻拍背，利于呕吐物流出，吐后侧卧，防止坠积性肺炎。呕吐后彻底清理呼吸道及口咽内奶汁，呕吐物可用棉签蘸出，或用包有消毒纱布的手帕伸入口内轻轻揩净，也可用导管接注射器或吸引器抽吸，动作要轻柔，勿损伤黏膜。当吸入物呛入气管时，在采取低负压吸引的同时将患儿头脚倒置，利于吸入物排出，紧急情况时，可口对口人工呼吸。

2. 禁食：胃肠减压禁食可减轻对胃黏膜的刺激，是减少呕吐的基础，根据病因及患儿腹胀、呕吐情况决定禁食时间。禁食期间护理上应密切观察患儿的一般反应，包括哭声动作反应、觅食反射程度等。同时进行血糖监测，以防止低血糖的发生。

3. 喂养不当所致呕吐：护理要耐心、细致，喂奶前避免患儿过分哭闹，喂奶后不要翻动患儿，最好取直立位或头高脚低右侧位，婴儿应取斜坡式卧位，喂奶后应将患儿竖起轻轻拍背，让胃内空气逸出和奶液在消化道内流动，在吃奶后少翻动头。

4. 体位：均应取头高脚低斜坡右侧卧位，呕吐时可暂给俯卧，脸朝下轻拍背，利于呕吐物流出，吐后侧卧，防止吸入性肺炎。

5. 做好健康教育和喂养指导：将婴幼儿的解剖特点，容易发生呕吐的原因以及呕吐后导致不良后果应告之家属，使他们能够引起重视，发现问题及时反映。

（蔡　萍）

第十一节　喂　奶

喂奶为满足生长发育的需要给予的合理方式的奶喂养。婴儿生长发育快，需要充足的营养，但消化功能尚未发育完善，易发生消化功能紊乱。婴儿喂养的方式包括人工喂养、母乳喂养和混合喂养三种，其中以母乳喂养最为理想。

【目的】

满足生长发育的需要。

【适应证】

可以经口喂养的婴幼儿和婴儿。

【操作准备】

物品准备：环境准备，小毛巾。

【操作程序】

1. 确定奶粉和奶量。

2. 洗手。

3. 喂养。

人工喂养：

（1）患儿侧卧，将清洁小毛巾垫于患儿颈下，头偏向一侧（见图1-15）。

（2）选择开孔合适的胶皮乳头，然后测试乳汁温度。

（3）持乳瓶为斜位，使乳汁充满乳头进行哺喂。

（4）喂奶时必须专人守护。

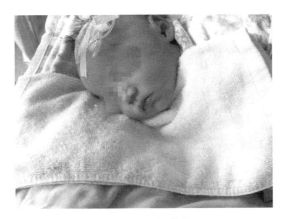

图1-15　喂奶体位

母乳喂养：

（1）母亲用温开水清洗乳头、乳晕。

（2）哺乳时母亲取舒适姿势，抱婴儿于斜坐位，让婴儿的头、肩枕于哺乳侧的肘弯，用另一手的食指、中指轻夹乳晕两旁，使婴儿含住大部分乳晕及乳头吸吮，并能自由地用鼻呼吸。

4. 喂奶完，轻拍患儿背部。

5. 患儿取右侧卧位，清洁面部，整理床单位。

6. 做好记录。有异常情况及时报告医生。

7. 加强巡视，防止吐奶误吸。

【操作流程】

操作流程框图如图 1-16 所示。

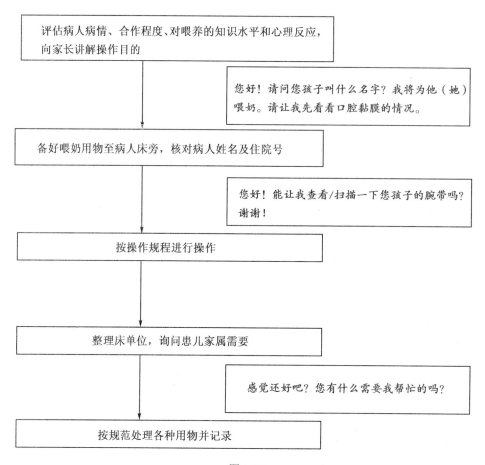

图 1-16

【要点解析】

1. 人工喂养时，乳液配制的量和浓度要适宜，以免引起营养不良或消化功能紊乱。配乳及喂乳时均须洗净双手，要特别重视消毒乳瓶、奶嘴等奶具，每次用后都必须消毒。乳瓶中剩余的乳汁不能留到下次再喂。

2. 母乳喂养：

（1）哺乳时应防止乳房阻塞婴儿鼻部，导致窒息。

（2）每次哺乳应做到两侧乳房轮流排空，应先吸空一侧，然后再吸另一侧，下次则先吸上次未排空的一侧。

（3）哺乳期母亲应始终保持愉快的心情、有规律的生活和足够的睡眠，同时要注意身体健康，加强营养，进食高脂肪、高蛋白质的汤菜，有利于乳汁的分泌。

（4）哺乳期母亲若排乳不畅或喂哺时未将乳汁吸空引起乳汁淤积时，可发生乳房小硬块，有胀痛，应及早进行处理将其软化，并于喂乳后用吸乳器将乳汁吸尽，以防乳腺炎。

（5）防止发生乳头破裂，在妊娠晚期应经常用湿毛巾擦洗乳头，使乳头能耐受吸吮。

（6）哺乳时母亲取舒适姿势，产后最初几天可取半卧位，以后宜采用端坐位。

3. 混合喂养指母乳与牛乳或其他代乳品混合使用的喂养方法，又称部分母乳喂养。

（1）补授法指用其他乳品或代乳品补充母乳不足的方法。

（2）代乳法是指母亲因故临时不能给婴儿喂乳，而用其他乳品或代乳品临时代替的喂养方法。

【知识拓展】

1. 常用的乳品及代乳品有：①牛乳蛋白质含量较母乳高，但多为酪蛋白，在胃中形成的凝块较大，不易消化；②羊乳蛋白质与脂肪较牛乳多，凝块较牛乳细而软，脂肪球大小接近人乳，比牛乳易于消化，但含叶酸和维生素 B_{12} 较少，长期单纯喂食羊乳可致营养性巨幼细胞性贫血；③代品常用大豆类代乳品如豆粉、豆浆等，其营养价值比一般谷类高，适用于婴儿不能进食乳类，如乳糖不耐受、乳清蛋白过敏等的情况。

2. 人工或混合喂养：喂养时要注意奶水温度，方法是将奶滴在手臂内侧，不觉得烫时为宜。喂养时流速应一滴接一滴，不能流成直线。吃奶时奶液要充盈奶嘴。喂奶后竖直抱起婴儿并轻拍其背部，让宝宝呃出气体，防止溢乳。夏季两顿之间可加喂白开水。注意观察大便是否正常。

3. 母乳成分在产后不同时期及每次哺乳开始和结束都有不同的变化。按产后不同泌乳期乳汁成分的变化而将母乳分为初乳、过渡乳、成熟乳和晚乳。

4. 母乳喂养的优点：①满足营养需要；②增强抗病能力；③促进心理发育；④哺喂经济方便；⑤有益母亲健康。

5. 开乳时间：胎儿娩出，脐带处理后即可把婴儿送至母亲怀中吸吮双侧乳头，最迟不超过 30 分钟。通过乳头的刺激，促进母亲泌乳素的分泌，使之提早分泌乳汁。早吸吮是母乳喂养成功的关键措施之一。

6. 母乳喂养禁忌：患活动性肺结核、感染人类免疫缺陷病毒、精神病或重症心、肾疾病等不宜哺乳。

7. 随着婴儿的成长，无论是母乳喂养、还是人工喂养，均应按顺序逐步添加各种辅助食品，以保证小儿生长发育的需要。①添加辅助食品的目的是补充乳类营养素的不足，为断乳作准备；②添加辅助食品的原则是从少到多，从稀到稠，由细到粗，从一种到多种循序渐进的原则，并根据婴儿的消化情况而定。

8. 计划断乳：健康婴儿于 10 ~ 12 个月可完全断乳，若遇夏季炎热或婴儿体弱而乳母体质好，泌乳仍旺盛，也可推迟断乳时间，但最迟不超过 1 岁半。

（黄砚屏）

第十二节　（口）鼻饲法

（口）鼻饲法是将胃管经口或鼻腔插入胃内，从胃管内灌注流质食物、水分和药物的方法。

【目的】

对不能自行经口进食者以胃管供给食物和药物，以维持患儿的营养和治疗的需要。

【适应证】

昏迷患儿、病情危重者、早产儿、拒绝进食者、不能张口或口腔手术后患儿、上消化道肿瘤引起吞咽困难。

【操作准备】

物品准备：一次性压舌板、一次性硅胶胃管、50ml 注射器、一次性治疗巾、一次性手套、液体石蜡、棉签、胶布、别针、手电筒、听诊器、弯盘、鼻饲流质（38～40℃）、温开水适量、水温计、按需准备漱口或口腔护理用物及松节油。

【环境准备】

插管：

1. 评估患儿的病情、合作程度、口腔、鼻腔的情况，患儿及家属对鼻饲的心理反应，并讲解操作目的、过程以及配合。

2. 携用物至患儿床旁，核对患儿姓名、床号。

3. 昏迷患儿取去枕平卧位，头向后仰，能配合的较大患儿取半坐位或坐位，无法配合坐起的取右侧卧位。

4. 将治疗巾围于患儿的颌下，弯盘放于便于取用处。

5. 用手电筒观察鼻腔是否通畅，选择通畅一侧，用棉签蘸清水清洁鼻腔。

6. 测量胃管插入的长度，并标记。

7. 将少许液体石蜡倒在纱布上，润滑胃管的前端。

8. 左手持纱布托住胃管，右手持镊子夹住胃管前端，沿选定侧鼻孔轻轻插入。插入胃管至咽喉部时，根据患儿具体情况进行插管。较大能配合的清醒患儿，嘱患儿做吞咽动作，顺势将胃管向前推进，至预定长度。昏迷患儿或不能配合的患儿，左手将患儿头托起，使下颌靠近胸骨柄，缓缓插入胃管至预定长度。

9. 确认胃管是否在胃内。

10. 确认胃管在胃内后，将胃管用胶布固定在鼻翼及面颊部。

11. 连接注射器于胃管末端，抽吸见有胃液抽出，再注入少量温开水。缓慢注入鼻饲液或药液，鼻饲完毕后，再次注入少量温开水。

12. 将胃管的末端反折，用纱布包好，用夹子夹紧，用别针固定在大单上或患儿的衣领处。

13. 协助患儿清洁鼻孔、口腔，整理床单位。嘱患儿及家属维持原卧位20～30分钟。洗净鼻饲用的注射器，存放于治疗盘内，用纱布盖好备用。

14. 洗手，记录。

拔管：

1. 置弯盘于患儿颌下，夹紧胃管末端，轻轻揭去固定的胶布。

2. 用纱布包裹近鼻孔处的胃管，嘱患儿深呼吸，在患儿呼气时，边拔边用纱布擦胃管，到咽喉处快速拔出。

3. 将胃管放入弯盘，移出患儿的视线。清洁患儿的口鼻、面部，擦去胶布痕迹，协助较大患儿漱口，取舒适体位。

4. 整理床单位，清理用物。

5. 洗手，记录。

【操作流程】

操作流程框图如图 1-17 所示。

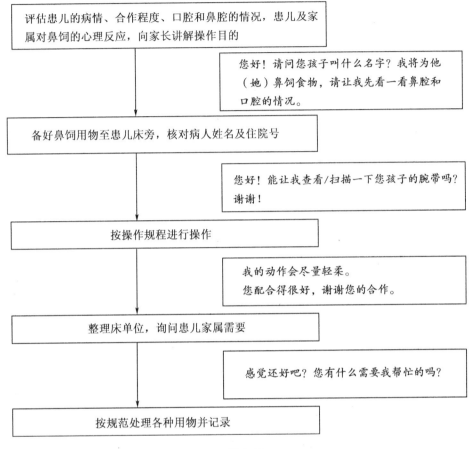

评估患儿的病情、合作程度、口腔和鼻腔的情况，患儿及家属对鼻饲的心理反应，向家长讲解操作目的

您好！请问您孩子叫什么名字？我将为他（她）鼻饲食物，请让我先看一看鼻腔和口腔的情况。

备好鼻饲用物至患儿床旁，核对病人姓名及住院号

您好！能让我查看/扫描一下您孩子的腕带吗？谢谢！

按操作规程进行操作

我的动作会尽量轻柔。
您配合得很好，谢谢您的合作。

整理床单位，询问患儿家属需要

感觉还好吧？您有什么需要我帮忙的吗？

按规范处理各种用物并记录

图 1-17

【要点解析】

1. 在操作前，认真执行查对制度，确认患儿，避免差错事故的发生。

2. 摆坐位有利于减轻患儿的咽反射，利于胃管插入，头向后仰可避免胃管误入气管，根据解剖原理，右侧卧位利于胃管插入。

3. 胃管插入长度一般为前额发际至胸骨剑突处或由鼻尖经耳垂至胸骨剑突处的距离。小儿一般 14～18cm。

4. 液体石蜡润滑胃管可减少插入时的摩擦阻力。

5. 清醒能配合的患儿，做吞咽动作可帮助胃管迅速进入食管，减轻患儿的不适，操作者应随吞咽动作插管。若插管中出现恶心、呕吐，可暂停插管，并嘱深呼吸，深呼吸可分散患儿注意力，缓解紧张情绪。

6. 为昏迷的患儿插管，胃管到咽喉处，使下颌靠近胸骨柄可增大咽喉通道的弧度，便于胃管顺利通过会厌部。若插入不顺利，检查胃管是否盘在口咽部，若是，则将胃管抽

出少许，再小心插入。

7. 在插管过程中如果患儿出现呛咳、呼吸困难、发绀等，表明胃管误入气管，应立即拔出，休息后再行插管。

8. 确认胃管是否插入胃内的方法：

（1）在胃管末端连接注射器抽吸，能抽出胃液；

（2）置听诊器于患儿胃部，快速经胃管向胃内注入 10ml 空气，听到气过水声；

（3）将胃管末端置于盛水的治疗碗中，无气泡逸出。

9. 每次鼻饲量不超过 200ml，间隔时间大于 2 小时。

10. 每次鼻饲前应证实胃管在胃内并通畅，用少量温开水冲管后再进行喂食。鼻饲完毕后，再次注入少量温开水，防止鼻饲液凝固。

11. 鼻饲液温度应保持在 38～40℃，避免过冷或过热。药片应研碎溶解后注入。

12. 长期鼻饲者，应每日进行 2 次口腔护理，并定期更换胃管。普通胃管每周更换一次，硅胶胃管每月更换一次。

13. 食道静脉曲张、食管梗阻的患儿应禁忌使用鼻饲法。

【知识拓展】

1. 管饲饮食：经胃肠道插入导管，给患儿提供必需的食物、营养液、水及药物的方法，称为管饲饮食，是临床中提供或补充营养的重要方法之一。根据导管插入的途径可分为：

（1）口胃管：导管由口插入胃内；

（2）鼻胃管：导管经鼻腔插入胃内；

（3）鼻肠管：导管由鼻腔插入小肠；

（4）胃造瘘管：导管经胃造瘘口插入胃内；

（5）空肠造瘘管：导管经空肠造瘘口插至空肠内。

2. 要素饮食：是一种化学精制，含有人体所必需的易于消化吸收的营养成分，与水混合后可以形成溶液或较为稳定的悬浮液。它的主要特点是无须经过消化过程即可直接被肠道吸收和利用，为人体提供热能和营养。可通过口服、鼻饲、经胃或空肠造瘘口滴注的方法供给患者。可分为以下三种方式：

（1）分次注入：将配制好的要素饮食用注射器通过鼻胃管注入胃内，每日 4～6 次，主要用于非危重，经鼻胃管或造瘘管行胃内喂养的患儿。

（2）间歇滴注：将配制好的要素饮食放入吊瓶内，经输注管缓慢滴入，每次输注持续时间 30～60 分钟。

（3）连续滴注：在 12～24 小时内连续滴入要素饮食，多用于经空肠喂养的危重患儿。在连续滴入的过程中经常巡视患儿，如出现恶心、呕吐、腹胀、腹泻等症状，应及时查明原因，按需要调整速度、温度。反应严重者可暂停滴入。要素饮食不能高温蒸煮，可适当加温，口服温度一般 37℃左右，鼻饲及经造瘘口注入时的温度宜为 41～42℃。

3. 用母乳替代品喂养需要有清洁而安全的饮用水和烹饪设施，故在护士进行鼻饲时，要注意奶具的消毒、饮用水的卫生及盛装饮用水容器的消毒。

（蔡 萍）

第二章 测 量

第一节 体温、脉搏、呼吸测量

生命体征测量是指护理人员通过认真仔细地观察生命体征，可以获得患者生理状态的基本资料，了解机体重要脏器的功能活动情况，了解疾病的发生及转归，为预防、诊断、治疗及护理提供依据。

【目的】

1. 判断患者的体温、脉搏、呼吸有无异常。

2. 动态监测体温、脉搏、呼吸的变化，协助诊断，为预防、治疗、康复、护理提供依据。

【适应证】

根据病情需要测量 T、P、R 的患儿。

【操作准备】

环境准备：室内光线充足，安静，室温在 22 ~ 24℃。

物品准备：治疗盘、清洁容器（内备已消毒体温计 1 支）、另备一容器（放使用后的体温计）、含消毒液纱布、表（带有秒针）、听诊器、弯盘、记录本、笔、测量肛温时另备润滑剂、少量棉絮。

【操作程序】

1. 核对患儿床号、姓名、评估患儿。

2. 洗手、戴口罩。检查体温计、听诊器是否完好，将水银柱甩至 35℃ 以下。

3. 备齐用物至患儿床旁，再次核对。

4. 根据患儿病情、年龄等选择测量体温的方法。协助患儿取坐位或卧位。

5. 测量体温：按要求放置体温计，计时。

（1）测腋温：擦干患儿腋下汗液，将体温计水银端放于患儿腋窝深处并贴紧皮肤，协助患儿屈臂过胸夹紧，防止滑脱（见图 2-1）。测量时间为 10 分钟。

（2）测肛温：先在肛表水银端涂润滑剂，将肛表水银端轻轻插入肛门 3 ~ 4cm，（婴儿 1.25cm，幼儿 2.5cm）并握住肛表，可用掌根部和手指将双臀轻轻捏拢，固定。测量时间为 3 分钟。

6. 测量脉搏：

（1）协助患儿手腕伸直，以食指、中指、无名指的指端按压桡动脉或肱动脉处，力度适中，以能感觉到脉搏搏动为宜（图 2-2）。

一般患儿测量 30 秒，脉搏异常者，测量 1 分钟。脉搏细弱难以触诊时，应测量心尖搏动或听诊器听诊心率 1 分钟。若发现脉搏短促，应由两名护士同时测量，一人听心率，

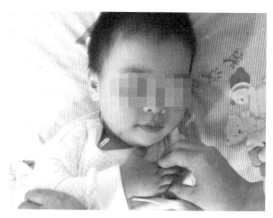

图 2-1　体温测量

另一人测脉率，由听心率者发出"起"或"停"口令，计时 1 分钟。

（2）记录并告知患儿家长测量结果，若小儿脉搏异常，要密切观察脉搏的变化，嘱患儿注意休息和适当活动。

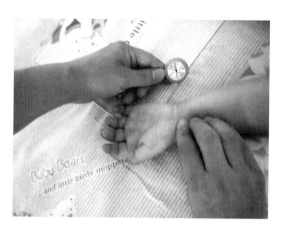

图 2-2　测量脉搏

7. 测量呼吸：

（1）将手放至患儿的诊脉部位似诊脉状，以免患儿紧张，影响测量结果。观察患儿的胸部或腹部的起伏频率、节律，一起一伏为一次呼吸。观察有无张口呼吸、鼻翼扇动、三凹征表现。呼吸过快者可用听诊器听呼吸音计数；呼吸微弱可用少量棉絮贴近患儿鼻孔边缘，观察棉絮扇动计数。呼吸正常患儿监测 30 秒，乘以 2，呼吸异常患儿应测量 1 分钟。

（2）记录并告知患儿或其家长测量结果。

8. 按规定时间取出体温（肛温）计，并用消毒纱布擦拭后读取体温数。

9. 告知家长体温测量结果并记录。

10. 整理患儿衣、被，协助患儿取舒适体位，询问患儿需要。

11. 清理用物，消毒体温计。

12. 洗手，取口罩。

13. 将测量结果记录于体温单上。

【操作流程】

操作流程框图如图 2-3 所示。

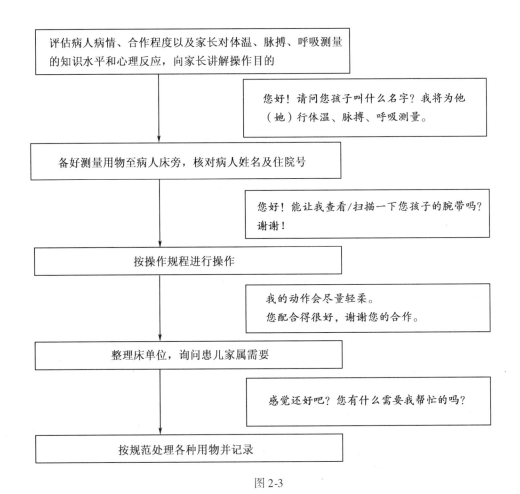

评估病人病情、合作程度以及家长对体温、脉搏、呼吸测量的知识水平和心理反应，向家长讲解操作目的

您好！请问您孩子叫什么名字？我将为他（她）行体温、脉搏、呼吸测量。

备好测量用物至病人床旁，核对病人姓名及住院号

您好！能让我查看/扫描一下您孩子的腕带吗？谢谢！

按操作规程进行操作

我的动作会尽量轻柔。
您配合得很好，谢谢您的合作。

整理床单位，询问患儿家属需要

感觉还好吧？您有什么需要我帮忙的吗？

按规范处理各种用物并记录

图 2-3

【要点分析】

1. 测量体温前，应清点体温计的数量，并检查体温计是否完好，有无破损、裂缝、水银柱是否在 35℃ 以下。

2. 婴幼儿、意识不清或不合作的患者测量体温时，应守护在患儿身旁。

3. 若测量前 20 ~ 30 分钟有运动、进食冷热饮、冷热敷、洗澡、坐浴、灌肠等，应休息 30 分钟后再测量。

4. 当体温和病情不符时，应当复测体温。

5. 测量腋温：一般小儿均可测量腋温，但腋下如有创伤、手术、炎症，腋下出汗较多以及消瘦夹不紧体温计者禁忌。测量口温：适合于能配合的儿童，但婴幼儿、精神异常、昏迷、口腔疾患、口鼻手术、张口呼吸者禁忌，测量口温前 15 ~ 30 分钟勿进食过冷、过热的食物，测量时闭口用鼻呼吸，勿用牙咬体温计。测量肛温：肛温相对更接近体温，但直肠或肛门手术、腹泻者禁忌。

6. 如不慎咬破汞体温计，应当立即清除口腔内玻璃碎片，再口服蛋清或牛奶延缓汞的吸收，若病情允许，进食富含纤维素食物以促进汞的排泄。

7. 测量脉搏时患儿体位舒适，情绪稳定，测量前30分钟应避免剧烈运动、紧张、恐惧、哭闹等。

8. 勿用拇指诊脉，因拇指小动脉的搏动较强，易与患儿的脉搏相混淆。

9. 异常脉搏应测量1分钟；脉搏细弱难以触诊时，应测心尖搏动1分钟。

10. 呼吸的速率会受到意识的影响，测量时不必告诉患儿。

11. 呼吸不规律的患儿及婴儿应当测量1分钟。

【知识拓展】

1. 正常口温为37℃；腋温为36～37℃；肛温为36.5～37.5℃。体温可随昼夜、年龄、活动、用药等出现变化。正常小儿（新生儿除外）体温在24h内呈周期性波动，清晨2～6时最低，午后1～6时最高；新生儿尤其是早产儿由于体温中枢的调节功能尚未完善，体温易受环境温度的影响而变化；儿童、青少年的基础代谢水平高，体温一般高于成年人；小儿哭闹可使骨骼肌紧张，产热增加，导致体温升高。此外，情绪激动、紧张、进食、环境温度的变化等都会对体温产生影响，但其变化范围较小，一般不超过0.5～1.0℃。

2. 脉搏的生理变化：

（1）脉率是每分钟脉搏搏动的次数（频率）。正常成人在安静状态下脉率为60～100次/min，脉率受多因素影响而引起变化。

①年龄：脉率随年龄的增长而逐渐减低，到老年时轻度增加。

②性别：女性脉率比男性稍快，通常相差5次/min。

③体型：身材细高者比矮壮者的脉率慢。因体表面积越大，脉搏越慢。

④活动、情绪：运动、兴奋、恐惧、愤怒使脉率增快；休息、睡眠则使脉率减慢。

⑤饮食、药物：进食、使用兴奋药、浓茶或咖啡能使脉率增快；禁食、使用镇静药、洋地黄类药物可使脉率减慢。

正常情况下，脉率与心率是一致的，脉率是心率的指示，当脉率微弱得难以测量时，应测心率。

（2）脉律：即脉搏的节律性，反映左心室的收缩情况。正常脉律应均匀规则，间隔时间相等。但正常小儿、青年和一部分成年人中，可出现吸气时脉律加快，呼气时减慢，称为窦性心律不齐，一般无临床意义。

①脉搏的强弱：它是触诊时血液流经血管的一种感觉。正常情况下每博强弱相同。脉搏的强弱取决于动脉充盈度和周围血管的阻力，即与心搏量和脉压大小有关，也与动脉壁的弹性有关。

②动脉壁的情况：触诊时感觉到的动脉壁性质。正常动脉壁光滑、柔软、富有弹性。

3. 小儿呼吸频率较快，且年龄越小，呼吸频率越快。婴幼儿由于呼吸中枢发育未完全成熟，易出现呼吸节律不齐。同时，婴幼儿呼吸肌发育不全，胸廓活动范围小，呈腹式呼吸；随着年龄的增长，小儿呼吸肌逐渐发育完善，膈肌下降，肋骨呈斜位，转为胸腹式呼吸。小儿呼吸频率受很多因素的影响，如活动、哭闹、呼吸和循环系统疾病均可使呼吸加快。

（程 琳）

第二节 血压测量

血压是血管内流动着的血液对单位面积血管壁的侧压力，在不同血管内，血压被分为动脉血压、毛细血管压和静脉血压，而一般所说的血压是指动脉血压。

【目的】

1. 测量和记录患儿血压，判断有无异常情况。

2. 监测血压变化，间接了解循环系统功能。

【适应证】

根据病情，需要测量血压的患儿。

【操作准备】

环境准备：室内光线充足，安静，室温22～24℃。

用物准备：治疗盘、血压计、听诊器、记录单、笔。

【操作程序】

1. 核对医嘱，准备用物。

2. 根据患儿年龄选择合适袖带，检查血压计。

3. 备齐用物并携至患儿床旁，核对床号、姓名。

4. 协助患儿取坐位或卧位，保持血压计零点与肱动脉、心脏同一水平处，取卧位时平腋中线；坐位时平第四肋（见图2-4）。

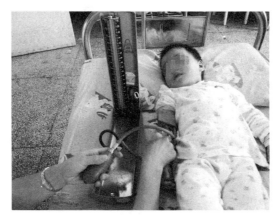

图2-4 测量血压

5. 协助患儿卷起衣袖，露出手臂，掌心向上，肘部伸直。

6. 打开血压计，开启水银槽开关，驱尽袖带内空气，将袖带缠绕在患儿上臂中部，下缘距肘窝2～3cm，松紧以能插入一指为宜。

7. 将听诊器胸件置于肱动脉搏动最明显处，一手固定，另一手握加压气球，关气门，匀速向袖带内充气至肱动脉搏动消失后再升高20～30mmHg时停止注气，匀速缓慢放气，速度以水银柱下降4mmHg/s为宜，注意水银柱刻度和肱动脉声音变化。

8. 在听诊器中听到第一声搏动音时水银柱所指刻度即为收缩压，搏动音突然减弱或消失时水银柱所指刻度即为舒张压（如果血压未听清或异常，血压重测时，应先将袖带内气体驱尽，使汞柱降至"0"点后再行测量）。

9. 测量完毕后，还原听诊器，松袖带，整理患儿衣袖，协助患儿取舒适卧位。

10. 排尽血压计袖带内余气，整理后放入盒内。血压计盒盖右倾45°，使水银全部流回槽内，关闭水银槽开关，盖上盒盖，平稳放置。

11. 记录并向患儿家长告知血压测量结果，给予健康指导。

【操作流程】

操作流程框图如图2-5所示。

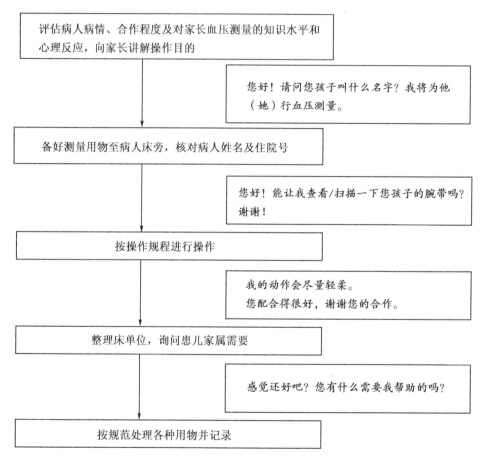

图2-5

【要点分析】

1. 定期检测、校对血压计。测量前，须检查血压计，包括玻璃管有无裂损，水银有无漏出，加压气球和橡胶管有无老化、漏气，听诊器是否完好等。

2. 对需要密切观察血压者，应做到四定，即定时间、定部位、定体位、定血压计，有助于测定的准确性和对照的可比性。

3. 发现血压听不清或异常，应重测。重测时，待水银柱降至"0"点，稍等片刻后再测量，必要时，作对侧对照。

4. 注意测压装置（血压计、听诊器）、测量者、受检者、测量环境等因素引起血压测量的误差，以保证测量血压的准确性。

5. 偏瘫患儿应选择健侧上臂测量。

【知识拓展】

1. 小儿正常血压：小儿心排出量较少，动脉壁的弹性较好且血管口径相对较大，故血压一般偏低，但随着年龄的增长而逐渐升高。新生儿收缩压平均为 60～70mmHg（8.0～9.3kPa），1 岁时为 70～80mmHg（9.3～10.7kPa），2 岁以后收缩压可按公式计算，即收缩压（mmHg）= 年龄×2+80mmHg，或收缩压（kPa）= 年龄×0.26+10.7kPa，舒张压为收缩压的 2/3。收缩压高于此标准 20mmHg（2.6kPa）为高血压，低于此标准20mmHg（2.6kPa）为低血压。

2. 血压的生理变化：

（1）正常血压：测量血压，一般以肱动脉为标准。正常成人安静状态下的血压范围比较稳定，其正常范围为收缩压 90～139mmHg，舒张压 60～89mmHg，脉压 30～40mmHg。按照国际标准计量单位规定，压强的单位是帕（Pa），即牛顿/米²（N/m²），但帕的单位较小，故血压的单位通常用千帕（kPa），由于人们长期以来使用水银血压计测量血压，因此习惯上用水银柱的高度即毫米汞柱（mmHg）来表示血压数值。其换算公式为 1mmHg＝0.133kPa，1kPa＝7.5mmHg。

（2）生理变化：

①年龄：随年龄的增长，收缩压和舒张压均有逐渐增高的趋势，但收缩压的升高比舒张压的升高更为显著，见表 2-1。

表 2-1　　　　　　　　　　　　各年龄组的血压平均值

年龄	血压（mmHg）	年龄	血压（mmHg）
1 个月	84/54	14～17 岁	120/70
1 岁	95/65	成年人	120/80
6 岁	105/65	老年人	140～160/80～90
10～13 岁	110/65		

②性别：女性在更年期前，血压低于男性，更年期后，血压升高，差别较小。

③昼夜和睡眠：通常清晨血压最低，然后逐渐升高，至傍晚血压最高。睡眠不佳时血压也略有升高。

④环境：寒冷环境，由于末梢血管收缩，血压可略有升高；高温环境，由于皮肤血管扩张，血压略可下降。

⑤体型：高大、肥胖者血压较高。

⑥体位：立位血压高于坐位血压，坐位血压高于卧位血压，这与重力引起的代偿机制有关。对于长期卧床或使用某些降压药物的患者，若由卧位改为立位时，可出现头晕、心慌、站立不稳甚至晕厥等体位性低血压的表现。

⑦身体不同部位：一般右上肢高于左上肢，其原因是右侧肱动脉来自主动脉弓的第一大分支无名动脉，而左侧肱动脉来自主动脉的第三大分支左锁骨下动脉，由于能量消耗，右侧血压比左侧高 10～20mmHg。下肢血压高于上肢 20～40mmHg，其原因与股动脉的管

径较肱动脉粗，血流量大有关。

⑧运动：运动时血压的变化与肌肉的运动方式有关，以等长收缩为主的运动，如持续握拳时，血压升高；以等张收缩为主的运动，如步行、骑自行车，在运动开始时血压有所升高，继而由于血流量重新分配和血浆量的改变，血压可逐渐恢复正常。

此外情绪激动、紧张、恐惧、兴奋、吸烟等可使血压升高。饮酒、摄盐过多、药物对血压也有影响。

3. 血压袖带的选择：袖带由内层长方形扁平的橡胶气囊和外层布套组成。橡胶气囊有一定的要求：长与宽的比例至少2：1，最好2.5：1，橡胶气囊的宽度应为上臂周径的40%，长度应正好缠绕上臂一周，至少应包绕上臂的80%。1999年WHO专家委员会推荐成人袖带的宽度为13～15cm，长度为30～35cm，上臂粗大和肥胖者袖带宽度应大于20cm。因为袖带太窄，须加大力量才能阻断动脉血流，测得数值偏高；袖带太宽，大段血管受阻，测得数值偏低。袖带上有两根橡胶管，一根与加压气球相连，另一根与压力表相通。

（程　琳）

第三节　体重测量

体重测量是利用体重测量仪获取患儿准确体重值的一种方法。

【目的】

获取小儿生长与营养状况的评估指标，同时也是儿科临床计算用药量、输液量的重要依据。

【适应证】

需要得到准确体重值的患儿。

【操作准备】

物品准备：婴儿用卧式电子体重秤，儿童用坐式或站式杠杆秤或电子体重秤（检查体重秤的性能，并进行校正，使其数值归零），准备毛巾、洗手液、笔、记录本。

【操作程序】

1. 测量体重时应评估以下情况：

（1）患儿胎次、胎龄、月（年）龄、性别、宫内营养状况、出生后体重增长及生长发育情况。

（2）喂养方式、饮食习惯。

（3）有无营养性疾病或急、慢性疾病。

（4）患儿的体形、精神状态、反应能力等。

2. 婴儿体重测量：

（1）护士洗净双手，通知患儿家长配合体重测量，护士应告知家长及患儿于晨起空腹排尿后或进食后1h测量体重，测量前脱去小儿衣物及去除裸被。

（2）认真核对患儿姓名、性别、腕带、月龄，必要时核对其父母姓名（见图2-6）。

（3）将电子体重秤接通电源。

（4）小心抱起患儿，一手托住头、颈，一手托住臀、腰部，平稳放于电子体重秤上，读数并记录重量（见图 2-7）。如患儿穿内衣或戴尿片（一次性纸尿裤）或包毛巾，则必须减去其重量。

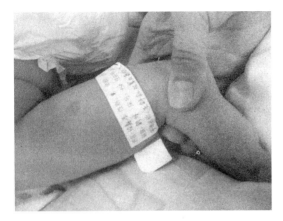
图 2-6 核对

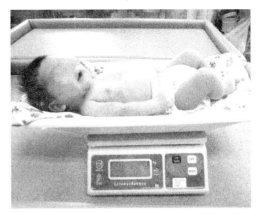
图 2-7 婴儿体重测量

（5）将患儿抱到操作台上，穿好衣服或包好褓被。

（6）切断电源，整理用物，洗手。

（7）记录，向家长告知患儿体重测量结果，并给予家长健康育儿指导。

3. 儿童体重测量：

（1）认真核对儿童姓名、性别、年龄。

（2）嘱儿童坐于或站立于体重秤中央，双手自然下垂，保持静止。

（3）准确读数，并记录。

（4）整理用物，洗手。

（5）向家长告知小儿体重测量结果，并给予家长健康育儿指导。

【操作流程】

操作流程框图如图 2-8 所示。

【要点分析】

1. 测量前体重秤调至零点。

2. 两次体重测量相差较大时，应重新测量。

3. 不合作的患儿测量时，家长可将患儿抱起一同测量，测量后再减去家长的体重。

【知识拓展】

1. 体重测量的意义：体重为各器官、组织、体液的总重量，可反映机体在量的方面的发育情况，是代表体格发育尤其是营养情况的重要指标，也是儿科临床计算用药量、输液量的重要依据。

2. 正常的体重增长：男孩出生体重平均值为 3.3±0.4kg，女孩为 3.2±0.4kg，与世界卫生组织的参考值相一致。出生后第 1 周内由于摄入不足、水分丧失及排出胎粪，体重可暂时性下降 3% ~ 9%（生理性体重下降），约在出生后 3 ~ 4 日达到最低点，以后逐渐回升，常于 7 ~ 10 日恢复到出生时的水平。小儿年龄越小，体重增长越快。出生后第 1 个月

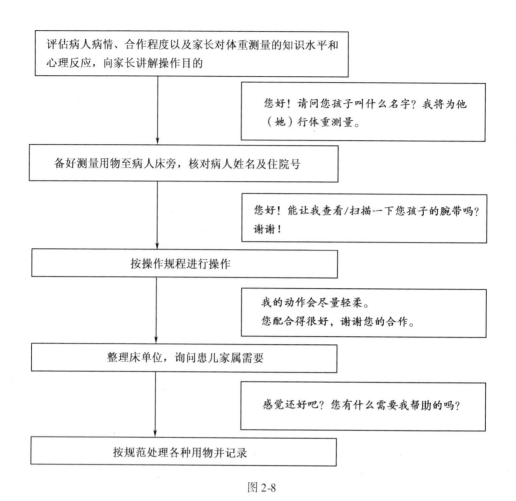

图 2-8

可增长 1~1.5kg，3 个月时体重约为出生时的 2 倍（6kg），1 岁时体重约为出生时的 3 倍（9kg），2 岁时体重约为出生时的 4 倍（12kg），2 岁后到青春前期体重每年稳步增长约 2kg，进入青春期后体格生长加快，体重猛增，呈现第 2 个生长高峰。

3. 体重计算公式：

1~6 月：体重（kg）= 出生体重（kg）+ 月龄×0.7

7~12 月：体重（kg）= 6（kg）+ 月龄×0.25

2~12 岁：体重（kg）= 年龄×2+8kg

4. 体重预警：若生理性体重下降超过出生体重的 10%，或生后第 10 天仍未回升到出生时水平，那就不是正常的"生理性体重下降"了，应该找找原因，是否喂养不当、奶量不足，还是小孩生病了。

对于出生体重相对较轻的新生儿，可采用现代科学的手段，如新生儿抚触、新生儿体操，这些方法可以增加新生儿胃泌素的分泌，提高食欲，促进消化与吸收。同时，这种皮肤接触，还可以加强母子交流，感情沟通，对孩子的早期智力发育很有好处。

（程　琳）

第四节 腹围测量

腹围测量是指用软尺平脐（小儿、婴儿以剑突与脐之间中点）水平绕腹一周获取腹围值的方法。

【目的】

小儿腹围的测量可判断引起腹围增大的疾病，如腹水、巨结肠、肾病综合征，重度维生素 D 缺乏性佝偻病等。

【适应证】

根据病情需要测量腹围的患儿。

【操作准备】

物品准备：治疗盘、弯盘、洗手液、软尺、笔、记录本。

【操作程序】

1. 测量腹围时应评估以下内容：

（1）患儿胎龄、宫内发育状况。

（2）年龄（月龄）、营养状况。

（3）是否患有引起腹围增大的疾病及重度维生素 D 缺乏性佝偻病等。

（4）患儿或家长对腹围测量的认知状况和合作程度。

2. 护士洗手，通知患儿家长配合腹围测量。

3. 认真核对患儿姓名、年龄，必要时核对其父母姓名。

4. 协助患儿平躺，拉起衣服至剑突处，露出腹部。

5. 护士位于患儿一侧，测量婴儿腹围时将软尺起点固定于婴儿剑突与脐连线中点，经同一水平绕腹一周回到起点，测量儿童腹围时将软尺平脐绕腹一周后回到起点，读数至小数点后一位数，记录腹围测量结果（见图 2-9）。

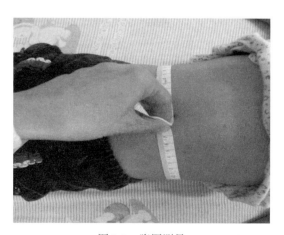

图 2-9 腹围测量

6. 协助穿好衣服或包好褓被。

7. 向家长告知患儿腹围测量结果，并给予家长健康育儿指导。

8. 整理用物，洗手。

【操作流程】

操作流程框图如图2-10所示。

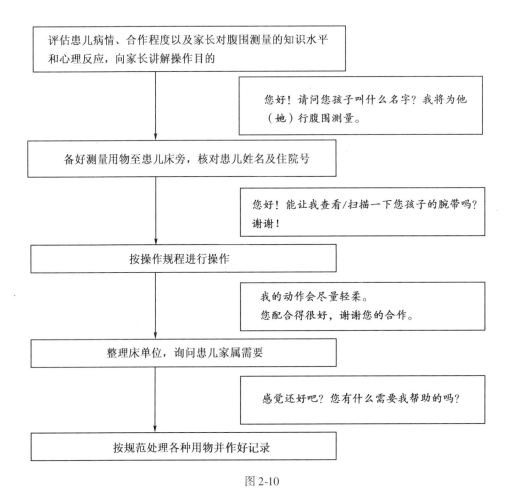

图 2-10

【要点分析】

1. 注意保暖，在安静状态下测量。

2. 软尺紧贴皮肤，注意同一水平绕脐一周。

【知识拓展】

1. 腹部皮下脂肪的厚度是衡量儿童营养状况的常用指标。小儿2岁前，腹围与胸围约相等，2岁后，由于腹部肌肉紧张度增强，腹围逐渐小于胸围。测腹围也通常用于孕妇产检，宫高、腹围与胎宝宝的大小关系非常密切。孕早期、孕中期时，每月的增长是有一定的标准的，每一个孕周长多少，都是需要了解的。而且到后期通过测量宫高和腹围，还可以估计胎儿的体重。所以，做产前检查时每次都要测量宫高及腹围，以估计胎儿宫内发育情况，同时根据宫高妊娠图曲线以了解胎儿宫内发育情况，是否发育迟缓或巨大儿。

2. 腹围预警：宝宝腹围偏大，有可能患腹部疾病如有腹水、巨结肠等；腹围过小不利于肝脏发育。

（程　琳）

第五节　头围测量

头围测量是指用软尺测量小儿头部的最大围径。

【目的】

衡量脑和颅骨的发育情况。

【适应证】

根据病情需要测量头围的患儿。

【操作准备】

物品准备：治疗盘、弯盘、洗手液、软尺、笔、记录本。

【操作程序】

1. 头围测量前应评估以下内容：

（1）患儿胎次、胎龄、宫内营养情况。

（2）年（月）龄、头颅发育情况及其他生长发育指标。

（3）是否患有脑部疾病及双亲的头围大小。

（4）患儿或家长对头围测量的认知状况和合作程度。

2. 护士洗净双手，通知患儿家长取得配合，摘去患儿帽子。

3. 认真核对患儿姓名、年（月）龄，必要时核对其父母姓名。

4. 患儿取卧位、坐位或立位。用一手指将软尺固定于小儿头部一侧眉弓上缘，中、食指固定软尺于枕骨粗隆，手掌固定小儿的头部，另一手使软尺紧贴头皮（头发过多或有小辫儿者应将头发拨开）绕枕部结节最高点及另一侧眉弓上缘回至起点，读数至小数点后一位数（见图2-11），记录。

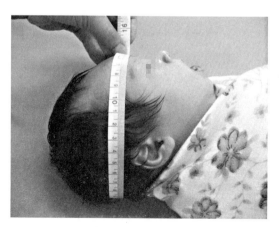

图 2-11　头围测量

5. 协助患儿戴好帽子或包好裸被。

6. 向家长告知患儿头围测量结果，并给予家长健康育儿指导。

7. 整理用物，洗手。

【操作流程】

操作流程框图如图 2-12 所示。

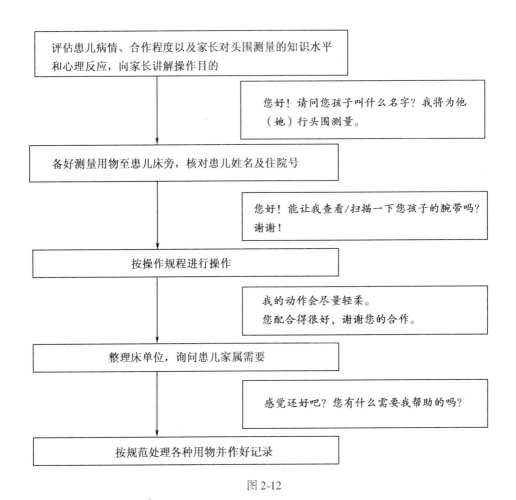

评估患儿病情、合作程度以及家长对头围测量的知识水平和心理反应，向家长讲解操作目的

> 您好！请问您孩子叫什么名字？我将为他（她）行头围测量。

备好测量用物至患儿床旁，核对患儿姓名及住院号

> 您好！能让我查看/扫描一下您孩子的腕带吗？谢谢！

按操作规程进行操作

> 我的动作会尽量轻柔。
> 您配合得很好，谢谢您的合作。

整理床单位，询问患儿家属需要

> 感觉还好吧？您有什么需要我帮助的吗？

按规范处理各种用物并作好记录

图 2-12

【要点分析】

1. 注意保暖，在安静状态下测量。

2. 软尺紧贴皮肤，左右对称，不宜选择纯塑料尺。

3. 测量用的软尺不能过于柔软，否则测出的数据可能会误差较大。

4. 测量时，手势不能过松或过紧，否则测出的数据不准确。

5. 小女孩如果平时扎小辫，测量时将小辫散开再测量，否则测量数据不准。

【知识拓展】

1. 小儿头围的增长：头围主要反映人脑的发育情况。胎儿时期脑发育最快，出生时头相对较大，脑重为 350 克，占体重的 10%。头围平均 33 ~ 34cm，与体重、身高增长相似。出生后第 1 年前 3 个月头围的增长约等于后 9 个月头围的增长，婴儿 9 个月时脑重为 660 克，1 岁时的头围为 46cm，出生后第 1 年头围约为 1/2 身长 +10cm。出身后第 2 年头围的增长减慢，约为 2cm，2 岁时头围为 48cm。2 岁时脑重为 900 ~ 1000 克。可见，生后 2 年内脑的发育相当快，头围增长也快。2 ~ 15 岁头围仅增加 6 ~ 7cm。因此头围的测量在

2 岁以内最有价值。如果小儿的头围明显超出正常范围，则可能患脑积水、巨脑症及软骨营养不良等疾病。如果头围过小，可能是脑发育不全、头小畸形。所以，监测 2 岁以前小儿的头围，有助于及早发现和诊断是否有疾病。

2. 头围预警：虽然头围的大小与宝宝的智商不呈正比关系，但头围过小，是大脑发育不全及小头畸形的表现；而头围过大，多见于脑积水。

（程　琳）

第六节　24 小时出、入量观察记录

24 小时出入量可测量和记录患儿每日液体的摄入量和排出量，是了解病情、作出诊断、决定治疗方案的重要依据。

【目的】

1. 正确记录患儿 24 小时液体的摄入量和排出量，作为临床诊治的参考。

2. 提供医护人员给药及补充电解质的指标。

3. 提供患儿营养状况的评估。

【适应证】

常用于休克、大面积烧伤、大手术后或心脏病、肾脏疾病等患儿。

【操作准备】

物品准备：天平秤、有刻度的量杯、有刻度的饮水杯、出入量记录单、笔、食物水分
　　　　　含量表（见表 2-2）。

【操作程序】

1. 核对医嘱。

2. 准备用物，携至患儿床旁。

3. 向患儿及家属解释目的，取得合作。

4. 将用物放置适宜处。

5. 指导患儿及家属知晓需记录的内容、测量工具和计算方法。

6. 依据食物水分含量表随时记录出入量。

7. 观察、评估液体平衡情况。如发现异常者，立即通知医生处理。

【操作流程】

操作流程框图如图 2-13 所示。

【要点分析】

1. 依医嘱开据时间，立即准确开始记录出入量。

2. 每日摄入量，包括每日的饮水量、食物中的含水量、输液量、输血量、各造瘘口灌入、皮下（直、结肠）灌注量等。

3. 每日排出量，包括每日的尿量、大便量、呕吐物量、咯出物量（咯血、咳痰）、出血量、引流量、创面渗液量等。除大便记录次数外，液体以 ml 为单位记录。

4. 积极争取患儿和家属的配合，操作前详细解释记录出入量的目的及意义，发放食物含水量表及出入量记录单，正确记录出入量。

5. 使用标准统一的测量工具，如标有清晰可见刻度的量杯或量筒测量进入体内的液体和排出液或用注射器抽吸测量；固体食物、大便等含水量称重后严格折算；开水充调食

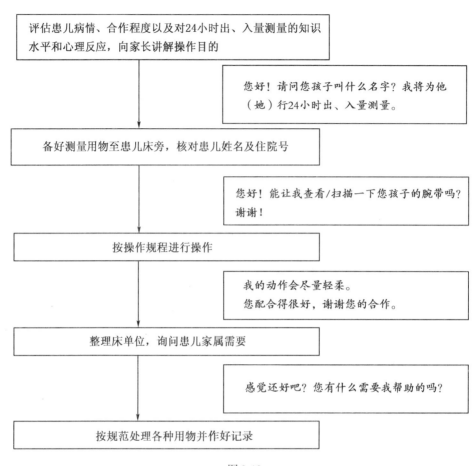

评估患儿病情、合作程度以及对24小时出、入量测量的知识水平和心理反应，向家长讲解操作目的

您好！请问您孩子叫什么名字？我将为他（她）行24小时出、入量测量。

备好测量用物至患儿床旁，核对患儿姓名及住院号

您好！能让我查看/扫描一下您孩子的腕带吗？谢谢！

按操作规程进行操作

我的动作会尽量轻柔。
您配合得很好，谢谢您的合作。

整理床单位，询问患儿家属需要

感觉还好吧？您有什么需要我帮助的吗？

按规范处理各种用物并作好记录

图 2-13

物前要记好水量；痰液或稀便等量少而不易测量的可兑入定量的水后再测量；创面渗出液、汗液、出血等浸湿布类、纸张不能用容器收集之排出液的记量采用称重法计算液体的量；考虑附加的液体量，如输血每 100ml 增加 25ml 的保养液，输血前后输入的生理盐水等按实际量记录。昏迷患者、尿失禁患者或需密切观察尿量的患者，最好留置导尿管。

6. 记录的输液量与医嘱的输液量、医生的病程记录与体温单记录的量要一致。

7. 记录同一时间的摄入量及排出量，在同一横格上开始记录；对于不同时间的摄入量和排出量，应各自另起一行记录。

8. 记录的 24 小时液体出入量要及时准确，不可多记、少记或漏记。

9. 每班对出入量做一次小结，记录于护理记录单上。

10. 24 小时对出入量做一次总结，在次晨 7 时记录的下面一格上下画一横线，将 24h 总结的液体出入量记录在画好的格子上，并进行分类总结，将结果分别填写在体温单相应的栏目上。

11. 在特殊护理单位（如手术室、监护室）的患儿，当转至病房时，记录单与病历一起转出，且原护理单元记录的出入量需列入 24 小时总量中。

12. 不需继续记录出入液量后，记录单无须保存。

13. 医院常用食物含水量（见表2-2、表2-3）：

表2-2　　　　　　　　　　　　　　医院常用食物含水量

食物	单位	原料重量/（g）	含水量/（ml）	食物	单位	原料重量/（g）	含水量/（ml）
米饭	1 中碗	100	240	松花蛋	1 个	60	34
大米粥	1 大碗	50	400	藕粉	1 大碗	50	210
大米粥	1 小碗	25	200	鸭蛋	1 个	100	72
面条	1 大碗（2 两）	100	250	馄饨	1 大碗	100	350
馒头	1 个	50	25	牛奶	1 大杯	250	217
花卷	1 个	50	25	豆浆	1 大杯	250	230
烧饼	1 个	50	20	蒸鸡蛋	1 大碗	60	260
油饼	1 个	100	25	牛肉		100	69
豆沙包	1 个	50	34	猪肉		100	29
菜包	1 个	150	80	羊肉		100	59
水饺	1 个	10	20	青菜		100	92
蛋糕	1 块	50	25	大白菜		100	96
饼 干	1 块	7	2	冬瓜		100	97
油 条	1 根	50	12	豆腐		100	90
煮鸡蛋	1 个	40	30	带鱼		100	50

表2-3　　　　　　　　　　　　　　各种水果含水量

名称	重量/（g）	含水量/（ml）	名称	重量/（g）	含水量/（ml）
西瓜	100	79	葡萄	100	65
甜瓜	100	66	桃子	100	82
西红柿	100	90	杏子	100	80
萝卜	100	73	柿子	100	58
李子	100	68	香蕉	100	60
樱桃	100	67	橘子	100	54
黄瓜	100	83	菠萝	100	86
苹果	100	68	柚子	100	85
梨子	100	71	广柑	100	88

【知识拓展】

1. 小儿每日水的需要量（每产生 100kcal 热量需水 100ml）：体重的第一个 10kg，需

100kcal/（kg·d）；第二个 10kg，为 50kcal/（kg·d）；第三个 10kg，为 20kcal/（kg·d）。小儿电解质的需要量：钾需要量为 1.5mmol，相当于 10% 氯化钾 1.5ml；钠需要量为 2.5mmol，相当于生理盐水 20ml；氯需要量为 1.5mmol，相当于生理盐水 13ml。

2. 有关脱水：小儿发生急性脱水时，由于细胞外液首先丢失，脱水症状在短期内可立即出现，但在补液时应防止过多、过快，如补液不足，可随时增补，但补液过量则很难处理。在临床中宁可少补，也不要过量。小儿大量补液时，速度一般以不超过 9ml/（kg·h）为宜。纠正脱水时，可按上述速度输入，直至脱水纠正为止。平时补液速度应慢些，如有心肺疾病，则应限制在 6ml/（kg·h）以下。抢救急性重症脱水时，补液速度可增加到 20ml/（kg·h），但不能持续时间太久，以 1 小时为限。全天的补液量应于 12～16 小时输完。

3. 几种常见混合溶液的简易配制（见表 2-4）。

表 2-4

溶液种类	5% 葡萄糖或 10% 葡萄糖	10% 氯化钠	11.2% 乳酸钠或 5% 碳酸氢钠
1∶1 含钠液（1/2 张液）	500	20	
1∶2 含钠液（1/3 张液）	500	15	
1∶4 含钠液（1/5 张液）	500	10	
2∶1 含钠液（等张液）	500	30	30（47）
2∶3∶1 含钠液（1/2 张液）	500	15	15（24）
4∶3∶2 含钠液（2/3 张液）	500	20	20（33）

（丁雪芹）

第三章 给 药 法

第一节 口服给药法（胃管注药法）

口服给药是最常用、最方便、又比较安全的给药方式，药物经口服后被胃肠道吸收入血液循环，从而达到局部治疗和全身治疗的目的。

【目的】

1. 治疗疾病或减轻症状。

2. 协助诊断（如胃肠道摄影时口服钡剂）。

3. 维持正常生理功能（如补充体液，补充电解质）。

【适应证】

需要通过口服药物治疗的患儿。

【操作准备】

环境准备：室内光线充足，室温 22～24℃。

物品准备：服药车、服药杯、服药本、各种药物、药匙、量杯、滴管、小毛巾、水壶（内盛温开水）、冷开水、弯盘、搅拌棒。

【操作程序】

1. 评估：

（1）询问家属、了解患儿的身体状况、药物过敏史及药物的使用情况。

（2）观察患儿口咽部是否有溃疡、糜烂等情况。

（3）了解药物的性质、服药方法、注意事项及药物之间的相互作用。

（4）了解用药效果及不良反应。

2. 洗手，戴口罩。

3. 备齐药物。

4. 摆药（见图 3-1）。

（1）核对医嘱、按医嘱配药。

（2）先配固体药，然后配水剂。固体药应碾碎用水溶解。液体药用量杯取，不足 1ml 时用滴管吸取。

5. 发药：

（1）携服药车推至患儿床边。

（2）核对患儿床号姓名，向家属解释用药的目的及注意事项。

6. 喂药：根据年龄，病情给予不同的给药方法。

（1）年长儿：倒温开水协助患儿服药。

（2）婴幼儿：抬高头部或抱起婴儿，颌下垫小毛巾，用滴管（或药匙）从婴儿的口

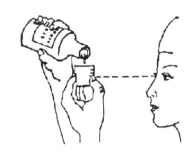

图 3-1　准确给药

角处顺口颊方向将药液滴入，待药液咽下后再将滴管（或药匙）拿开，避免呛咳，若小儿一时不吞咽，则用拇指和食指轻捏小儿双颊，使之吞咽。顺利服药后喂服少许温开水，喂药完毕使患儿头侧位。根据婴儿吞咽的情况，掌握每次滴入的滴速。

（3）鼻饲患儿：鼻饲管注药前要确认胃管是否在胃内，确认无误后方可注入，药物注入后要再用少量温开水冲净胃管，确保药液进入胃内。

7. 服药后：①再次核对。②观察服药效果及不良反应。③整理用物。④记录及签名。

【操作流程】

操作流程框图如图 3-2 所示。

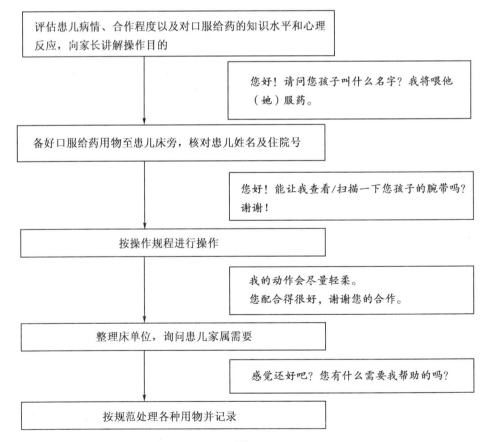

评估患儿病情、合作程度以及对口服给药的知识水平和心理反应，向家长讲解操作目的

> 您好！请问您孩子叫什么名字？我将喂他（她）服药。

备好口服给药用物至患儿床旁，核对患儿姓名及住院号

> 您好！能让我查看/扫描一下您孩子的腕带吗？谢谢！

按操作规程进行操作

> 我的动作会尽量轻柔。
> 您配合得很好，谢谢您的合作。

整理床单位，询问患儿家属需要

> 感觉还好吧？您有什么需要我帮助的吗？

按规范处理各种用物并记录

图 3-2

【要点分析】

1. 摆药完毕，应重新核对 1 次，再由另一护士核对 1 次。

2. 掌握药物性能，注意服药方法和时间，有无特殊贮存要求。

3. 婴儿喂药应在喂奶前或两次喂奶间进行。

4. 任何药物不得与食物混合喂入。

5. 婴儿哭闹严重时不可强行喂药，以免药物呛入气管，患儿若有呛咳，应立即将患儿竖起轻拍背部，必要时遵医嘱吸痰。

6. 服药后不宜立即平卧，防止呕吐窒息。

7. 鼻饲管喂药后温开水冲管，应根据不同型号胃管注入适当的水量，防止水量太多稀释药物而影响疗效（8 号胃管可注入 3ml 温开水，10 号胃管可注入 5ml 温开水，12 号胃管可注入 8ml 温开水）。

8. 患儿因故不能服药，应取回，并做好交班。

【知识拓展】

1. 口服水剂药主要有 3 种类型：口服溶液剂、混悬剂、乳剂。

（1）溶液型：指一种或多种可溶性药物，为澄清液体，放置后无沉淀物。服药时不必摇匀，直接口服即可。

（2）混悬型：指固体药物的微粒分散在液体中形成的混悬液制剂，微粒分散均匀，下沉的微粒不易结块，轻摇后还能均匀分散。此类药物在服药前应摇匀。

（3）乳剂型：指两种互不相溶的液体，经乳化剂乳化后，分散在液体介质中形成的液体制剂，呈均匀的乳白色，无分层现象。服用前应摇匀，才能保证每次服用相同浓度的药液。

2. 一般对胃肠道有刺激的药物多建议饭后或饭时服用，因为空腹服用会加重对胃肠道的刺激；如钙剂、阿司匹林饭后服用就可以减少对胃肠道的刺激；但有的药物空腹服用能够迅速进入肠道，保持高浓度，药效发挥得好。收敛止泻的药物、保护胃黏膜的药物可以在餐前 30 分钟服用。助消化的药物建议随餐服用；铁剂的吸收有明显的昼夜节律，因此补充铁剂晚上 7 时服用比早上 7 时服用有效利用度高。人体的血钙水平在午夜至清晨最低，晚餐后服用补钙剂可使钙得到充分的吸收和利用。脱敏的药物晚上临睡前服用效果最好。

3. 捏着鼻子灌药是家长的惯用方法，这种方法很危险。因为口腔、咽喉部里的药水很容易吸入气管，引起呛咳；这种灌药操作，会造成宝宝的心理伤害，下次喂药时宝宝会更紧张，拒绝服药，甚至会发生对药物的恐惧症。把甜味药或加糖的药糖水说成"甜甜"也不对，这样容易误导宝宝，当宝宝想吃"甜甜"时，就会把药水当成甜品喝下去，导致药物中毒。

（王海勤）

第二节　肌内注射

肌内注射是将一定量药液注入肌内组织的方法。

【目的】

注入药物，用于不宜或不能口服或静脉注射且要求比皮下注射更快发生疗效时。

【适应证】

根据病情需要完成肌内注射的患儿。

【操作准备】

环境准备：室内清洁、光线充足、温湿度适宜。

物品准备：

基础治疗盘：无菌治疗巾、无菌持物钳、无菌纱布、0.5%活力碘、75%乙醇、砂轮、棉签、弯盘。

注射盘：0.5%活动碘、棉签、弯盘、止血钳、2ml 或 5ml 注射器、注射单、药液。

其　他：锐器收集器、洗手液、洗手毛巾、污物桶。

【操作程序】

1. 肌内注射时应评估以下问题：

（1）患儿的病情、意识状态、自理能力及合作程度。

（2）有无过敏史、用药史。

（3）评估注射部位的皮肤和肌肉组织状况。

2. 洗手，戴口罩。

3. 按医嘱抽吸药物，并进行初次排气，将注射器放入无菌盘内。携用物至患儿旁，核对床号、姓名、药名、剂量。做好解释工作。

4. 协助患儿采取适当体位，暴露注射部位，注意保护患儿隐私。

5. 常规消毒皮肤，待干。

6. 再次核对，排尽空气。一手绷紧皮肤，一手持注射器，中指固定针栓，垂直快速刺入肌内（见图3-3）。

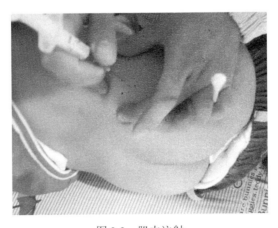

图 3-3　肌内注射

7. 抽回血，如无回血，缓慢注入药液。

8. 快速拔针，轻压针眼片刻。

9. 再次核对无误后协助患儿取舒适卧位。

10. 整理用物。

11. 洗手，取口罩，记录。

【操作流程】

操作流程框图如图 3-4 所示。

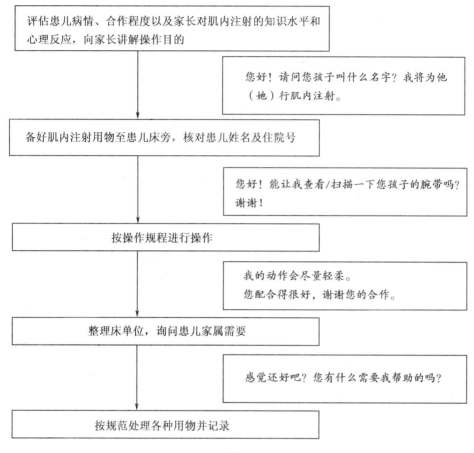

图 3-4

【要点分析】

1. 严格执行查对制度和无菌操作原则。

2. 需长期作肌内注射者，要有计划地更换注射部位。

3. 切勿把针梗全部刺入，一旦发生断针，应尽快用止血钳将断端取出。

4. 注射时须无回血方可推注药液，如有回血则应拔出针头，更换部位，重新消毒、注射。

5. 保证准确、安全用药，需要两种药液同时注射时，要注意配伍禁忌。

6. 2 岁以下婴幼儿不宜选臀大肌处进行注射，有损伤坐骨神经的危险，以选用臀中肌、臀小肌处注射为佳。

【知识拓展】

1. 肌内注射法的部位选择：注射部位一般选择肌肉丰厚且远离神经和大血管处，常用注射部位为臀大肌、臀中肌、臀小肌、股外侧肌和上臂三角肌。2 岁以下婴幼儿臀大肌发育不完善，肌内注射有损伤坐骨神经的危险，最好选择臀中肌和臀小肌注射。

2. 肌内注射部位的固定：

（1）臀大肌注射定位：

①十字法：从臀裂顶点向左侧或向右侧画一水平线，然后从髂嵴最高点做一垂线，将一侧臀部分为四个象限，其外上象限（避开内角）作为注射区（见图3-5、图3-6）。

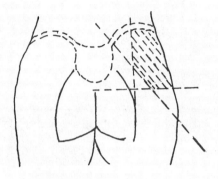 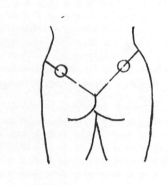

图3-5　臀大肌定位十字法　　　　　　　　图3-6　臀大肌定位连线法

②连线法：从髂前上棘至尾骨做一连线，其外上1/3处为注射部位。

③臀中肌、臀小肌注射部位：

a. 以食指和中指指尖分别置于髂前上棘和髂嵴下缘，在髂嵴、食指、中指之间构成一个三角形区域，食指与中指构成的内角为注射部位（见图3-7）。

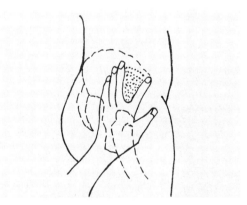

图3-7　臀中肌、臀小肌注射定位

b. 髂前上棘外侧三横指处（以患儿手指宽度为准）。

（2）股外侧肌注射定位：大腿中段外侧。此处大血管和神经干很少通过，且注射范围广，可供多次注射，尤其适用于2岁以下婴幼儿。

（3）上臂三角肌注射定位：上臂外侧、肩峰下2～3横指处，此处肌肉较薄，只能小剂量注射。

3. 应用减轻患者疼痛的注射技术：

（1）分散患儿注意力，取合适体位。

（2）注射时幼儿做到"三快"，即进针、拔针、推药快，以免患儿哭闹挣扎而发生意外；年长儿"二快一慢"，进针快，推药慢，拔针快。

（曾小燕）

第三节　皮内注射

皮内注射是将少量药液或生物制品注射于表皮与真皮之间的方法。

【目的】

常用于各种药物过敏试验，预防接种或作为局部麻醉的起始步骤需要完成皮内注射的患儿。

【操作准备】

环境准备：室内清洁、光线充足、温湿度适宜。

物品准备：基础治疗盘：无菌治疗巾、无菌持物钳、无菌纱布、0.5%活力碘、75%乙醇、砂轮、棉签、弯盘。

治疗盘：75%乙醇、棉签、弯盘、1ml一次性注射器、注射单及药液。做过敏试验时另备抢救盒（0.1%盐酸肾上腺素、地塞米松各一支，1ml、2ml一次性注射器）。

【操作程序】

1. 皮内注射时应评估以下问题：

（1）患儿病情、治疗情况、用药史及药物过敏史。

（2）患儿注射部位的皮肤情况。

（3）患儿或家长对皮内给药的认识程度及合作程度。

2. 洗手，戴口罩。

3. 按医嘱抽吸药液，并进行初次排气，将注射器放入无菌盘内。携用物至患儿床旁，核对患儿床号、姓名、药名、剂量，询问过敏史，做好解释。

4. 选择注射部位，用75%乙醇消毒皮肤。

5. 二次核对，排尽空气。

6. 一手绷紧局部皮肤，一手持注射器，针头斜面向上，与皮肤呈5°角刺入皮内（见图3-8）。

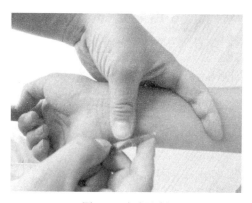

图3-8　皮内注射

待针头斜面完全刺入皮内后，放平注射器。用绷紧皮肤的手的拇指固定针栓，注入抽吸液 0.1ml，使局部隆起形成一皮丘。

7. 拔出针头，勿按压注射部位。

8. 核对，记录时间。

9. 过敏试验于注射 15~20 分钟后观察局部反应，嘱患儿或家长勿按揉针眼及皮肤，以免影响结果的观察。

10. 整理用物。

11. 洗手，取口罩。

12. 观察反应并记录结果。

【操作流程】

操作流程框图如图 3-9 所示。

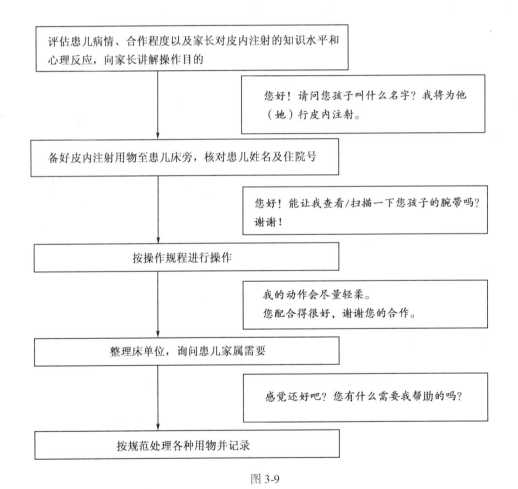

图 3-9

【要点分析】

1. 做药物过敏试验前应详细询问用药史和过敏史，若患儿对皮试药物有过敏史，禁止试验。

2. 皮试药液要现配现用，剂量要准确，并备肾上腺素等抢救药品及物品。

3. 消毒皮肤时，避免反复用力涂擦局部皮肤，忌用含碘伏消毒剂。

4. 皮试结果阳性时，应告知医师、患儿及家属，并注明。

5. 进针角度以针尖斜面能全部进入皮内为宜，进针角度过大易将药液注入皮下，影响结果的观察和判断。

6. 给患儿做药物过敏试验后，嘱患儿勿离开病室（或注射室），等待护士 15～20 分钟后观察结果，同时告知患儿，如有不适应立即通知护士，以便及时处理。

【知识拓展】

1. 皮内注视部位的选择：药物过敏试验常选择前臂掌侧下段，预防接种常选择上臂三角肌下缘。

2. 皮内注射成功的判断标准：皮丘隆起规范、皮肤变白、毛孔显露。

3. 青霉素过敏性休克的急救措施：青霉素过敏性休克多在注射后 5～20 分钟内，甚至可在数秒内发生，既可发生于皮内试验过程中，也可发生于初次肌内注射或静脉注射时（皮内试验结果阴性），还有极少数患者发生于连续用药过程中，由于青霉素过敏性休克发生迅猛，务必要做好预防及急救准备并在使用过程中密切观察患者的反应，一旦出现过敏性休克应立即采取以下措施组织抢救。

（1）立即停药，协助患儿平卧，报告医生，就地抢救。

（2）立即皮下注射 0.1% 盐酸肾上腺素 1ml，小儿剂量酌减。症状如不缓解，可每隔半小时皮下或静脉注射该药 0.5ml，直至脱离危险期。盐酸肾上腺素是抢救过敏性休克的首选药。

（3）给予氧气吸入，改善缺氧症状。呼吸受抑制时，应立即进行口对口人工呼吸，并肌内注射尼可刹米、洛贝林等呼吸兴奋药。有条件可插入气管导管，借助人工呼吸机辅助或控制呼吸。喉头水肿导致窒息时，应尽快施行气管切开。

（4）根据医嘱静脉注射地塞米松 5～10mg 或琥珀氢化可的松 200～400mg 加入 5%～10% 葡萄糖溶液 500ml 内静脉滴注；应用抗组胺类药物，如肌内注射盐酸异丙嗪 25～50mg 或苯海拉明 40mg。

（5）静脉滴注 10% 葡萄糖溶液或平衡溶液扩充血容量。如血压仍不回升，可按医嘱加入多巴胺或去甲肾上腺素静脉滴注。

（6）若发生呼吸心跳骤停，立即进行复苏抢救。实施体外心脏按压、气管内插管或人工呼吸等急救措施。

（7）密切观察病情，记录患者生命特征、神志和尿量等病情变化；不断评价治疗与护理的效果，为进一步处置提供依据。

（曾小燕）

第四节　皮下注射法

皮下注射是将少量药液或生物制剂注入皮下组织的方法。

【目的】

注入小剂量药物，用于不宜口服给药而需在一定时间内发生药效时，预防接种或局部麻醉用药。

【适应证】

需要完成皮下注射的患儿。

【操作准备】

环境准备：室内清洁、光线充足、温湿度适宜。

物品准备：

基础治疗盘：无菌治疗巾、无菌持物钳、无菌纱布、0.5%活力碘、75%乙醇、砂轮、棉签、弯盘。

注射盘：碘伏、棉签、弯盘、止血钳、2ml一次性注射器、注射单及药液。

【操作程序】

1. 皮下注射时应评估以下问题：

（1）患儿病情、意识状态、自理能力及合作程度。

（2）了解过敏史、用药史。

（3）评估注射部位皮肤和皮下组织状况。

2. 护士洗手，戴口罩。

3. 按医嘱抽吸药液，并进行初次排气，将注射器放入无菌盘内。携用物至患儿床旁，核对患儿床号、姓名、药名、剂量，向家长做好解释。

4. 选择注射部位，按常规消毒皮肤，待干（见图3-10）。

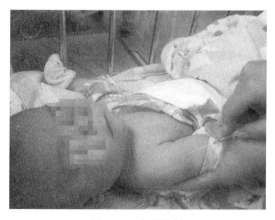

图3-10　皮下注射

5. 再次核对，排尽空气。

6. 一手绷紧注射部位皮肤，另一手持注射器，食指固定针栓，保持针头斜面向上，与皮肤呈30°~40°角快速刺入皮肤下抽吸无回血后缓慢推注药液。

7. 快速拔针，轻压针眼片刻。

8. 再次核对无误后协助患儿取舒适卧位。

9. 整理用物。

10. 洗手，取口罩，记录。

【操作流程】

操作流程框图如图3-11所示。

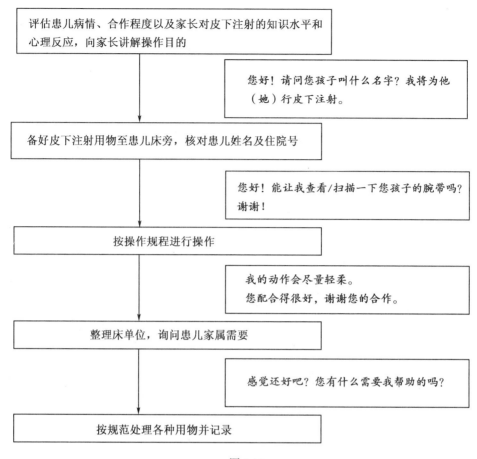

图 3-11

【要点分析】

1. 严格执行查对制度和无菌操作原则。

2. 对皮肤有刺激的药物一般不作皮下注射。

3. 指导患儿勿揉搓注射部位，出现异常及时通知医护人员。

4. 需长期注射者，有计划地更换注射部位。

【知识拓展】

1. 皮下注射部位的选择：根据注射目的选择注射部位，常用注射部位为上臂三角肌下缘、两侧腹壁、后背、大腿前侧和外侧。

2. 糖尿病患者的胰岛素注射：胰岛素在一般情况下采用皮下注射法，以取皮肤松的部位为宜。皮下注射前臂外侧和腹壁比臂部吸收快。每次应该改变注射部位，两周内在同一部位不能注射两次。最好将身体上可注射的部位划为许多线条，每条线上可注射 4 ~ 7 次，两次注射点相隔距离最好是 2cm，沿注射线上顺序作皮下注射，这样每一点可以在相当长的时间以后才接受第二次注射。如多次注射同一点上可使局部的皮下组织吸收能力减低，使所注射的胰岛素得不到全部吸收。

（曾小燕）

第五节　头皮静脉输液法

头皮静脉输液法是自患儿头皮静脉注入大量无菌溶液或药液的方法。

【目的】

补充水分及电解质，预防和纠正水、电解质及酸碱平衡紊乱；增加循环血量，改善微循环，维持血压及微循环灌注量；供给营养物质，促进组织修复，增加体重，维持正氮平衡；输入药物，治疗疾病。

【适应证】

用于不能口服喂养或伴有液体和电解质紊乱的患儿或根据病情需要进行头皮静脉给药的患儿。

【操作准备】

环境准备：室内光线充足，安静，温湿度适宜。

物品准备：

基础治疗盘：0.5% 活力碘、无菌棉签、弯盘、启瓶器、砂轮、剪刀、75% 乙醇、无菌持物镊。

输液盘：碘伏、棉签、弯盘、敷贴、治疗巾、医嘱单、剃毛刀、头皮针，必要时备弹力绷带。

其　他：遵医嘱备液体及药物、输液卡、一次性输液器、注射器，输液架。

【操作程序】

1. 头皮静脉输液时应评估以下问题：

（1）患儿年龄、病情及合作程度。

（2）患儿输入液体或药物的性质，对血管壁的刺激程度。

（3）患儿穿刺部位的皮肤状况，静脉充盈度及血管弹性。

2. 在治疗室内按医嘱核对，检查药液，去除输液瓶塞上的塑料盖，用 0.5% 碘伏消毒瓶塞，确认药物无配伍禁忌后按医嘱加入药液，剪开输液器外包装，挤出输液器顶端针头，取下针头保护帽，将针头全部插入瓶塞内，再次核对医嘱与药液。

3. 携用物至患儿床旁，查看腕带，核对患儿床号、姓名，备输液架。

4. 挂输液瓶于输液架上，排尽空气，关闭调节器，检查输液管内有无空气。

5. 协助患儿取仰卧位或侧卧位，头下垫治疗巾，家长或助手固定患儿肢体及头部，操作者立于患儿头侧，根据需要用毛刷蘸肥皂液涂抹穿刺部位后，用剃毛刀顺毛发生长方向剃掉局部毛发，用纱布擦干局部皮肤。

6. 常规消毒局部皮肤，消毒范围为 8cm×10cm，待干，备胶布（见图 3-12）。

7. 将针头保护帽除去，打开调节器，再次排气、核对。

8. 操作者一手拇、食指固定静脉两端，另一手持血管钳，沿静脉向心方向平行刺入，见回血后再进少许，如针头刺入后未见回血，可轻捏头皮针管，见回血后证实穿刺成功（见图 3-13）。

9. 打开调节器，见液体滴入通畅，患儿无不适表现后，用带有棉片的输液贴覆盖针眼上，再用一条输液贴交叉固定针梗，将输液管绕在患儿头部适当位置后，用胶布固定（见图 3-14）。

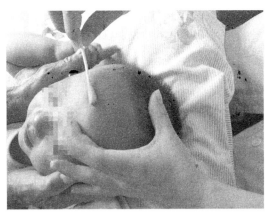

图 3-12　消毒

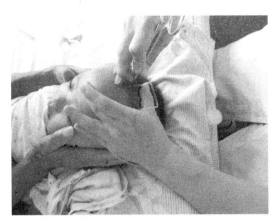

图 3-13　穿刺

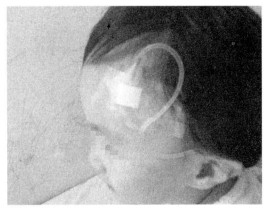

图 3-14　固定

10. 根据患儿年龄、病情及药液性质调节输液速度，患儿输液速度一般为 20 滴/min，如果输入高渗、含钾、升压药时，速度应减慢。

11. 再次核对，填写输液巡视卡（输液的药名、剂量、时间、滴速、操作者姓名等）并挂于输液架上。

12. 向患儿或家长说明输液过程中注意事项。

（1）患儿尽量保持安静状态，避免因哭闹、过度活动、出汗等而致固定胶布松脱或针管脱落。

（2）避免随意调节输液滴速。

（3）若发现液体不滴、滴入不畅、输液部位有肿胀或疼痛及其他异常，应立即告诉护士查看并处理。

13. 整理用物，洗手。

14. 记录。

15. 输液过程中应经常巡视输液情况，观察内容主要包括：患儿的一般状况；输液速度是否适宜；局部有无肿胀或疼痛；针头有无脱出或移位；输液管各连接处有无渗液；瓶内液体是否滴完；有无输液反应等。

【操作流程】

操作流程框图如图 3-15 所示。

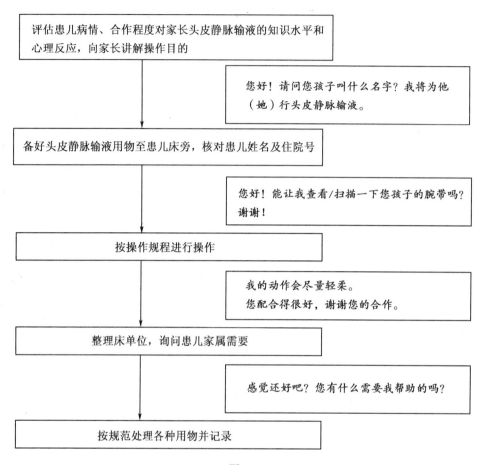

图 3-15

【要点分析】

1. 严格执行无菌操作及查对制度，预防感染及差错事故的发生。

2. 根据病情需要安排输液顺序，并根据治疗原则，按急、缓及药物半衰期等情况合理分配药物。

3. 对需要长期输液的患儿，要注意保护和合理使用静脉。

4. 输液前要排尽输液管及针头内的空气，药液滴尽前要及时更换输液瓶或拔针，严防造成空气栓塞。

5. 注意药物的配伍禁忌，对于刺激性或特殊药物，应在确认针头已刺入静脉内时再输入。

6. 严格掌握输液的速度，对于有心、肺、肾疾病的患儿，输液速度要适当减慢，对于严重脱水、心肺功能良好者可适当加快输液速度。

7. 输液过程中要加强巡视，注意观察下列情况：

（1）滴入是否通畅，针头或输液管有无渗漏，针头有无脱出、阻塞或移位，输液管有无扭曲、受压。

（2）有无溶液外溢，注射局部有无肿胀或疼痛。有些药物如甘露醇、去甲肾上腺等外溢后会引起局部组织坏死，如发现上述情况，应立即停止输液并通知医生予以处理。

（3）密切观察患儿有无输液反应，如患儿出现心悸、畏寒、持续性咳嗽等情况，应立即减慢或停止输液，并通知医生及时处理。

每次观察巡视后，应做好记录（记录在输液巡视卡或护理记录单上）

【知识拓展】

1. 头皮静脉输液是婴幼儿常用的静脉输液方法。婴幼儿头皮静脉具有血管丰富、分支较多、互相沟通、交错成网、静脉表浅等特点，而且易于固定，方便小儿肢体活动。临床上经常选用的头皮静脉包括：额静脉、颞浅静脉、枕后静脉及耳后静脉等（见图3-16）。

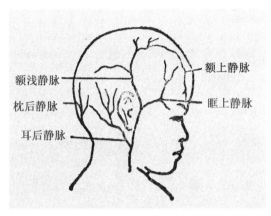

图3-16 小儿头皮静脉分布

2. 进行头皮静脉穿刺时，需与头皮动脉相鉴别，头皮静脉外观呈微蓝色，无搏动，管壁较薄，较易固定，不易滑动，头皮动脉外观呈正常皮肤色或淡红色，有搏动，管壁较厚，血管易滑动。穿刺时如误入动脉血管，则可见回血呈冲击状，推药时阻力较大，局部皮肤出现树枝状白纹，患儿表情痛苦或尖叫。

3. 常见输液故障及排除方法：

（1）溶液不滴：

①针头滑出血管外：液体注入皮下组织，可见局部肿胀并有疼痛。处理：将针头拔出，另选血管重新穿刺。

②针头斜面紧贴血管壁：妨碍液体顺利滴入血管。处理：调整针头位置或适当变换肢体位置，直到点滴通畅为止。

③针头阻塞：一手捏住滴管下端输液管，另一手轻轻挤压靠近针头端的输液管，若感觉有阻力，松手又无回血，则表示针头可能已阻塞。处理：更换针头，重新选择静脉穿刺。切忌强行挤压导管或用溶液冲注针头，以免血凝块进入静脉造成栓塞。

④压力过低：由于输液瓶位置过低或患儿肢体抬举过高或患儿周围循环不良所致。处理：适当抬高输液瓶或放低肢体位置。

⑤静脉痉挛：由于穿刺肢体暴露在冷的环境中时间过长或输入的液体温度过低所致。

处理：局部进行热敷以缓解痉挛。

（2）茂菲滴管液面过高：

①滴管侧壁有调节孔时，可先夹紧滴管上端的输液管，然后打开调节孔，待滴管内液体降至露出液面，见到点滴时，再关闭调节孔，松开滴管上端的输液管即可。

②滴管侧壁有调节孔时，可将输液瓶取下，倾斜输液瓶，使插入瓶内的针头露出液面，待滴管内液体缓缓下流至露出液面，再将输液瓶挂回输液架上继续输液。

（3）茂菲滴管液面过低：

①滴管侧壁有调节孔时，先夹紧滴管下端的输液管，然后打开调节孔，待滴管内液面升至所需高度（一般为 1/2～2/3 滴管高度）时，再关闭调节孔，松开滴管下端的输液管即可。

②滴管侧壁无调节孔时，可先夹紧滴管下端的输液管，用手挤压滴管，迫使输液瓶内的液体下流至滴管内，当液面升至所需高度（一般为 1/2～2/3 滴管高度）时，停止挤压，松开滴管下端的输液管即可。

（4）输液过程中，茂菲滴管内液面自行下降：输液过程中，如果茂菲滴管内的液面自行下降，应检查滴管上端输液管与滴管的衔接是否松动、滴管有无漏气或裂隙，必要时更换输液管。

（曾小燕）

第六节　静脉推注法

静脉推注是一种用注射器将少量或单一种类药品通过静脉注射给药的方法。

【目的】

遵医嘱准确无误地将药物推注至患儿静脉内，以达到治疗的效果。

【适应证】

用于急、重症患儿或不易口服及肌肉注射的药物，通过静脉推注迅速发挥药效。

【操作准备】

物品准备：治疗盘、医嘱指定药物、砂轮、药物治疗单、治疗巾、弯盘、0.5% 活力
　　　　　碘、75% 酒精、无菌棉签、0.9% 生理盐水，5ml 注射器。

【操作程序】

1. 评估：

（1）了解患儿身体状况，向患儿家属解释，取得家属配合。

（2）评估患儿穿刺部位有无肿胀及静脉输液通畅的情况。

2. 核对药物治疗单及医嘱。

3. 洗手、戴口罩，备齐用物，按医嘱备药。

4. 携用物至患儿床边，帮助患儿家长做好准备工作。

5. 再次核对医嘱及患儿床号、姓名，观察静脉输液是否通畅。

6. 从治疗巾内取出备好的含 5ml 生理盐水注射器，关闭输液器活塞，分离输液器头皮针并与注射器连接，回抽有无回血，见回血后冲管。

7. 取出备好药液的注射器连接头皮针，根据医嘱要求推注药液，注射过程中，观察患儿局部和全身反应。

8. 推注完毕后再次用 5ml 生理盐水冲管，冲管后连接头皮针与输液器，打开活塞，观察输液通畅情况，调节滴数。

9. 再次核对床号、姓名，观察用药后的不良反应。

10. 向患儿家属告知可能发生的不良反应，如有不适及时告知医护人员。

11. 整理床单位，协助患儿家属置患儿于舒适体位，感谢家属的配合。

12. 清理用物，洗手，记录。

【操作流程】

操作流程框图如图 3-17 所示。

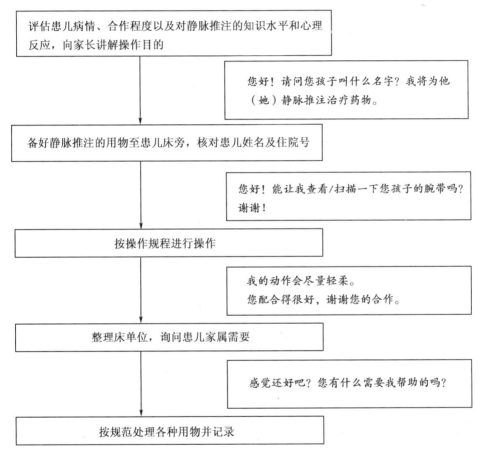

图 3-17

【要点分析】

1. 静脉推药前应先回抽有无回血，见回血后确认针头在血管内，方可推注。

2. 推注的过程中注意约束患儿，防止其抓拽注射部位。

3. 根据病情及药物性质掌握注入药物的速度，必要时使用微量注射泵。

4. 静脉推注的过程中，随时观察患儿的反应及病情变化，如有异常及时通知医生。

5. 静脉推注有强烈刺激性的药物时，观察局部穿刺组织有无肿胀及针头有无脱出血管，严防因药液渗漏而发生组织坏死。

【知识拓展】

1. 严格掌握使用指征和用药途径，不宜静脉推注的针剂有如下几种：氯化钾、硫酸镁、维生素 B$_1$、青霉素钾盐、庆大霉素、链霉素等。

2. 推药前应先了解药物刺激性。原则上应先推注刺激性较小的药物，再推注刺激性较大的药物。如果几种药物的刺激性均较大，间隔时间应长一些，一般不少于 20min。如果推注一种药物后，局部出现发红、斑丘疹，推注有阻力，应立即更换穿刺部位，否则极易出现局部坏死。

（王海勤）

第七节　静脉输血法

静脉输血法是将全血或成分血如血浆、红细胞、白细胞或血小板等通过静脉输入体内的方法。输血是急救和治疗疾病的重要措施之一，在临床上广泛应用。

【目的】

1. 补充血容量：增加有效循环血量，改善心肌功能和全身血液灌流，提升血压，增加心排出量，促进循环。用于失血、失液引起的血容量减少或休克患者。

2. 纠正贫血：增加血红蛋白含量，促进携氧功能。用于血液系统疾病引起的严重贫血和某些消耗性疾病的患者。

3. 补充血浆蛋白：增加蛋白质，改善营养状态，维持血浆胶体渗透压，减少组织渗出和水肿，保持有效循环血量。用于低蛋白血症以及大出血、大手术的患者。

4. 补充各种凝血因子和血小板：改善凝血功能，有助于止血。用于凝血功能障碍（如血友病）及大出血的患者。

5. 补充抗体、补体等血液成分：增强机体免疫力，提高机体抗感染的能力。用于严重感染的患者。

6. 排除有害物质：改善组织器官的缺氧状况，用于一氧化碳、苯酚等化学物质中毒。

【适应证】

1. 各种原因引起的大出血：为静脉输血的主要适应证。

2. 贫血或低蛋白血症：输注浓缩红细胞、血浆、清蛋白。

3. 严重感染：输入新鲜血以补充抗体和补体，切忌使用库存血。

4. 凝血功能障碍：输注相关血液成分。

【操作准备】

环境准备：温湿度适宜。

物品准备：一次性输血器及头皮针一套、生理盐水（袋装）、血液制品（保存在储物袋中）、血型检验单、交叉配血试验结果单、血型牌，手套一双。

输液盘：同密闭式输液用物。

【操作程序】

1. 评估：

①评估患者年龄、病情、意识状态、自理能力、合作程度。

②了解血型、输血史及不良反应史。

③评估局部皮肤及血管情况。

2. 操作：

（1）将用物携至患者床旁，与另一位护士一起再次核对和检查（见图3-18）。

（2）按静脉输液法建立静脉通道，输入少量生理盐水。

（3）取储血袋再次核对无误后，以手腕旋转动作轻轻地摇匀（见图3-19）。

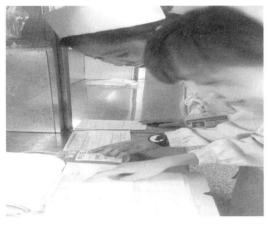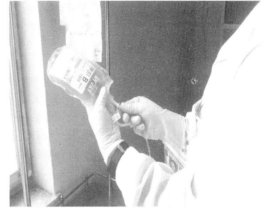

图 3-18　双人核对　　　　　　　　　　　图 3-19　摇匀

（4）戴手套，打开储血袋封口，常规消毒，将输血器针头从生理盐水袋上拔下，插入储血袋接口，缓缓将储血袋倒挂于输液架上。

（5）调节滴入速度，开始时血液输入速度宜慢，观察15分钟，如无不良反应，根据病情调节滴速。脱手套，再次核对，记录输血时间、滴速、签全名，挂血型牌（见图3-20）。

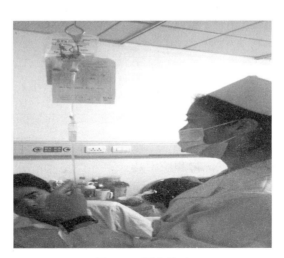

图 3-20　再次核对

（6）向患者及家属交代有关注意事项，整理床单位，协助患者取舒适卧位。

（7）清理用物，洗手，取口罩。

（8）输血过程中要经常观察病人有无输血反应。

（9）输血完毕，用上述方法输入生理盐水，使输血器内的血液全部输入体内，拔针。

（10）询问病人需要，整理床单位。

（11）清理用物，做好输血记录。

【操作流程】

操作流程框图如图 3-21 所示。

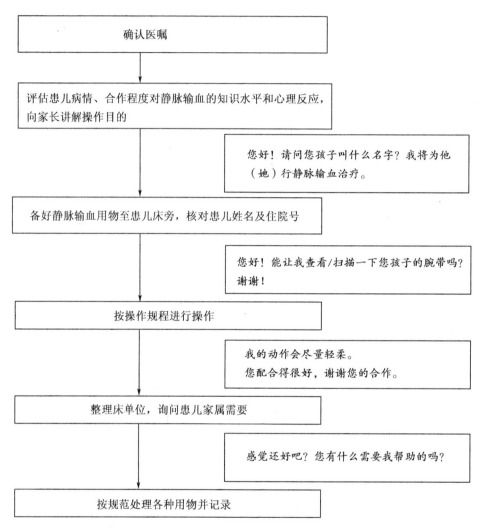

图 3-21

【要点解析】

1. 操作要点：

（1）按相关法规要求双人核对输血相关信息。

（2）建立静脉通路。

（3）输注生理盐水。

（4）床边双人再次核对。

（5）消毒血袋导管，插入输血器。

（6）调节滴速，输血起始速度宜慢，观察 15min 患者无不适后根据病情、年龄及输注血液制品的成分调节滴速。

（7）输血完毕，用生理盐水冲管，记录。

2. 指导要点：

（1）告知患者输血目的、方法，告知患者及家属输血中的注意事项。

（2）告知患者输血反应的表现，出现不适及时通知医护人员。

3. 注意事项：

（1）血制品不得加热，禁止随意加入其他药物，不得自行贮存，尽快应用。

（2）输注开始后的 15min 以及输血过程应定期对患者进行监测。

（3）1 个单位的全血或成分血应在 4h 内输完。

（4）全血、成分血和其他血液制品应从血库取出后 30min 内输注。

（5）连续输入不同供血者血液制品时，中间输入生理盐水。

（6）出现输血反应立即减慢或停止输血，更换输液器，用生理盐水维持静脉通畅，通知医生，做好抢救准备，保留余血，并记录。

（7）空血袋低温保存 24h，之后按医疗废物处理。

【知识拓展】

1. 一次出血量<500ml 时，机体可自我代偿，不必输血。失血量在 500~800ml 时，需要立即输血，一般首选晶体溶液、胶体溶液或少量血浆增量剂输注。失血量>1000ml 时，应及时补充全血或血液成分。需要注意：血或血浆不宜用做扩容剂，晶体结合胶体液扩容是治疗失血性休克的主要方案。血容量补足之后，输血目的是提高血液的携氧能力，此时应首选红细胞制品。

2. 静脉输血的禁忌证包括：急性肺水肿、充血性心力衰竭、肺栓塞、恶性高血压、真性红细胞增多症、肾功能极度衰竭及对输血有变态反应者。

3. 血液制品的种类：

（1）全血：全血指采集的血液未经任何加工而全部保持备用的血液。可分为新鲜血和库存血两类。

①新鲜血：指在 4℃ 常用抗凝保养液中保持一周的血液，基本保留血液的所有成分，可以补充各种血细胞、凝血因子和血小板。适用于血液病患者。

②库存血：库存血在 4℃ 环境下可保存 2~3 周。库存血虽然含有血液的所有成分，但其有效成分随保持时间的延长而发生变化。因此，大量输注库存血可以导致酸中毒和高血钾的发生。适用于各种原因引起的大出血。

（2）成分血：

①血浆：是全血经分离后所得到的液体部分。主要成分是血浆蛋白，不含血细胞，无凝集原。无需做血型鉴定和交叉配血试验。用于补充血容量、蛋白质和凝血因子。可分为新鲜血浆、保存血浆、冰冻血浆、干燥血浆。

a. 新鲜血浆：含所有凝血因子，适用于凝血因子缺乏的患者。

b. 保存血浆：适用于血容量及血浆蛋白较低的患者。

c. 冰冻血浆：在-30℃ 的环境下保存，有效期为 1 年，使用前需将其放在 37℃ 的温水中融化，于 6 小时内输入。

d. 干燥血浆：是将冰冻血浆放在真空装置下加以干燥制成的，有效期为 5 年，使用时加适量的等渗盐水或 0.1% 枸橼酸钠溶解。

②红细胞：增加血液的携氧能力，用于贫血、失血多的手术或疾病，也可用于心功能衰竭的患者补充红细胞，以避免心脏负荷过重。一般以 100ml 为一个单位。包括浓缩红细胞、洗涤红细胞、红细胞悬液。

a. 浓缩红细胞：新鲜血经离心或沉淀去除血浆后的剩余部分。适用于携氧功能缺陷和血容量正常的贫血患者。

b. 洗涤红细胞：红细胞经生理盐水洗涤数次后，再加适量生理盐水，含抗体物质少，适用于器官移植术后患者及免疫性溶血性贫血患者。

c. 红细胞悬液：提取血浆后的红细胞加入等量红细胞保养液制成。适用于战地急救及中小手术者。

③白细胞浓缩悬液：新鲜全血离心后取其白膜层的白细胞，4℃ 环境下保存，48 小时内有效。用于粒细胞缺乏伴严重感染的患者。

④血小板浓缩悬液：全血离心所得，22℃ 环境下保存，24 小时内有效。用于血小板减少或功能障碍性出血的患者。

⑤各种凝血制剂：有针对性地补充某些凝血因子的缺乏，如凝血酶原复合物等，适用于各种原因引起的凝血因子缺乏的出血性疾病。

（3）其他血液制品：

①清蛋白制剂：临床上常用 5% 的清蛋白制剂，用于治疗由各种原因引起的低蛋白血症的患者。

②纤维蛋白原：适用于纤维蛋白缺乏症和弥散性血管内凝血患者。

③抗血友病球蛋白浓缩剂：适用于血友病患者。

4. 常见输血反应及护理：

（1）发热反应：是最常见的输血反应。

（2）过敏反应。

（3）溶血反应：是最严重的输血反应，分为血管内溶血和血管外溶血。

（4）与大量输血有关的反应：有循环负荷过重的反应、出血倾向及枸橼酸钠中毒等。

（5）其他：空气栓塞、细菌污染反应、体温过低以及通过输血传染各种疾病（病毒性肝炎、疟疾、艾滋病）等。

5. 续血时的处理：如果需要输入两袋以上的血液时，应在上一袋血液即将滴尽时，常规消毒生理盐水袋口，然后将针头从储血袋中拔出，插入生理盐水袋中，输入少量生理盐水，然后再按与第一袋血相同的方法连接血袋继续输血。两袋血之间用生理盐水冲洗是为了避免两袋血之间发生反应。

6. 输注血小板悬液的注意事项：

（1）血小板制剂取回病房后，护士应立即给予输注。

（2）输注前轻轻摇动血小板袋，使袋内血小板混匀。

（3）以患者可耐受的速度尽快输入，要求一个治疗量的机采血小板（约 300ml），最好在 20min 内输注完毕，最长不超过 30min。

（4）不能及时输用时，按要求在室温下振动放置，放置时间不宜超过 20min，不能放于冰箱内保存，防止血小板聚集。

（蔡 玮）

第八节　静脉输液更换液体法

【目的】

按照医嘱正确地为患者实施输液治疗。

【适应证】

根据病情静脉输注多种药物时。

【操作准备】

物品准备：医嘱单、输液袋、治疗盘、治疗车、弯盘。

【操作程序】

1. 评估：①评估患儿病情、年龄、意识、过敏史等。②评估穿刺部位有无肿胀及输液是否通畅等情况。

2. 洗手、戴口罩。

3. 将药液与医嘱核对、检查药液。

4. 携用物至患儿床边。

5. 核对患儿床号姓名，向家属做好解释工作。

6. 观察输液通畅情况，撕下瓶口贴，更换液体。

7. 再次检查输液管道是否通畅，调节滴数。

8. 核对患儿床号、姓名，在输液卡上记录签名。

9. 清理用物，洗手并记录。

【操作流程】

操作流程框图如图 3-22 所示。

【要点分析】

1. 严格执行无菌操作原则及"三查七对"制度。

2. 特殊用药需要经两人核对无误后方可输入，注意两组液体之间的配伍禁忌。

3. 输液速度应根据患儿的年龄、病情、液体量、药物说明书要求等进行调节。

4. 续加液体时尽量避免空气进入输液器，续加完液体后要观察是否有空气进入，必要时排除空气。

5. 输液过程中应加强巡视，保持输液通畅，观察有无输液反应。

【知识拓展】

1. 更换输液的技巧：更换液体时如液体瓶内加入其他药物，其压力与大气压接近或大于大气压，应先瓶口向上，插输液器，待片刻排出空气后再倒挂在输液架上。这样可避免液体由通气管流出减少药物治疗量而影响治疗。掌握更换液体技巧，可避免造成药物浪费和预防滴管内液面降低或流空使空气进入静脉，给患者造成空气栓塞的隐患。

2. 输液过程中的滴速可由不同原因自行发生变化，根据临床实践发现有以下原因：

（1）由于开始穿刺时针头斜面与血管壁相贴，当时滴速不快，输液中因患者体位变化使针头斜面离开血管壁，结果自行变快。

（2）目前使用一次性输液器，常出现滴速调节器失控。一般根据药物理化性质和治

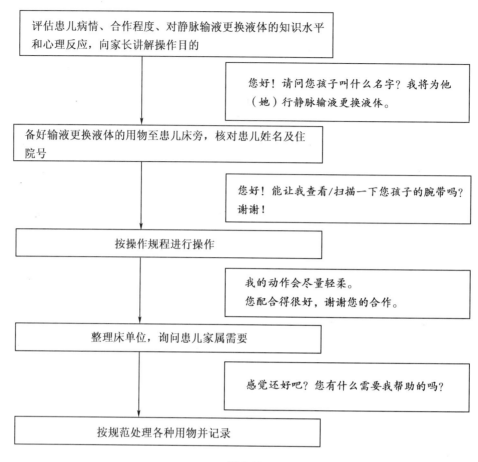

图 3-22

疗要求调节滴速，输入对血管刺激性较强药物时应适当减慢滴速，以保持滴速既适合治疗要求又尽量减少药物刺激对血管的损害，使患者在不影响治疗的情况下和相对舒适感受中输液。绝大多数患者输液时希望尽快滴完，特别是临近吃饭或需大小便时其心情更迫切，此时患者常自行或请求工作人员将滴速调快，为避免发生意外，需向患者及家属说明滴速加快会使循环血容量在短时间内急剧增加，心肺负担加重，易导致心衰和肺水肿等结果，从而达到接受滴速的目的。

3. 在静脉输液中，如何才能达到快速排气的目的呢？现在普遍主张使用的是新的排气方法。即首先将莫菲氏滴管倒置，打开调速器，使液体自然滴入滴管内，当管内液平面达 1/2~2/3 时，折叠滴管下端输液管，转正滴管，使滴管倾斜 45°左右，再松开折叠处，慢慢放下输液管，使液面下降，待液体流至终端过滤器时，将过滤器倒置成 90°，等液体完全通过过滤器时，再翻转过滤器，使液体缓慢向下排出至输液针头 2~3 滴即可，最后关上调速器。注意使莫菲氏滴管倾斜 45°左右，液体下流时方向有改变，缓解了水流冲击，不易产生气泡。而将输液器终端过滤器倒置，减少了气体与滤过膜接触的面积，液体可完全通过过滤器，杜绝了残留气体的产生。

（王海勤）

第九节　药物外渗护理

药物渗漏是静脉输液时穿刺失败或针头滑脱，导致药物渗入皮下组织而引起的局部组织肿胀、疼痛或坏死。在临床护理工作中，常出现输入药物渗透后，因处理不当，轻者引起局部红肿、疼痛和炎症，重者引起周围组织坏死，甚至造成功能障碍。

【目的】

消除局部组织水肿以及药物对组织细胞的毒性作用。

【适应证】

各种原因引起的静脉输液渗漏。

【操作准备】

物品准备：纱布、药物（50%葡萄糖、VitB$_{12}$各一支；25%硫酸镁）、理疗仪器。

【操作程序】

1. 评估：患者渗漏的部位、程度，以及知晓是何种药物引起的渗漏。

2. 操作：

（1）保持渗漏部位皮肤清洁、干燥。

（2）根据不同药物引起的渗漏给予相应的处理（冷敷、热敷、湿敷、局部封闭、理疗）。

（3）指导患儿取舒适体位。

【操作流程】

操作流程框图如图3-23所示。

【知识拓展】

引起输液渗漏主要有5种因素：即药物因素、物理因素、血管因素、感染与静脉炎及机械因素等。

1. 预防性护理：

（1）评估和观察要点。

①评估患者年龄、血管，选择合适的导管型号、材质。

②评估穿刺部位皮肤状况、血管弹性及肢体活动度。

③了解药物的性质、治疗疗程及输液速度对血管通路的影响。

④根据静脉炎分级标准评估静脉炎状况。

（2）加强护士的基本功训练，提高一次穿刺成功率，减少反复穿刺对患者血管的损伤。

（3）在使用高危或刺激性较强的药物时，履行告知，加强宣教，进行有效沟通。加强责任心，定时巡视，采取"一看、二摸、三对照"的办法，即"看局部是否有明显隆起→感触局部是否发硬→与对侧肢体进行比较，看粗细是否发生变化"，检查输液部位，发生渗漏时给予正确评估，及时处理，必要时请外科医生会诊。

（4）对高渗、刺激性强的药物输入应选择弹性好、粗而直的血管，建立两条静脉通

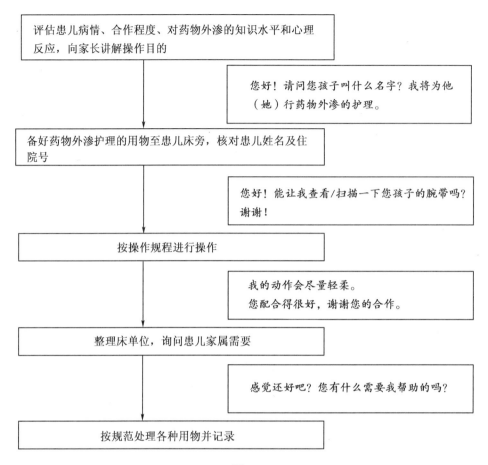

评估患儿病情、合作程度、对药物外渗的知识水平和心理反应，向家长讲解操作目的

您好！请问您孩子叫什么名字？我将为他（她）行药物外渗的护理。

备好药物外渗护理的用物至患儿床旁，核对患儿姓名及住院号

您好！能让我查看/扫描一下您孩子的腕带吗？谢谢！

按操作规程进行操作

我的动作会尽量轻柔。
您配合得很好，谢谢您的合作。

整理床单位，询问患儿家属需要

感觉还好吧？您有什么需要我帮助的吗？

按规范处理各种用物并记录

图 3-23

道，交替使用，同时采用静脉留置针。

（5）在输入一些高渗、刺激性强的药物时，规定在输液管挂上红色"特殊药物输入"标识卡，以警示护士加强观察，严格交接班。

（6）掌握药物的性能、特点及使用注意事项。充分稀释药物，对刺激性较强的药物，在输入前先使用生理盐水，确认在血管内再接上药物，输注完毕后用生理盐水冲管，注意输入药物的浓度及速度。持续输入多巴胺、多巴酚丁胺时，应用留置针建立两条静脉通道，每隔 2～3h 交替使用，以免造成局部组织坏死，用甘露醇时局部热敷或提高药物的温度，使血管的通透性增高。

（7）早期使用静脉留置针：因留置针导管柔软，不易损伤血管，轻微活动不易发生外渗，而且留置针一般可保留约 96h，避免了反复穿刺而保护了血管。应用留置针以来，取得满意效果。它对血管刺激小，易固定，减少静脉穿刺次数，减轻了对患者静脉的破坏，减少局部的渗漏和静脉炎发生。

（8）正确拔针和按压：输液完毕，护士左手将无菌棉签沿血管走向轻放于穿刺点上，以拇指固定（切忌用力），然后用右手迅速拔针，拔针后，速用左手拇指沿血管纵向按压穿刺点上方，持续按压 5～10min。

2. 静脉炎护理

表 3-1   **静脉炎分级标准**
美国静脉输液护理学会静脉治疗护理实践标准 2006 年版

级别	临床分级标准
0	没有症状
1	输液部位发红伴有或不伴有疼痛
2	输液部位疼痛伴有发红和（或）水肿
3	输液部位疼痛伴有发红和（或）水肿，条索状物形成，可触摸到条索状静脉
4	输液部位疼痛伴有发红和（或）水肿，条索状物形成，可触及的静脉条索状物长度>2.5cm（1英寸），有脓液流出

（1）操作要点：

①根据治疗要求，选择最细管径和最短长度的穿刺导管；置管部位宜覆盖无菌透明敷料，并注明置管及换药时间。

②输注前应评估穿刺点及静脉情况，确认导管通畅。

③直接接触中心静脉穿刺的导管时，应戴灭菌无粉手套。

④输入高浓度、刺激性强的药物时，宜选择中心静脉。

⑤多种药物输注时，合理安排输注顺序，在两种药物之间用等渗液体冲洗管路后再输注另一种药物。

⑥出现沿血管部位疼痛、肿胀或条索样改变时，应停止输液，及时通知医生，采取必要的物理治疗或局部药物外敷等处理。

⑦根据静脉炎的处理原则实施护理，必要时拔除导管进行导管尖端培养。

（2）指导要点：

①告知患者及家属保持穿刺部位皮肤清洁、干燥，避免穿刺侧肢体负重。

②告知患者穿刺部位敷料松动、潮湿或感觉不适时，及时通知医护人员。

（3）注意事项：

①选择粗直、弹性好、易于固定的血管，尽量避开关节部位，不宜在同一部位反复多次穿刺。

②合理选择血管通路器材，及时评估、处理静脉炎。

③湿热敷时，避开血管穿刺点，防烫伤。

3. 药物渗漏的处理

（1）冷敷：冰袋外敷使局部血管收缩，减少药物的刺激而引起疼痛。阿奇霉素、安定外渗时，局部产生无菌性炎症，采用冷敷，以免发生小血管内膜炎。

（2）热敷：只能用于一般性药物渗漏，因其只能改善早期缺血情况，对已发生的严重缺血反而有害，而且热敷还需要保持一定的温度，掌握不当易烫伤。热敷可用于血管收缩剂、阳离子溶液、高渗液及化疗药外渗治疗，如去甲肾上腺素、肾上腺素、阿拉明、氯化钙、葡萄糖酸钙、氯化钾、甘露醇等外渗治疗均收到很好的效果。但也有学者研究发现高渗液如20%甘露醇、50%葡萄糖外渗如超过24h多不能恢复，此时局部皮肤苍白转为暗红，产生局部出血，若局部进行热敷使温度增高，代谢加快，耗氧增加，会加速组织坏死，故不能采用。

（3）湿敷：临床常用于静脉外渗局部湿敷的药物为25%硫酸镁，分别用于多巴胺、化疗药物、高渗液、脑垂体后叶素、氯化钙、氯化钾等药物外渗，50%葡萄糖+VitB$_{12}$各一支，一般用于化疗药物的渗漏，如为柔红霉素，则需加用冰敷（防止冻伤）。

（4）局部封闭：一旦出现渗漏，即停止输液，用原针头接上注射器尽可能将药液吸出。局部消毒后，用地塞米松50mg+利多卡因100mg局部皮下封闭，每日1次，连续3天。对抗化疗药物损伤效应，灭活渗漏药物，加速药物的吸收和排泄。

（5）药液外渗引起局部水疱：水疱小未破溃的尽量不要刺破，可用0.5%活力碘外涂；水疱大的，0.5%活力碘消毒后用无菌注射器抽去水疱里的渗出液，再用0.5%活力碘外涂、外敷。

（6）理疗：药物渗漏24h后，用红外线、微波照射，达到消炎止痛，促进局部吸收。

（蔡 玮）

第十节　皮肤涂药法

皮肤涂药法是将药物直接涂于皮肤，以起到局部治疗的作用。皮肤用药有溶液、油膏、粉剂、糊剂等多种剂型。

【目的】
起到局部治疗作用。

【适应证】
有皮肤疾患的患者。

【操作准备】
环境准备：拉下窗帘，需要时用屏风遮挡患者。
物品准备：皮肤用药、无菌棉签、无菌棉球、弯盘、无菌持物钳，需要时备清洁皮肤用物。

【操作程序】
1. 评估患者并解释：
（1）评估患者：局部皮肤情况，对局部用药计划的了解，认识和合作程度，皮肤用药的自理能力。
（2）向患者解释用药目的和相应剂型用药的注意事项。
（3）患者了解用药目的和注意事项，清洁局部皮肤。
2. 涂搽药物前先用温水与中性肥皂清洁皮肤。
3. 根据药物剂型的不同，采用相应的护理方法（表3-2）。

表 3-2 皮肤给药一览表

剂 型	性 状	药物名称	作 用	适应证	用 法
溶液剂	为非挥发性药物的水溶液	3% 硼酸溶液、利凡诺溶液	清洁、收敛、消炎	急性皮炎伴有大量渗液或脓液	用塑料布或橡胶单垫于患处下面，用无菌持物钳夹持沾湿药液的棉球洗抹患处，至清洁后用干棉球抹干，亦可用湿敷法给药
糊剂	为含有多量粉末的半固体制剂	氧化锌糊、甲紫糊	可保护受损皮肤，吸收渗液和消炎	亚急性皮炎，有少量渗液或轻度糜烂者	用棉签将药糊直接涂于患处，药糊不宜涂得太厚，亦可将糊剂涂在纱布上，然后贴在受损皮肤处，外加包扎
软膏	膏状制剂	硼酸软膏、硫酸软膏	保护、润滑和软化痂皮	慢性增厚性皮损	用搽药棒或棉签将软膏涂于患处，不必过厚，如为角化过度的皮损，应略加摩擦，除用于溃疡或大片糜烂受损皮肤外，一般不需要包扎
乳膏剂	软膏	樟脑霜、尿素脂	止痒、保护、清除、轻度消炎	皮炎但禁用于渗出较多的急性皮炎	用棉签将乳膏剂涂于患处，禁用于渗出较多的急性皮炎
酊剂和醑剂	醑剂为挥发性，酊剂为不挥发性	樟脑醑、碘酊	杀菌、消毒、止痒	慢性皮炎苔藓样变	用棉签蘸药涂于患处，注意因药物有刺激性，不宜用于有糜烂面的急性皮炎、黏膜以及眼、口的周围
粉剂	干燥粉末样	滑石粉、痱子粉	干燥、保护皮肤	急性或亚急性皮炎而无糜烂渗液的受损皮肤	将药粉均匀地扑撒在受损的皮肤处，注意粉剂多次应用后常有粉块形成，可用生理盐水湿润后除去。注意观察用药后局部皮肤反应并了解患者主观感觉（如痒感是否减轻或消除），动态的评价用药效果

4. 处理用物并记录。

【操作流程】

操作流程框图如图 3-24 所示。

【要点分析】

1. 观察用药后局部皮肤反应情况，尤其注意对小儿和老年患者的观察。

2. 了解患者对局部用药处的主观感觉，并有针对性地做好解释工作。

3. 动态地评价用药效果，并实施提高用药效果的措施。

4. 说明用药的目的，在了解患者对用药顾虑的基础上进行有针对性的解释，强调相应剂型用药的注意点。

【知识拓展】

涂敷药物要根据药物的性质，选择适当的用具，不可用手直接涂擦。用药前先清洁皮

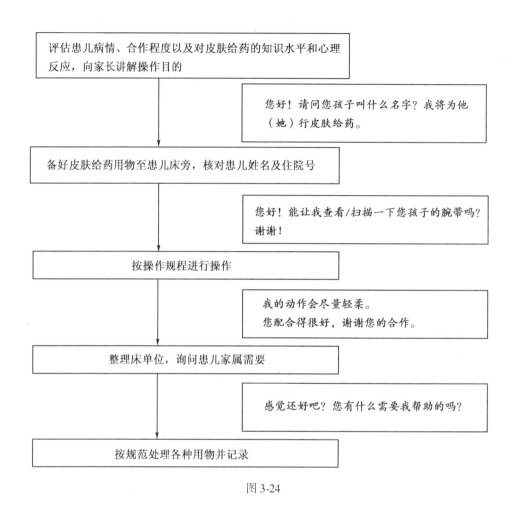

图 3-24

肤，如有破损要注意无菌操作，婴幼儿严禁用有毒性药物。使用洗剂要充分摇匀，涂敷药膏时不宜太厚。用药物浸泡要注意水温的调节，防止烫伤。

（郭军航）

第十一节　肛门栓剂给药法

肛门栓剂给药法是指通过肛门将药物送入肠管，通过直肠黏膜迅速吸收进入大循环发挥药效。

【目的】

1. 直肠插入甘油栓，软化粪便，以利排出。

2. 栓剂中有效成分被直肠黏膜吸收，而达到全身治疗作用，如解热镇痛栓剂。

【适应证】

多种急、慢性疾病。

【操作准备】

环境准备：需要时用屏风遮挡，拉好窗帘。

物品准备：直肠栓剂、指套或手套、卫生纸。

【操作程序】

1. 携用物至患者床旁，核对患者床号、姓名。

2. 协助患者取侧卧位，膝部弯曲，暴露肛门。

3. 戴上指套或手套。

4. 让患者张口深呼吸，尽量放松。

5. 将栓剂插入肛门，并用食指将栓剂沿直肠壁朝脐部方向送入2cm（见图3-25）。

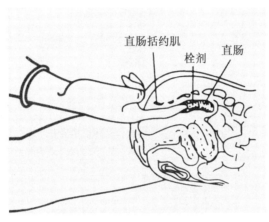

图3-25　直肠栓剂插入

6. 置入栓剂后，保持侧卧位15min，若栓剂滑脱出肛门外，应予重新插入。

7. 操作后处理法：

（1）协助患者穿裤，取舒适体位，整理床单位和用物。

（2）清理用物。

（3）洗手，记录。

【操作流程】

操作流程框图如图3-26所示。

【要点分析】

1. 戴好指套或手套，避免污染手指。

2. 嘱患儿张口呼吸，尽量放松，使肛门括约肌松弛。

3. 必须插至肛门括约肌以上，并确定栓剂靠在直肠黏膜上，若插入粪块，则不起作用。

4. 栓剂置入后，保持侧卧位15min，避免滑脱出肛门外，以确保用药效果。

5. 不能下床者，将便器、卫生纸、呼叫器放于患者易取处。

6. 注意观察药物疗效。

7. 注意保护患者隐私部位。

8. 指导患者放松以及配合的方法，采取提高用药效果的措施。

【知识拓展】

1. 栓剂是药物与适宜基质制成的供腔道给药的固体制剂。其熔点为37℃左右，插入

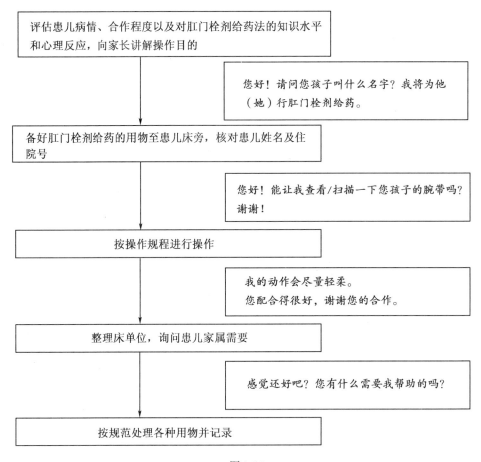

评估患儿病情、合作程度以及对肛门栓剂给药法的知识水平和心理反应，向家长讲解操作目的

您好！请问您孩子叫什么名字？我将为他（她）行肛门栓剂给药。

备好肛门栓剂给药的用物至患儿床旁，核对患儿姓名及住院号

您好！能让我查看/扫描一下您孩子的腕带吗？谢谢！

按操作规程进行操作

我的动作会尽量轻柔。

您配合得很好，谢谢您的合作。

整理床单位，询问患儿家属需要

感觉还好吧？您有什么需要我帮助的吗？

按规范处理各种用物并记录

图 3-26

体腔后缓慢融化而产生药效。

2. 栓剂要在冰箱内保存，以防软化。

3. 肛门用栓时病人取侧卧位，张口呼吸，以松弛括约肌。给药者戴上指套，将栓剂轻轻推入内括约肌上方，保持原姿势 20min。

4. 口服给药，一般经由肝、肾等器官代谢。而直肠给药是通过直肠黏膜吸收，直接进入大循环，可减少药物对胃肠道的刺激。儿童（尤其是 0～3 岁婴幼儿）的肝、肾等器官发育还不健全，直肠给药可减轻药物对肝、肾的毒副作用。

（郭军航）

第十二节 涂眼药膏技术

涂眼膏技术是将眼药膏涂入眼内，使药膏直接作用于局部，起到治疗和检查作用的操作技术。

【目的】

治愈眼病、配合眼部检查。

【适应证】

眼科患者需要涂用眼药膏进行眼部治疗时。

【操作准备】

物品准备：眼药卡片或病历本、眼药膏、消毒棉签或棉块、无菌眼垫、快速洗手液。

【操作程序】

1. 评估环境是否清洁。

2. 评估患者眼部情况及合作程度。

3. 告知患者用眼药膏的目的及注意事项，以取得其配合。

4. 核对患者姓名、床号、眼别、眼药膏的标签、质量、规格及有效期。

5. 嘱患者头后仰或取仰卧位，眼睛向上注视。

6. 操作者先用消毒棉签或棉块擦净眼部分泌物，用手指分开上下睑。

7. 将眼药膏直接挤入下穹隆部（见图 3-27）。

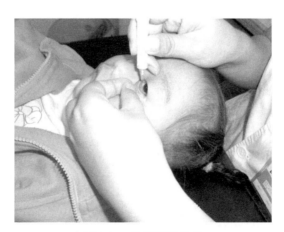

图 3-27　涂眼药膏技术

8. 涂药后嘱患者轻轻闭合眼睑 3～5min。

9. 处理用物并记录。

【操作流程】

操作流程框图如图 3-28 所示。

【要点分析】

1. 挤药膏时瓶口与眼睑距离应 2cm 以上，避免触及眼睑和睫毛，以防污染。

2. 涂散瞳眼药膏和缩瞳眼药膏后要压迫泪囊 3min。

3. 必要时以消毒玻璃棒取少量眼膏，将玻璃棒与眼裂平行，放于下穹窿部，然后轻轻将玻璃棒从外眦方向抽出，最后轻柔眼睑。涂药前检查玻璃棒是否完整、光滑，对不合作的患儿需固定好头部。

4. 将药膏尽量点入深处，然后转动眼球，扩大膏体表面积。

5. 涂药膏时，尽量不要直接涂在角膜上，避免瓶口划伤角膜。

6. 为每位病人用药前，均需用消毒液拭手或浸手消毒。

【知识拓展】

1. 阿托品眼膏对眼部的作用主要是散瞳和调节麻痹，使睫状肌松弛，放松眼的调节，

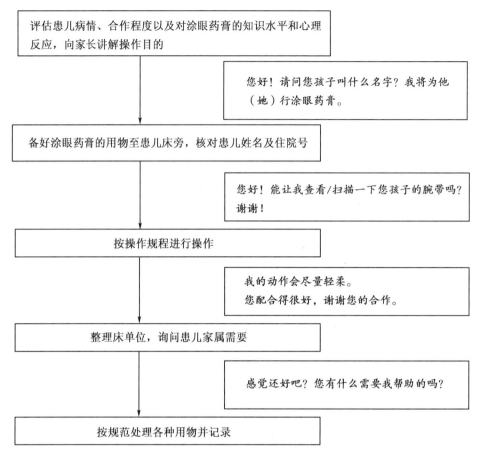

图 3-28

使眼的屈光度暴露出来，确保验光的准确性。用药后儿童会出现怕光、看近模糊、近距离阅读困难等症状，这是药物引起的睫状肌麻痹、瞳孔散大所致，所以一般于晚上睡前使用，第二天可基本恢复，但药效完全消除需 14 天左右。为避免影响学习，可选择在假期治疗。有的儿童可有局部甚至全身发红现象，是毛细血管扩张的表现，停止用药后可消失，点药期间应尽量减少外出活动。如点药不得当，会影响验光的结果，直接影响儿童弱视、斜视及近视的治疗效果。

2. 正确的点药方法是：把眼膏打开，患者取坐位抬头或仰卧，家长左手将患者眼皮掰开，右手持干净玻璃棒挑出绿豆粒大小的药膏点于白眼球与下眼睑交界的下穹隆部，然后将上眼皮轻轻提起覆于下眼睑。用同样的方法点另一只眼，嘱患者闭眼 5～10min，溢出来的药可轻轻用棉签或温毛巾擦拭即可。点眼次数一定要遵医嘱。点眼后应压迫泪囊 2～3min，以防止经鼻泪管吸收而至全身作用，引起心率加快、中枢兴奋等不良反应。另外需要注意的是，眼膏应妥善保存，避免儿童误服引起中毒。

（郭军航）

第十三节　滴眼药水技术

滴眼药水技术是将眼药水滴入眼内，使药液直接作用于局部，起到治疗和检查作用的操作技术。

【目的】

治愈眼病、配合眼部检查。

【适应证】

1. 眼病患者手术前、手术后抗感染。

2. 治疗眼部疾患。

3. 眼部检查前需要滴用表面麻醉药或散瞳药等药物时。

【操作准备】

物品准备：病历本或医嘱单、滴眼液、消毒棉签或棉块、无菌眼垫、快速洗手液。集体滴眼药时还需另备专用上药卡片、专用上药车、专用上药盒。

【操作程序】

1. 评估环境是否清洁。

2. 评估患者眼部情况及合作程度。

3. 告知患者用眼药的目的及注意事项，以取得其配合。

4. 核对患者姓名、床号、眼别、滴眼液标签、质量、规格及有效期。

5. 嘱患者取坐位或平卧位，头稍后仰，眼睛向上注视。

6. 操作者先用消毒棉签或棉块擦净眼部分泌物，用手指分开下眼睑。

7. 将药液滴入下穹隆部，一般一次 1～2 滴（见图 3-29）

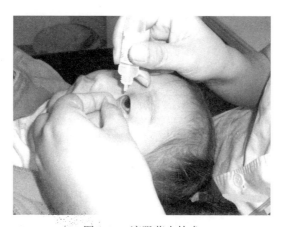

图 3-29　滴眼药水技术

8. 轻提上睑使药液充分弥散。

9. 滴药后嘱患者轻轻闭合眼睑 3～5min。

10. 处理用物并记录。

【操作流程】

操作流程框图如图 3-30 所示。

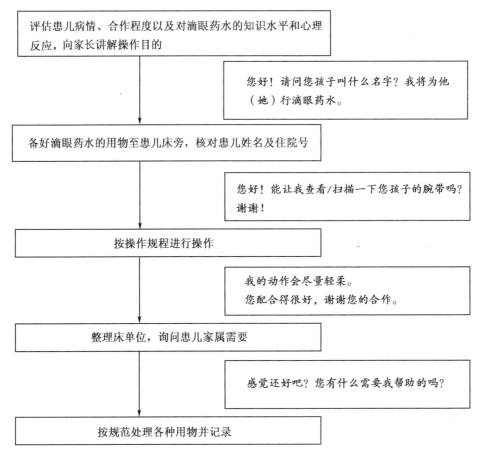

图 3-30

【要点分析】

1. 滴眼药时瓶口与眼睑距离 2cm 以上，避免触及眼睑和睫毛，以防污染。

2. 滴眼药时切忌药液直接滴至角膜上。

3. 对于溢出的药液应立即拭去，以免患者不适或药液流入耳内及口腔内。

4. 某些药物如散瞳药、β 受体阻断剂，滴药后需压迫泪囊部 3min，可减少药液经泪道进入鼻黏膜吸收而引起中毒反应。

5. 如同时滴用多种药物，两药间隔应在 5min 以上。

6. 使用滴眼液的顺序依次为：水溶性；悬浊性；油性。先滴刺激性弱的药物，再滴刺激性强的药物。

7. 角膜溃疡、角膜裂伤者，滴眼药时勿给眼球施加压力。

8. 若双眼用药，先滴健眼，后滴患眼。

9. 若为传染性眼病患者需要实行药物隔离，用过的敷料需焚烧，用物要浸泡消毒。

10. 有明确的相关药物过敏史。

11. 有明确的适用范围。

12. 为每位病人用药前，均需用消毒液拭手或浸手消毒。集体滴眼药水过程中如触及患者，应立即洗手。

【知识拓展】

1. 滴眼是治疗眼科疾病最常用的方法。根据疾病的不同，选择不同的滴眼液，以达到治疗的目的。

2. 滴眼液要妥善管理，各种不同的滴眼液，应有明显标签并分开放置，有些滴眼液怕光、怕热，因此应放在有色瓶内并在适宜的温度下存放，要了解所使用滴眼液的性质和用途，严格按医嘱使用。

3. 滴眼前后均应使用流水洗手，反复揉搓 15~20s，以免经手指接触感染。

4. 仔细核对药名及有效期并观察滴眼液有无混浊、沉淀或有絮状物等，易沉淀的混悬液在滴眼前充分摇匀。

5. 滴眼时嘱患儿向上看，操作者将患眼下眼睑轻轻下拉，将滴眼液点在结膜囊内（挤出 1 滴，不要挤出多滴或连续挤），动作应稳、准、轻。不能将滴眼液直接滴在角膜上，因为角膜感觉灵敏，受药液刺激会引起反射性闭眼将药液挤出眼外。

6. 滴眼液瓶口不可以接触到眼睛或睫毛，以防滴眼液瓶污染。

7. 如同时需用数种药物时，需间隔 2~3min，先滴刺激性弱的药物，后滴刺激性强的药物；先点滴眼液，后涂眼膏。

（郭军航）

第十四节　耳部给药法

耳部给药法是将药液滴入耳内，使病变部位直接接触药液，以利发挥最大药效。

【目的】

软化耵聍，清洁外耳道，预防及治疗外耳道及中耳感染，减轻耳部炎症或疼痛。

【适应证】

局部炎症、取异物麻醉。

【操作准备】

物品准备：滴管、药液和消毒棉签。

【操作程序】

1. 患者侧卧位，患耳朝上，先用小棉签清洁耳道。

2. 手持棉球，然后拉患者耳廓（成人应向上方、小儿则向后下方），使外耳道变直。

3. 滴药入外耳道，每次 3~5 滴。并轻轻拉耳廓或在耳屏上加压使空气排出，药易流入，然后用棉球塞入外耳道口（见图 3-31）。

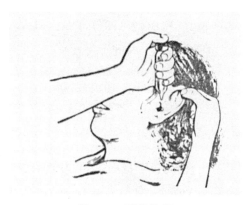

图 3-31　耳部给药

4. 滴药后应保持原位片刻后再起床。

5. 若两耳均需滴药，应先滴一侧，嘱患者保持原体5~10min后再滴另一侧。处理用物并记录。

【操作流程】

操作流程框图如图3-32所示。

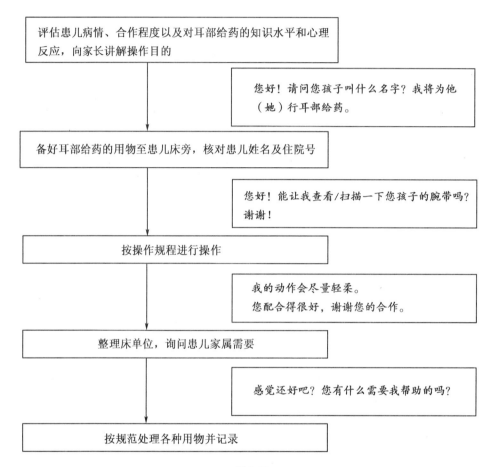

评估患儿病情、合作程度以及对耳部给药的知识水平和心理反应，向家长讲解操作目的

您好！请问您孩子叫什么名字？我将为他（她）行耳部给药。

备好耳部给药的用物至患儿床旁，核对患儿姓名及住院号

您好！能让我查看/扫描一下您孩子的腕带吗？谢谢！

按操作规程进行操作

我的动作会尽量轻柔。
您配合得很好，谢谢您的合作。

整理床单位，询问患儿家属需要

感觉还好吧？您有什么需要我帮助的吗？

按规范处理各种用物并记录

图 3-32

【要点分析】

1. 如为外耳道耵聍栓塞时滴药，目的在于软化耵聍，每次滴药量可稍多些，以不溢出外耳道为度。滴药3~4天后应予洗出，时间不可过长以免刺激外耳道。

2. 应向患者说明滴药后耵聍软化，可能引起耳部发胀不适，软化耵聍时不宜两侧同时进行。

3. 不配合的患儿需专人帮助固定体位，避免损伤耳道。

4. 滴药时滴管勿接触耳道，避免污染。

【知识拓展】

1. 耳毒性药物是指那些有可能造成内耳结构性损伤的药物，这种损伤将会导致临时或者永久的听力缺失，也会对已存的感音性听觉缺失造成更大伤害。如果已有感音性的听觉损失，不管这损失是怎样造成的，一旦服用了耳毒性药物，那么更容易造成听力损失的

加重。

2. 作为服用耳毒性药物带来的后果，听力损失的发生数量和其后的恢复数量仰赖于耳毒性药物的用量和时间。如果服用了不止一种耳毒性药物，那么将会更可能遭受渐进的感音性听力损失或者使已存在的感音性听力损失更加恶化。一些耳毒性药物比如阿司匹林和含有阿司匹林的药物（不管已经服用的剂量和时间）停止服用时，将带来听力完全恢复和诸如耳鸣等听力损失关联症状的消失。

3. 关于耳毒性药物的服用，无论是直接出售的还是处方开出的，有一些重要的事实和重要的规则是应该知道和遵从的：

（1）有感音性听力损失或者神经性听力损失，应告知医生。

（2）当医生使用新药治疗时，应告知病人这种药有没有任何潜在性的副作用，特别开具的新药是耳毒性药物时更要如此。

（3）服用药物前，仔细阅读标签或向药剂师询问此药物是否存在潜在耳毒性危害。

（4）注意耳毒性出现的早期征兆。

4. 耳毒性的征兆（以发生的频率次序列出）：

（1）单耳或者双耳出现耳鸣（即是耳朵里的噪音）。

（2）以前耳鸣过，现在耳鸣更加恶化或者耳鸣时的鸣叫是以前没有出现过的声音。

（3）耳内发胀或者有压力——不同于由于上呼吸道感染时导致的胀压。

（4）发现听力健全的那只耳朵出现听力损失或者已经出现听力损失的耳朵损失程度加重或者异常波动。

（5）运动时眩晕感或旋转感加重，并通常伴随着恶心和反胃的感觉。

（郭军航）

第十五节　鼻部给药法

鼻部给药法是将药液用于鼻腔内，使病变部位直接接触药物，以利发挥最大药效。

【目的】

1. 局部敷药、预防及治疗鼻腔炎症。

2. 收缩鼻腔黏膜或帮助止血。

3. 滑润鼻腔。

【适应证】

鼻腔内消炎、麻醉、脱敏。

【操作准备】

患者准备：擤鼻、松解领口。

物品准备：滴管、药液或滴瓶（内盛所需药液）。

【操作程序】

1. 患者取仰头位（适用于后组鼻窦发炎时）或侧头位（适用于前组鼻窦发炎时）。仰头位时，颈伸直，肩下垫一枕，头伸出床边向下垂，使外耳道口和颏部连线与地面垂直。侧头位时，使患者卧向患侧，肩下垫一枕，使头侧位下垂。

2. 左手轻推患者鼻尖，以充分暴露鼻腔。

3. 右手持吸有药液的滴管或滴瓶在距患者鼻孔2cm处轻滴药液数滴（具体滴数按医嘱执行）。

4. 轻捏鼻翼，使药液均匀分布鼻黏膜。为使药液能均匀分布于鼻腔内，滴液后可让患者头部略向两侧轻轻摆动（见图 3-33）。

    5. 滴药后应保持原姿势片刻后再坐起。

    6. 侧头位时将药液滴入下方鼻腔 2～3 滴，保持侧卧位 3～5min 后起床。

    7. 处理用物并记录。

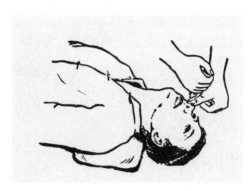

图 3-33　鼻部给药

【操作流程】

操作流程框图如图 3-34 所示。

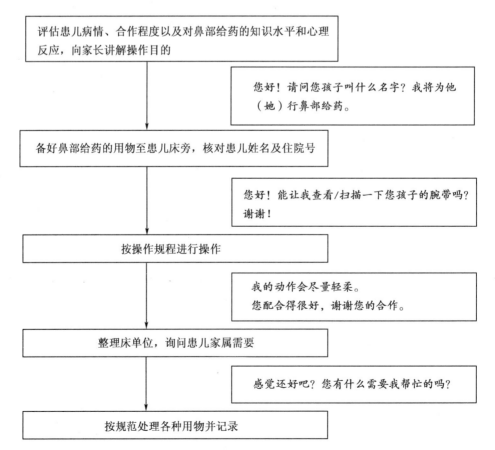

图 3-34

【要点分析】

1. 操作前做好患儿的开导工作，争取配合。避免哭闹时鼻涕和眼泪增多而降低局部药物浓度。

2. 鼻部给药时保持患儿安静，避免哭吵，以免引起呛咳。

3. 如发生呛咳立即停止操作，将患儿抱起，头朝下，脚朝上，轻拍其背部，直到听到患儿的哭声，并注意观察患儿的呼吸及面色。

【知识拓展】

1. 鼻腔滴药可收缩或湿润鼻腔黏膜，改善鼻腔黏膜状况，达到引流、消炎、通气的目的。

2. 鼻部除其外部为皮肤所覆盖外，鼻腔和鼻窦内部均为黏膜覆盖，鼻腔又深又窄，滴鼻时应头往后仰，适当吸气，使药液尽量达到较深部位。鼻黏膜比较娇嫩，滴鼻剂必须对黏膜无或较小刺激。

3. 加强体育锻炼，增强体质，预防感冒，应积极治疗急性鼻炎（感冒）和牙痛。

4. 鼻腔有分泌物时不要用力擤鼻，应堵塞一侧鼻孔擤净鼻腔分泌物，再堵塞另一侧鼻孔擤净鼻腔分泌物。

5. 及时、彻底治疗鼻腔的急性炎症和矫正鼻腔畸形，治疗慢性鼻炎。

（郭军航）

第四章　标本采集及相关护理

第一节　股静脉采血法

股静脉采血是儿科静脉穿刺采血中常用的方法之一，对刚出生的婴儿至不同年龄的患儿均可使用，尤其是针对婴幼儿及四肢静脉充盈不足而需采血的患儿。

【目的】

为患儿采集、留取血液标本检验，为治疗、抢救提供重要依据。

【适应证】

适用于采血量大于5ml的婴幼儿，或四肢静脉充盈不足、重症抢救时。

【操作准备】

环境准备：静脉穿刺操作台，调节适宜室温。

物品准备：

穿刺盘：0.5%活力碘、棉签或棉球、一次性注射器2个或一次性采血针头2个、弯盘。遵医嘱备真空采血管、血培养瓶。

其他：棉垫、毛巾被或婴儿盖被、一次性中单等。

【操作程序】

1. 核对医嘱。

2. 评估患儿的情况：

（1）询问、了解患儿的身体状况。

（2）询问、了解患儿是否按要求进行采血前准备，例如是否空腹等。

（3）评估患儿腹股沟区局部皮肤及血管情况。

3. 评估上述内容，如果已做好准备，且局部皮肤完好，可按常规向患儿及家属解释股静脉采血的目的，取得配合。若上述评估内容中有一项不正常，需重新做好采血前准备或是选择其他穿刺部位。

4. 准备用物。

5. 洗手，戴口罩。

6. 携用物并将患儿带至穿刺室，再次核对患儿床号、姓名及采血项目。

7. 患儿取仰卧位，臀部用软枕稍垫高，膝关节微屈，髋关节伸直并稍外展外旋（见图4-1）。

8. 婴幼儿用尿布包裹好会阴，以免排尿污染穿刺点。

9. 助手站在患儿头端，用双肘及前臂约束患儿躯干及上肢，双手分别固定患儿双腿，操作者站在患儿足端。

10. 用0.5%活力碘消毒穿刺点皮肤区域（面积≥8cm²）、操作者的左手食指、中指，

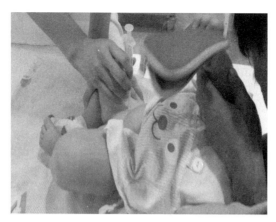

图 4-1　股静脉采血法穿刺图

然后用左手指在腹股沟韧带中部扪准股动脉搏动最明显处并固定好。再次核对患儿姓名及采血项目。

11. 右手持注射器，使针头与皮肤呈直角，在股动脉内侧 0.5cm 处刺入，然后逐渐提针，边提针边抽吸，持续负压。

12. 见抽出暗红色血，则提示已进入股静脉，立即停止提针，加以固定，根据需要采取血标本量。如未见回血，则应继续刺入或缓慢边退边回抽试探直至见血为止。

13. 根据需要将血液注入相应真空采血管、血培养瓶。如为一次性采血针，根据采血要求按需要注入相应血量，至真空采血管、血培养瓶内。

14. 抽取所需血量后，用消毒干棉签按压 5min 以上至不出血为止。再次核对。

15. 协助患儿取舒适卧位，询问需要并将呼叫器置于适当处。

16. 整理床单位及用物。

17. 处理用物。

18. 洗手，取下口罩。

19. 穿刺后观察局部有无活动性出血。

【操作流程】

操作流程框图如图 4-2 所示。

【要点分析】

1. 穿刺处皮肤不得有糜烂或感染；查看病历并询问若有出血倾向或凝血功能障碍者禁用该方法，以免引起内出血。

2. 严格无菌操作规程，充分暴露穿刺部位，局部必须严格消毒，比常规消毒的范围要大。

3. 穿刺时，注意针头斜面角度，以免伤及腹腔脏器。

4. 穿刺时，如抽出血液为鲜红色血液，则提示穿入股动脉，应立即拔出针头，用消毒干棉签紧压穿刺处 5～10min，直至无出血为止。若穿刺失败，不宜多次反复穿刺，以免形成血肿。

5. 抽血完毕，立即拔出针头，用消毒干棉签按压 5min 以上，避免引起局部出血或血肿。

【知识拓展】

1. 股静脉解剖位置：股三角位于大腿前上部，其上界为腹股沟韧带，内侧界为缝匠

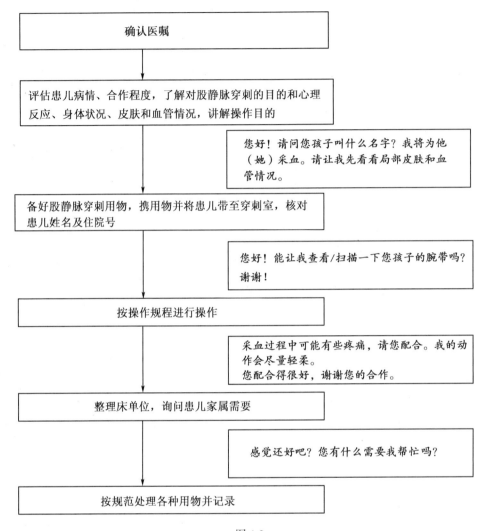

图 4-2

肌的内侧缘，外侧界为长收肌的内侧缘，在股三角上缘，由外向内依次为股神经、股动脉、股静脉，股静脉在股三角内接受大隐静脉和股深静脉等属支的血液（见图 4-3）。

2. 股静脉穿刺采血是儿科静脉穿刺采血中常用的方法之一，对刚出生的婴儿至不同年龄的患儿均可使用。现介绍临床上几种有效可行的穿刺方法：

（1）斜角穿刺法：穿刺者左手固定患儿大腿并绷紧皮肤后，可见股三角肌稍隆起，由脐轮回向腹股沟线画一垂直线，在腹股沟线与此垂线交点向内侧约 0.5cm 处，即为股动脉的体表投影点。准确定位后，右手食指固定针栓，保持针尖斜面和注射器刻度朝上，在股三角尖处以 20°～30° 角向股动脉表投影点的方向进针，肥胖儿可加大角度至 30°～45° 角，进针长度为针梗的 2/3 左右，回血后左手仍固定患儿大腿，边退边抽吸，抽吸至足够血量后用棉球压迫针眼及其上方 1cm 处。

（2）三指等腰定位法：左手或右手定位都遵守一个原则：食指都指向患者的膝部顺大腿的长轴，食指尖与其余指尖的连线要始终形成等腰三角形。穿刺进针的方向朝向脐

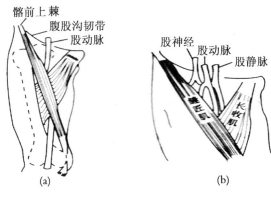

图 4-3 股静脉解剖位置

部，与大腿的长轴一致。如一次穿刺未成功，调整角度的原则是胖者穿刺针与大腿皮肤的角度可适当加大，瘦者适当减小，大多在 20°～30° 角之间进行调整。适用于在急诊抢救中，遇到呼吸、心跳骤停的病人或严重的创伤性休克及循环极度衰竭的病人，因其股动脉的搏动已经消失或不能扪及，无法以股动脉的搏动作为寻找股静脉的穿刺点参照物。

（3）体表定位触摸斜角穿刺法：在腹股沟韧带中段触摸到股动脉搏动点，在髂前上棘和耻骨联合结节之间画一连线，股动脉走向和该线的中点相交；从脐部向此连线引一条垂直线，此交点就是股静脉定位点；在定位点下方 1～1.5cm 处（即穿刺点），针朝股静脉定位点方向由浅入深呈 20°～30° 角（肥胖患儿加大角度为 30°～45°）进针，保持针尖斜面和针筒刻度向上，边退边抽吸，见回血时抽取所需血量。穿刺时，针头不要向上刺入太深，以免伤及腹腔内组织、脏器；根据患儿胖瘦确定进针深浅度，偏瘦患儿进针稍浅（进入针头的 1/2 或 2/3）；偏胖患儿（皮下脂肪丰富）可进针头的全部。

3. 婴幼儿股静脉穿刺采血成功的关键是触摸准确，准确定位及见到回血后的固定。体表定位触摸斜角穿刺法穿刺时针头进入皮下及血管内的长度较多，活动范围大，易固定。同时，操作者左手压迫、固定患儿穿刺侧的大腿，减少了其身体扭动的影响，可提高穿刺成功率。

4. 常规垂直穿刺法穿刺时应注意，若患儿不配合，身体扭动导致针头滑出血管及退出皮肤，而使穿刺失败时，应更换另一侧，避免在同一侧反复穿刺，造成血管损伤，形成血肿，穿刺时最好能使用一次性注射器。因其乳嘴与针头衔接紧密，不漏气，压力较大，可提高穿刺成功率。

（邢慧珠）

第二节　血培养标本采集

血培养是将新鲜离体的血液标本接种于营养培养基上，在一定温度、湿度等条件下，使对营养要求较高的细菌生长繁殖并对其进行鉴别，从而确定病原菌的一种人工培养法。

【目的】
检测患儿的血液中的微生物，对感染性疾病的诊断、治疗和预后提供临床诊断依据。

【适应证】

对入院的危重患儿未进行系统性抗生素治疗前，应及时进行血液培养，患儿出现以下体征时可作为采集血培养的重要指征。

1. 发热（≥38℃）或低温（≤36℃）。

2. 寒战。

3. 白细胞增多（>10×10^9/L，特别有"核左移"未成熟的或带状的白细胞增多）。

4. 粒细胞减少（成熟的多核白细胞<1×10^9/L）。

5. 血小板减少。

6. 皮肤黏膜出血。

7. 昏迷。

8. 多器官衰竭。

【操作准备】

环境准备：静脉穿刺操作台，调节适宜室温。

物品准备：

穿刺盘：75%乙醇、0.5%活力碘、棉签或棉球、棉垫、一次性注射器3个或一次性采血针头2个、弯盘。遵医嘱备真空采血管、血培养瓶。

其他：棉垫、毛巾被或婴儿盖被、一次性中单等。

【操作程序】

1. 核对医嘱。

2. 采血前明确患儿的以下问题：

（1）评估病情、治疗、心理状态及配合程度。

（2）了解寒战或发热的高峰时间。

（3）了解抗生素使用情况。

（4）评估穿刺部位皮肤、血管状况和肢体活动度。

3. 向患儿及家属解释，告知患者检查目的、方法、注意事项和配合方法（见图4-4）。

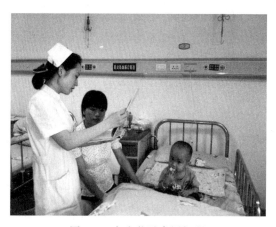

图4-4　向患儿及家属解释

4. 准备用物。

5. 洗手、戴口罩。

6. 携用物至患儿床旁，核对患者床号、姓名及采血项目。

7. ①注射器直接穿刺采血法：根据采集血标本的种类准确计算采血量，选择合适的注射器，按无菌技术操作规程进行穿刺。采集完成后，取下注射器针头，根据不同标本所需血量，分别将血标本沿管壁缓慢注入相应的容器内，轻轻混匀，勿用力震荡。②经血管通路采血法：外周血管通路仅在置入时可用于采血，短期使用或预期使用时间不超过48h的外周导管可专门用于采血。采血后，血管通路要用足够量的生理盐水冲净导管中的残余血液。

8. 用75%乙醇消毒培养瓶瓶塞，待干，将血标本分别注入需氧瓶和厌氧瓶内，迅速轻摇，混合均匀。

9. 再次核对。

10. 协助患者取舒适卧位，询问需要并将呼叫器置于适当处。

11. 整理床单位及用物。

12. 处理用物。

13. 洗手，取下口罩。

14. 穿刺后观察局部有无活动性出血。

【操作流程】

操作流程框图如图4-5所示。

【要点分析】

1. 血培养瓶应在室温下避光保存。

2. 根据是否使用过抗生素，准备合适的需氧瓶和厌氧瓶。

3. 间歇性寒战患者应在寒战或体温高峰前取血；当预测寒战或高热时间有困难时，应在寒战或发热时尽快采集血培养标本。

4. 已使用过抗生素治疗的患者，应在下次使用抗生素前采集血培养标本。

5. 血标本注入厌氧菌培养瓶时，注意勿将注射器中空气注入瓶内。

6. 两次血培养标本采集时间至少间隔1h。

7. 经外周穿刺的中心静脉导管采集血培养标本时，每次至少采集2套血培养，其中一套从独立外周静脉采集，另外一套则从导管采集。两套血培养的采血时间必须接近（≤5min），并做标记。

8. 采血量：成人采血量是8～10ml，儿童1～5ml。

【知识拓展】

1. 血培养为防止皮肤寄生菌污染，应使用消毒剂（碘酊或碘伏）对皮肤进行严格仔细的消毒处理，最大限度地减低皮肤污染。皮肤消毒严格按以下步骤进行：

（1）首先用75%乙醇擦拭静脉穿刺部位待干30s以上。

（2）然后用碘酊或碘伏棉签消毒皮肤（1%～2%碘酊30s或0.5%碘伏消毒60s），从穿刺点向外以1.5～2cm直径画圈进行消毒。

（3）最后用75%乙醇脱碘。严格执行三步消毒后，可行静脉穿刺采血。注意对碘过敏的患者，只能用75%酒精消毒，消毒60s，待穿刺部位酒精挥发干燥后穿刺采血。

2. 血培养检测　培养瓶消毒程序：

（1）用75%乙醇消毒血培养瓶橡皮塞子。

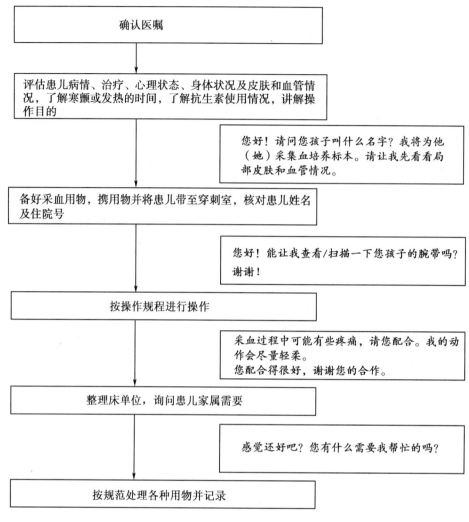

图 4-5

（2）乙醇作用待干 60s。

（3）在血液注入血培养瓶之前，用无菌纱布清除橡皮塞子表面剩余的酒精，然后将血注入血培养瓶。

3. 血培养的关键是防止皮肤寄生菌或环境引起的污染，导致污染菌引起的假阳性增加。然而，在理想的消毒条件下，仍有 3%～5% 血培养中混有污染菌，它们来源于皮肤（表皮葡萄球菌、痤疮丙酸杆菌、梭杆菌属、类白喉群）或来源于环境（革兰阳性芽孢杆菌属、不动杆菌属）。对两次不同部位血培养生长同一种微生物，不同无菌部位标本培养中生长同一种微生物，且微生物快速生长（48h 内），应考虑是真正的感染。因此，采血前严格执行皮肤消毒程序非常重要。

4. 血培养检测：对从菌血症或真菌菌血症患儿血培养中获得微生物，每个培养瓶抽取的血量是唯一重要的变量。当培养的血量从 2ml 增加到 20ml 时，血培养的阳性率增加 30%～50%，因为培养的血液量增加 1ml，阳性率增加 3%～5%。用静脉穿刺获得的血量，成人和儿童不同。儿童，特别是新生儿很难获得大量的血液，对婴幼儿和儿童，一般静脉采血 1~5ml 用于血培养，当细菌浓度足够高时，血液少于 1ml 也足以检测菌血症。标本量大于 1ml，细菌量也增加，对于感染的儿童每毫升血液比成人有更多的微生物。

（邢慧珠）

第三节　尿标本采集

尿标本采集是根据病人病情需要，通过不同方法采集病人尿液，并作物理、化学、细菌学等检查，以了解病情，协助诊断或观察疗效的一种检验方法。

【目的】

通过采集尿标本作物理、化学、细菌学等检查，检查尿液的色泽、透明度，细胞及管型，测定尿比重、尿蛋白、尿糖定性，而达到了解病情，协助诊断或观察疗效的目的。

【适应证】

尿标本分为三种：常规标本、培养标本及 12h 或 24h 标本。

1. 尿常规的标本：用于检查尿液的颜色、透明度，测定比重，检查有无细胞和管型，并做尿蛋白和尿糖定性检测等。

2. 尿培养标本：用于细菌培养或细菌敏感试验，以了解病情，协助临床诊断和治疗。

3. 12h 或 24h 尿标本：用于各种尿生化检查或尿浓缩结核杆菌等检查。

【操作前准备】

环境准备：宽敞、安静、安全、隐藏。

护士准备：衣帽整洁，修剪指甲，洗手，戴口罩。

患者准备：能理解采集标本的目的和配合要点。

物品准备：

尿常规标本：一次性尿常规标本容器，必要时备便器或尿壶。

尿培养标本：无菌标本试管、无菌手套、无菌棉签、消毒液、长柄试管夹、便器、火柴、酒精灯、便器、屏风、必要时备导尿包。

12h 或 24h 尿标本：集瓶器（容量 3000~5000ml）、防腐剂（每 30ml 尿液加 40% 甲醛液 1 滴）。

【操作程序】

1. 核对医嘱，准备标本容器，根据检验目的，选择适当容器，容器上注明科别、病室、床号、姓名等信息。

2. 评估患儿：

（1）了解患儿的病情、临床诊断、意识状态、合作程度、心理状况。

（2）了解患儿排尿情况及配合程度。

（3）了解女性患儿是否月经来潮，若在月经期，则不宜留取尿标本。

3. 向患儿及家属解释留取标本的目的和配合要点。

4. 核对：携用物至患儿床边，核对患儿床号、姓名，解释留尿的目的和方法。

5. 收集尿液标本。

1）常规尿标本：

（1）给予标本容器，协助家长将患儿晨起第一次尿留于容器内，除测定尿比重需留取 1000ml 外，其余检验留取 30~50ml 即可。

（2）婴幼儿需协助使用便器或尿壶，收集尿液于标本容器中。

（3）留置导尿的患儿，在集尿袋下方引流孔处打开橡胶塞收集尿液。

2）尿培养标本：

（1）中段尿留取法：

①屏风遮挡，协助患儿取适宜的卧位，放好便器。

②按导尿术清洁、消毒局部皮肤。

③嘱患儿排尿，弃去前段，在酒精灯上消毒试管口后，接取中段尿 5~10ml。

④再次消毒试管口和盖子，快速盖紧试管，熄灭酒精灯。

⑤清洁外阴，协助患儿穿好裤子，整理床单位，清洁用物。

（2）导尿术留取法：按照导尿术插入导尿管将尿液引出，留取尿标本。

3）12h 或 24h 尿标本：

（1）将检验单附联贴于集尿瓶上，注明留取尿液的起止时间。

（2）留取 12h 尿标本，于 7pm 排空膀胱后开始留取尿液至次晨 7am 留取最后一次尿液。留取 24h 尿标本，于 7am 排空膀胱后开始留取尿液至次晨 7am 留取最后一次尿液。

（3）请患儿将尿液先排在便器或尿壶内，然后再倒入集尿瓶，测总量。

6. 操作后处理

（1）洗手、记录。

（2）标本及时送检。

（3）用物按常规消毒处理。

【操作流程】

操作流程框图如图 4-6 所示。

【要点分析】

1. 严格执行查对制度，保证检验结果准确无误，防止差错事故发生。

2. 注意用屏风遮挡、保护患者隐私。

3. 婴儿或尿失禁患儿可用尿套或尿袋协助收集。

4. 防止外阴部细菌污染标本，消毒从上至下一次一个棉球。

5. 应在患儿膀胱充盈时留取，前段尿起到冲洗尿道的作用。

6. 留取标本时勿触及容器口，以免污染尿液。

7. 尿标本必须在医嘱规定时间内留取，不可多于或少于 12h 或 24h，以得到正确的检验结果。

【知识拓展】

1. 常用防腐剂作用及用法：

（1）甲醛：

作用：防腐和固定尿中有机成分。常用作尿爱迪计数（12h 尿细胞计数）等。

用法：每 30ml 尿液加 40% 甲醛液 1 滴。

（2）浓盐酸：

作用：保持尿液在酸性环境中，防止尿中激素被氧化。常用于内分泌系统的检验，如 17-羟类固醇等。

用法：24h 尿中共加 5~10ml。

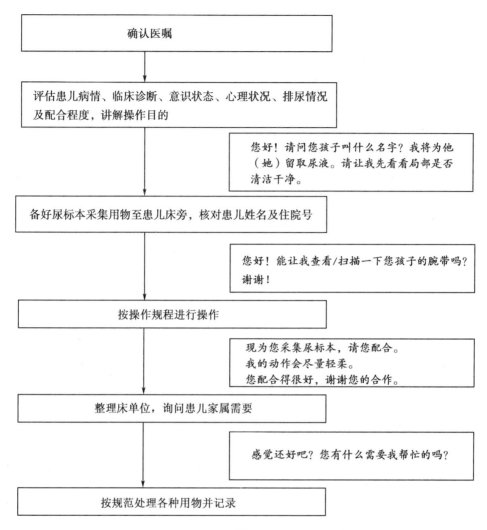

图 4-6

（3）甲苯：

作用：保持尿液中的化学成分不变。常用作尿蛋白定量、尿糖定量检查。

用法：第一次尿液倒入后，每 100ml 尿液加 0.5%～1% 甲苯 2ml，使之形成薄膜覆盖于尿液表面，防止细菌污染。如果测定尿中钠、钾、氯、肌酐、肌酸等则需加 10ml。

2. 排尿的评估：

1）尿量：尿量是反应肾脏功能的重要指标之一。正常情况下每次尿量 200～400ml，2h 的尿量 1000～2000ml，平均在 1500ml 左右。尿量和排尿次数受多方面因素的影响。

2）尿液的性状：

（1）颜色：正常新鲜尿液呈淡黄色或深黄色，是由于尿胆原和尿色素所致。当尿液浓缩时，可见量少色沉。

（2）透明度：正常的新鲜尿液清澈透明，放置后可出现微量絮状沉淀物，系粘蛋白、核蛋白、盐类及上皮细胞凝结而成。

（3）酸碱反应：正常人尿液呈弱酸性，一般尿液 pH 值为 4.5~7.5，平均为 6。

（4）比重：尿比重的高低主要取决于肾脏的浓缩功能。正常情况下，尿比重波动于 1.015~1.025，一般尿比重与尿量成反比。若尿比重经常固定于 1.010 左右，提示肾功能严重障碍。

（5）气味：正常尿液气味来自尿内的挥发性酸。尿液久置后，因尿素分解产生氨，固有氨臭味。当泌尿道有感染时新鲜尿也有氨臭味。糖尿病酮酸中毒时，因尿中含有丙酮，故有烂苹果气味。

3. 异常排尿的评估：

（1）多尿：多尿（polyuria）指 24h 尿量超过 2500ml 者。

（2）少尿：少尿（oliguria）指 24h 尿量少于 400ml 或每小时尿量少于 17ml 者。

（3）无尿或尿闭：无尿（anuria）或尿闭（urodialysis）指 24h 尿量少于 100ml 或 12h 内无尿液产生者。

（4）膀胱刺激征：膀胱刺激征的主要表现为尿频、尿急、尿痛。单位时间内排尿次数增多称尿频（frequent micturition），是由膀胱炎症或机械性刺激引起；突然有强烈尿意，不能控制需立即排尿称尿急（urgent micturition），由于膀胱三角或后尿道的刺激，造成排尿反射活动特别强烈；排尿时膀胱区及尿道有疼痛感为尿痛（dysuria），为病损处受刺激所致。有膀胱刺激征时常伴有血尿。产生膀胱刺激征的原因主要有膀胱及尿道感染和机械性刺激。

（5）尿潴留：尿潴留（retention of urine）指尿液大量存留在膀胱内而不能自主排出。产生尿潴留的常见原因有机械性梗阻、动力性受阻和其他各种原因引起的不能用力排尿或不习惯卧床排尿，包括某些心理因素，如焦虑、窘迫等使得排尿不能及时进行。

（6）尿失禁：尿失禁（incontinence of urine）指排尿失去意识控制或不受意识控制，尿液不自主的流出。

4. 影响排尿因素的评估：正常情况下，排尿受排尿意识控制，无痛苦，无障碍。但诸多因素可以影响排尿的进行。其影响因素有心理因素、个人习惯、环境问题、液体和饮食的摄入、气候变化、各种治疗及检查以及疾病等。

（邢慧珠）

第四节　粪便标本采集法

正常粪便由已消化和未消化的食物残渣、消化道分泌物、大量细菌和水分组成。粪便标本的检验结果有助于评估患儿的消化系统功能，协助诊断、治疗疾病。根据检验目的的不同，其标本的留取方法也不同，且留取方法与检验结果密切相关。粪标本分四种：常规标本、细菌培养标本、隐血标本和寄生虫或虫卵标本。

【目的】

1. 常规标本：用于检查粪便的形状、颜色、细胞等。

2. 培养标本：用于检查粪便中的致病菌。

3. 隐血标本：用于检查粪便内肉眼不能察见的微量血液。

4. 寄生虫或虫卵标本：用于检查粪便中的寄生虫、幼虫以及虫卵计数检查。

【操作准备】

环境准备：安静、安全、隐蔽。

物品准备：检验单、手套。根据检验目的的不同，另备：

（1）常规标本：检便盒（内附棉签或检便匙）、清洁便器。

（2）培养标本：无菌培养瓶、无菌棉签、消毒便器。

（3）隐血标本：检便盒（内附棉签或检便匙）、清洁便器。

（4）寄生虫或虫卵标本：检便盒（内附棉签或检便匙）、透明胶带及载玻片（查找蛲虫）、清洁便器。

【操作程序】

1. 核对医嘱，备好检便盒，注明科别、病室、床号、姓名。

2. 携用物至病人床旁，核对患儿床号、姓名。

3. 屏风遮挡，请患儿排空膀胱。

4. 收集粪便标本。

（1）常规标本：

①嘱患儿排便于清洁便器内。

②用检便匙取中央部分或黏液脓血部分约5g，置于检便盒内送检。

（2）培养标本：

①嘱患儿排便于消毒便器内。

②用无菌棉签取中央部分粪便或黏液脓血部分 2～5g，置于培养瓶内，塞紧瓶塞送检。

（3）隐血标本：按常规标本留取。

（4）寄生虫及虫卵标本：

①检查寄生虫卵：嘱患儿排便于便器内，用检便匙取不同部位带血或黏液粪便 5～10g 送检。

②检查蛲虫：嘱患儿睡觉前或清晨未起床前，将透明胶带贴在肛门周围处。取下并将已粘有虫卵的透明胶带面贴在载玻片上或将透明胶带对合，立即送检验室做显微镜检查。

③检查阿米巴原虫：将便器加热至接近人体的体温。排便后标本连同便器立即送检。

5. 操作后用物按常规消毒处理。

6. 洗手，记录粪便的形状、颜色、气味等。

【操作流程】

操作流程框图如图 4-7 所示。

【要点解析】

1. 采集培养标本时，如患儿无便意，用长无菌棉签蘸 0.9% 氯化钠溶液，由肛门插入 6～7cm，顺一个方向轻轻旋转后退出，将棉签置于培养瓶内，盖紧瓶塞。

2. 采集隐血标本时，嘱患儿检查前三天禁食肉类，动物肝、血以及含铁丰富的药物、食物、绿叶蔬菜，三天后收集标本，以免造成假阳性。

3. 采集寄生虫标本时，如患儿服用过驱虫药或做血吸虫孵化检查，应留取全部粪便。

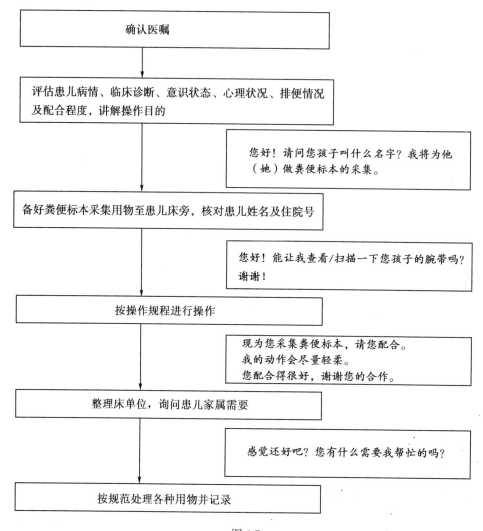

图 4-7

4. 检查阿米巴原虫，在采集标本前几天，不应给患儿服用钡剂、油质或含金属的泻剂，以免金属制剂影响阿米巴虫卵或胞囊的显露。

5. 避免排便时尿液排出，大、小便混合，影响检验结果。

【知识拓展】

1. 大便的形成：食物在胃和肠道内进行消化，主要是各种消化酶的作用。结肠不产生酶，只有细菌起消化作用。结肠内有多种细菌，大肠杆菌70%，厌氧杆菌20%，还有链球菌、变形杆菌、葡萄球菌、乳杆菌、芽孢和酵母。另有极少原生动物和螺旋体。肠细菌的重要作用是能产生生理需要的物质，如食物缺乏维生素时可在肠内合成维生素 K、维生素 B_1、B_2、B_{12}、B_6 以及蔚酸、叶酸和消旋泛酸。也能产生吲哚、粪臭素、硫化氢使粪有臭味。如长期用抗生素则不易合成维生素，引起维生素缺乏症。在右半结肠主要吸收食糜中的水和钠，也吸收少量钾、氯、尿素、葡萄糖、氨基酸、胆酸和药物。直肠也能吸收水、少量葡萄糖、氨基酸、牛奶和药物。肠功能障碍、肠炎和感染时可影响吸收。腹泻时肠蠕动增强，吸收减少，严重时可丢失大量维生素、水和电解质。如果正常则在乙状结肠内形成粪便，等待排出。

2. 大便与疾病息息相关：

（1）大便颜色异常和疾病的关系：

灰白色：如果大便的颜色是"白陶土样"的，有可能是黄疸或由于结石、肿瘤、蛔虫等引起的胆道阻塞，导致胆黄素无法随大便排出。

黑色：即黑便或柏油便，如果没有进食可能排泄黑便的药物，大便又呈黑色，一般是上消化道出血。胃和十二指肠出血，血液通过肠道时，发生各种化学变化，使大便逐渐变黑色。

红色：即血便，多是下消化道出血。下消化道包括空肠、回肠、直肠、结肠，由于"路程"短，化学变化少，这些部位出血，大便应呈红色。如果上消化道出血量大，血在肠道里过多停留即排除体外，大便也是红色。但无论是上消化道还是下消化道出血，都是血和大便混在一起，如果血不跟大便混在一起，只是附在大便表面或部分偏离，甚至是便后滴血，这种情况是患了痔疮或肛裂所致。

（2）大便形状与疾病的关系：观察大便的形状，也能及时了解一些疾病信息。正常的大便应为圆柱形，较软，异常的形状包括：太硬、太烂甚至为黏液或水状。间隔应是每天一次，或隔天一次。大便干硬是因为食物残渣在大肠内停留时间过长，水分被全部吸收所致。腹泻者排出的大便不成形，是由于肠蠕动过快，来不及吸收食物残渣中的水分导致的。柱状便见于习惯性便秘；扁形带状便由于肛门狭窄或肛门直肠附近有肿瘤挤压所致；糊状便见于过量饮食后及其他消化不良症；液状便见于食物中毒性腹泻及其他急性肠炎；脓血便见于细菌性痢疾；粘冻便见于慢性结肠炎或慢性菌痢。如果稀便有红色，应考虑是否大肠黏膜出血；若红色稀便中混有黏液、脓液，应检查大肠黏膜是否有炎症；如果是柏油样的大便应是由于食道、胃、十二指肠、小肠的大量出血，另外小肠溃疡、癌肿等也会出现柏油样便型。

3. 婴儿的大便：母乳喂养未添加辅食的婴儿，大便呈黄色或金黄色，稠度均匀如膏状或糊状，偶尔稀薄而微呈绿色，有酸味但不臭，正常每天排便二至四次。

（方　琼）

第五节　痰培养标本采集法

痰液是气管、支气管和肺泡所产生的分泌物，正常情况下分泌物很少。当呼吸道黏膜受到刺激时，分泌物增多，痰量也增多，但大多为清晰、水样。当肺部炎症、肿瘤时，痰量增多，且不透明并伴有性状改变，痰液的主要成分是黏液和炎性渗出物。

【目的】
检查痰液中的致病菌，为诊断和治疗提供依据。

【适应证】
呼吸道感染的患儿。

【操作准备】
环境准备：温度适宜、光线充足、环境安静。

物品准备：吸引装置完好备用、治疗盘、无菌痰液收集器、化验单（标明病室、床号、姓名）、一次性无菌手套、温开水、纱布、手电筒、治疗巾、胶布、弯盘。

【操作程序】

1. 核对医嘱，准备用物。

2. 核对患儿床号、姓名、评估患儿。

3. 洗手、戴口罩。

4. 携用物至患儿床旁，再次核对。

5. 协助患儿清洁口腔，取合适体位。

6. 取治疗巾置于患儿颌下。

7. 采集痰标本：

（1）能自行留痰者：戴手套，嘱患儿用温开水漱口，观察有无食物残渣，帮助患儿拍背，嘱患儿深呼吸数次后用力咳出气管深处的痰液于无菌痰液收集器内，盖好瓶盖。

（2）无力咳痰或不合作的患儿：戴手套，取合适体位，帮助患儿叩击胸背部，使痰液松动。将痰液收集器连接在负压吸引器上，打开吸引器开关，将导管插入咽喉深部，留取痰液标本 5～10ml 后加盖。

8. 再次核对，将化验单副联贴于痰液收集器上，注明留取时间。

9. 用纱布擦净患儿口唇，脱手套。

10. 整理床单位，协助患儿取舒适体位。询问患儿需要。

11. 洗手，取口罩。

12 记录。

13. 按要求将痰标本送检。

【操作流程】

操作流程框图如图 4-8 所示。

【要点解析】

1. 指导患儿正确留取痰标本，告知患儿留取痰液前要先漱口，然后深吸气，用力咳出第一口痰，留于容器中。如痰液不易咳出，可配合雾化吸入等方法。

2. 告知患儿不可将唾液，漱口水，鼻涕等混入痰中。

3. 收集痰液时间宜选择在清晨，因此时痰量较多，痰内细菌也较多，以提高阳性率。

4. 患者做痰培养及痰找瘤细胞检查时，应及时送检。

【知识拓展】

1. 医生可根据需要进行需氧菌培养、厌氧菌培养、结核杆菌培养或真菌培养，用于呼吸道感染的病因诊断。痰培养的理论依据是致病菌应高于污染菌，据此，对痰液进行定量培养和半定量培养。常与药物敏感试验一起进行。

2. 痰液中常见的致病菌：

（1）革兰阳性菌：肺炎链球菌、金黄色葡萄球菌、结核分枝杆菌、放线菌、奴卡菌、厌氧球菌、白喉棒状杆菌等。

（2）革兰阴性菌：卡他布兰汉菌、脑膜炎奈瑟菌、流感嗜血杆菌、肺炎克雷伯菌、大肠杆菌、假单胞菌、军团菌等。

（3）培养分离出一些真菌，有助于真菌性感染的诊断。

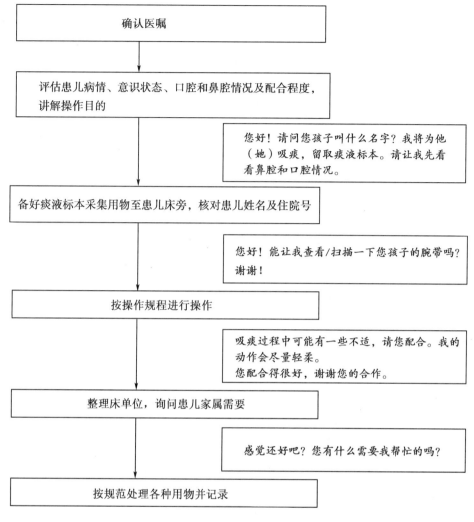

图 4-8

（4）做病毒分离：可分离到某些病毒，如分离到禽流感病毒 H_5N_1，则可诊断为禽流感。

（方　琼）

第六节　咽拭培养标本采集法

咽拭子标本就是用医用的棉签从人体的咽部蘸取少量分泌物做细菌培养或病毒分离，以协助诊断。

【目的】
取咽部及扁桃体分泌物做细菌培养或病毒分离，以协助诊断。

【适应证】
呼吸道感染的患儿。

【操作准备】
环境准备：温度适宜、光线充足、环境安静。
物品准备：治疗盘、无菌咽拭培养管、酒精灯、火柴、压舌板、化验单（标明病室、

　　床号、姓名)。

【操作程序】

1. 核对医嘱，准备用物。核对床号、姓名、评估患儿。

2. 携用物至患儿床旁，再次核对。

3. 洗手、戴口罩。

4. 点燃酒精灯，嘱患儿张口，发"啊"音，必要时用压舌板轻压舌部。

5. 用培养管内长棉签擦拭两侧腭弓、咽及扁桃体上分泌物。

6. 试管口在酒精灯火焰上消毒，然后将棉签插入试管中，塞紧。

7. 整理床单位，协助患儿取舒适体位。询问患儿需要。

8. 洗手，取口罩。

9. 记录。

10. 按要求将咽拭培养标本送检。

【操作流程】

操作流程框图如图4-9所示。

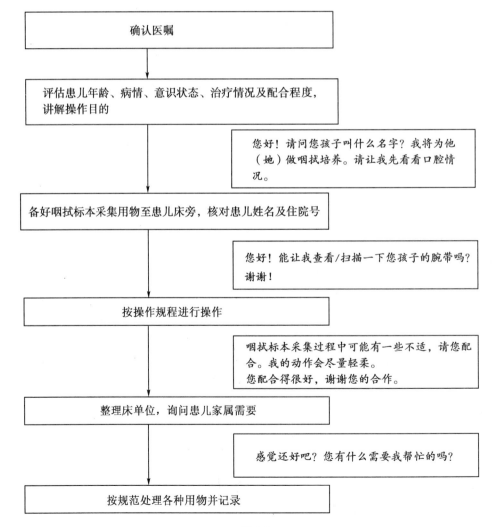

图4-9

【要点解析】

1. 作真菌培养时，须在口腔溃疡面采集分泌物。

2. 取分泌物时应注意动作敏捷而轻柔。

3. 注意棉签不要触及其他部位，防止污染标本，影响检验结果。

4. 避免在进食后 2h 内留取标本，以防呕吐。

【知识拓展】

1. 咽拭培养的临床意义：咽拭子分泌物中检测出致病菌，视为呼吸道感染。可结合其他检查（X 光透视、B 超等）诊断呼吸道感染部位。如培养出类酵母菌则考虑是否在感染期间使用抗生素不当或过量，应当立即停止使用抗生素，改用抗真菌药物，如两性霉素B、灰黄霉素、克霉唑等。

2. 常见的病原菌有：

(1) 革兰阳性菌：有金黄色葡萄球菌、肺炎链球菌、β 溶血性链球菌、白喉棒状杆菌、念珠菌等。

(2) 革兰阴性菌：有脑膜炎奈瑟菌、淋病奈瑟菌、嗜血杆菌、莫拉菌、卡他布兰汉菌、百日咳杆菌、肠杆菌、铜绿假单胞菌和产碱杆菌等。如培养出结核杆菌，则为肺结核。

(3) 百日咳、白喉病人的咽部可分离出相应细菌。

(4) 急性咽喉炎、鼻部脓肿多由金黄色葡萄球菌、溶血性链球菌、铜绿假单胞菌引起。

(5) 咽部感染很多是厌氧菌引起。

（方　琼）

第七节　小儿骨髓穿刺术

骨髓穿刺术是采取骨髓液的一种常用诊断技术，其检查内容包括细胞学、原虫和细菌学等几个方面。

【目的】

1. 通过采取骨髓液作骨髓象检查，以利于协助诊断血液病、传染病和寄生虫病。

2. 了解骨髓造血情况，作为应用抗癌药及免疫抑制剂时参考。

3. 经骨髓穿刺做骨髓腔输液、输血、注药或进行骨髓移植。

【适应证】

1. 各类血液病的诊断和全身肿瘤性疾病是否有骨髓侵犯或转移。

2. 原因不明的肝、脾、淋巴结肿大及某些发热原因不明者。

3. 某些传染病或寄生虫病需要做骨髓细菌培养或涂片寻找病原体，如伤寒杆菌的骨髓培养及涂片寻找疟原虫和利朵小体。

4. 诊断某些代谢性疾病：如戈谢（Gaucher）病，在骨髓中找到 Gaucher 氏细胞，以明确诊断。

5. 观察血液病及其他骨髓侵犯疾病的治疗反应和判断预后。

6. 为骨髓移植患儿提供足量的骨髓。

【操作准备】

用物准备：骨穿包一个、0.5% 活力碘、利多卡因、一次性医用手套、一次性注射器
（2ml、5ml），胶布。

【操作程序】

1. 评估患儿病情、意识状态、合作程度。

2. 核对床号、姓名，协助医生将患儿接到穿刺室。

3. 协助患儿露出穿刺部位，摆好体位并安慰患儿。

4. 骨髓穿刺（由医生完成）。

5. 穿刺完毕，立即用无菌纱布盖上针孔，轻压止血，胶布固定敷料，防治脱落。

6. 送患儿回病室卧床休息，交代家长按压穿刺点 30min。

7. 观察穿刺部位有无出血情况，如有出血适当延长按压时间。

【操作流程】

操作流程框图如图 4-10 所示。

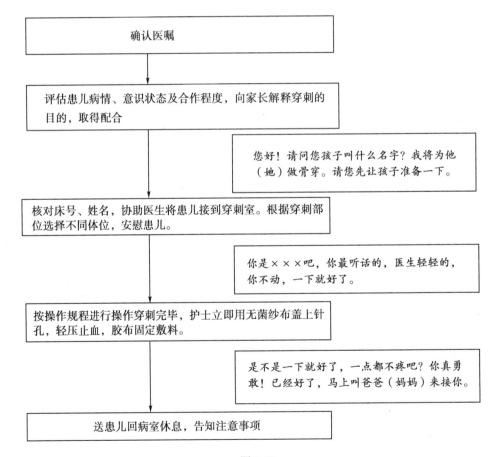

图 4-10

【要点解析】

1. 穿刺时应注意观察患儿面色、脉搏，如发现患儿出现大汗淋漓、脉搏快等休克症状时，应立即报告医生，停止穿刺，协助处理。

2. 穿刺点覆盖的敷料勿浸湿，以防感染。

3. 穿刺后注意局部有无出血，一般静卧 2~4h。

【知识拓展】

1. 骨髓穿刺术禁忌证：

（1）血友病及弥漫性血管内凝血患儿禁做骨髓穿刺。

（2）局部皮肤有感染时不可穿刺。

2. 骨髓穿刺术的分类：分为髂嵴穿刺术、脊椎棘突穿刺术、胸骨穿刺术三类。最常选择的部位是髂骨，此骨位于腹部下方外侧，即下腹两侧向侧前方突起的部位。此项操作一般只需要在局部麻醉下进行，不会损伤大的神经和血管，因此不会造成大出血或神经肌肉麻痹等后果。

（蔡　玮）

第八节　小儿腰椎穿刺术

腰椎穿刺术是临床常用的检查方法之一，对神经系统疾病的诊断和治疗有重要价值。

【目的】

1. 检查脑脊液的性质，协助诊断中枢神经系统的炎症或出血性疾病。

2. 了解颅内压力及脑脊液循环通路是否通畅。

3. 留取脑脊液送检验：常规、生化、细菌学检查、肿瘤细胞检查等。

4. 释放血性脑脊液或高蛋白的脑脊液。

5. 进行腰椎麻醉或鞘内注射药物治疗。

【适应证】

1. 颅内原发肿瘤的诊断及了解全身恶性肿瘤有无颅内侵犯或转移（包括中枢神经系统白血病及淋巴瘤和多发性骨髓瘤的颅内侵犯）。

2. 中枢神经系统感染的诊断，如化脓性脑膜炎、脑膜结核、隐球菌性脑膜炎和脑炎等。

3. 了解有无蛛网膜下腔阻塞。

4. 观察有关中枢神经系统疾病及其他骨髓侵犯疾病的治疗反应和判断预后。

5. 通过腰穿向椎管内注射药物，如注射麻醉药进行腰椎麻醉，注射抗生素治疗脑膜结核、隐球菌性脑膜炎，注射化疗药物治疗或预防中枢神经系统白血病等。

6. 需要注入显影剂或空气等进行脊腔造影，以观察脊髓蛛网膜下腔、脑蛛网膜下腔和脑室系统情况的疾病以及需要做脑脊液动力学检查者。

【操作准备】

用物准备：腰穿包一个、一次性医用手套、0.5% 活力碘、利多卡因、注射器（1ml、2ml、5ml）、载玻片、胶布。

【操作程序】

1. 评估患儿病情、意识状态、合作程度。

2. 核对床号、姓名，协助医生将患儿接到穿刺室。

3. 协助患儿露出穿刺部位，摆好体位并安慰患儿（图 4-11）。

4. 医生按腰穿操作流程进行操作：消毒—铺巾—穿刺—注药（图 4-12）。

5. 医生穿刺完毕，立即用无菌纱布盖上针孔，轻压止血，胶布固定敷料。

6. 送患儿回病室休息，嘱患儿去枕平卧或俯卧位 4 ~ 6h，以免引起术后低颅压头痛，有严重颅内压增高者需卧床 1 ~ 2d。

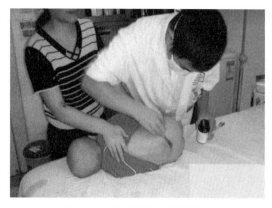

图 4-11　摆好体位，进行消毒

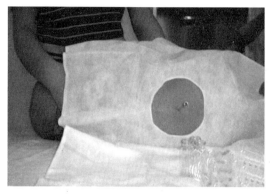

图 4-12　穿刺成功

【操作流程】

操作流程框图如图 4-13 所示。

确认医嘱

↓

评估患儿病情、意识状态及合作程度，向家长解释穿刺的目的，取得配合

您好！请问您孩子叫什么名字？我将为他（她）做腰穿。请您先让孩子准备一下。

↓

核对床号、姓名，协助医生将患儿接到穿刺室。根据穿刺部位选择不同体位，安慰患儿。

你是×××吧，你最听话的，医生轻轻的，你不动，一下就好了。

↓

按操作规程进行操作穿刺完毕，护士立即用无菌纱布盖上针孔，轻压止血，胶布固定敷料。

是不是一下就好了，一点都不疼吧？你真勇敢！已经好了，马上叫爸爸（妈妈）来接你。

↓

送患儿回病室休息，告知注意事项

图 4-13

【要点解析】

1. 评估病人时，若患儿穿刺部位有感染、不合作，不适合做此检查。

2. 穿刺时患儿如出现呼吸、脉搏、面色异常等症状时，应立即停止操作，配合医生作相应处理。

3. 术后去枕平卧4~6h，不可抬高头部，以防穿刺后反应，如头痛，恶心，呕吐，眩晕等。

4. 预防感染：保持穿刺部位的纱布干燥，观察有无渗液及渗血。

【知识拓展】

1. 腰椎穿刺术禁忌证：

（1）颅内占位性病变，特别是有严重颅内压增高或已出现脑疝迹象者。

（2）休克、衰竭或濒危病人。

（3）局部皮肤（穿刺点附近）或脊柱有感染者。

（4）有出血性疾病的患者。

（5）高颈段脊髓肿物或脊髓外伤的急性期。

2. 腰椎穿刺术的并发症及防治：

（1）低颅压综合征：指侧卧位脑脊液压力在0.58~0.78kPa（60~80mm水柱）以下，较为常见。多因穿刺针过粗，穿刺技术不熟练或术后起床过早，使脑脊液自脊膜穿刺孔不断外流所致，患儿于坐起后头痛明显加剧，严重者伴有恶心呕吐或眩晕、昏厥、平卧或头低位时头痛等即可减轻或缓解。少数尚可出现意识障碍、精神症状、脑膜刺激征等，约持续一至数日。如已发生，除嘱患儿继续平卧和多饮开水外，还可酌情静注、静滴5%葡萄盐水。也可再次腰穿在椎管内或硬脊膜外注入生理盐水20~30ml，消除硬脊膜外间隙的负压以阻止脑脊液继续漏出。

（2）当腰穿放液过多过快时，可在穿刺当时或术后数小时内发生脑疝，故应严加注意和预防。必要时，可在穿刺前先快速静脉输入20%甘露醇液250ml等脱水剂后，以细针穿刺，缓慢滴出数滴脑脊液进行化验检查。如发生脑疝，应立即采取相应抢救措施，如静脉注射20%甘露醇200~400ml和高渗利尿脱水剂等，必要时还可自脑室穿刺放液和自椎管内快速推注生理盐水40~80ml。

（3）原有脊髓、脊神经根症状的突然加重：多见于脊髓压迫症，可能因腰穿放液后引起压力的改变，导致椎管内脊髓、神经根、脑脊液和病变之间的压力平衡改变所致。可使根性疼痛、截瘫、大小便障碍等症状加重，在高颈段脊髓压迫症则可发生呼吸困难与骤停，上述症状不严重者，可先向椎管注入生理盐水30~50ml；疗效不佳时应急请外科考虑手术处理。

（蔡 玮）

第九节　胸腔穿刺护理

胸腔穿刺术简称胸穿，是指对有胸腔积液（或气胸）的患者，为了诊断和治疗疾病的需要而通过胸腔穿刺抽取积液或气体的一种技术。

【目的】

1. 诊断性穿刺：对原因未明的胸腔积液，做胸水涂片、培养、细胞及生化学检查，从而确定胸腔积液的性质，以进一步明确疾病的诊断。

2. 治疗：

（1）减轻胸腔大量积液、气胸引起的压迫症状。

（2）抽取脓液治疗脓胸。

（3）向胸腔内注射药物。

【操作准备】

环境准备：调节室温，避免患儿着凉。屏风遮挡，准备靠背椅。

物品准备：无菌胸腔穿刺包、无菌手套、消毒用品、麻醉药品、胶布、遵医嘱备标本
　　　　　采集瓶、治疗所需药物等。

【操作程序】

1. 评估患儿：

（1）询问有无药物过敏史。

（2）穿刺部位是否清洁。

（3）对精神紧张或不配合者，可于术前半小时遵医嘱给予镇静剂。

2. 洗手，戴口罩。

3 准备消毒器械及穿刺包。

4. 协助患儿摆好体位，根据病情和年龄可取坐位或半卧位。配合的年长儿可取坐位，坐位时反坐在靠背椅上，双前臂平置于椅背上缘，头伏于前臂。婴幼儿和病重者可取半卧位，将患侧手臂上举，枕于头下以扩大肋间的距离。

5. 穿刺部位选择在叩诊实音最低部位，一般选择腋后线第7、8肋间，腋中线第6、7肋间，腋前线第5肋间等，气胸排气减压应采用锁骨中线外第2肋间。

6. 常规消毒，戴无菌手套，覆盖消毒洞巾。局部浸润麻醉后，进行胸腔穿刺（由医师操作完成）。

7. 协助医生进行穿刺、抽液、固定，将抽出液注入弯盘及专门准备的容器中。每次抽液完毕取注射器时，应先夹紧橡皮管，防止空气逆流入胸腔，引起气胸。

8. 病情观察：操作过程中密切观察生命体征变化，患儿出现呼吸困难、心悸、胸闷、面色苍白、出汗、刺激性干咳等症状应立即停止操作。

9. 抽液完毕后，按需要留取胸腔积液标本，如治疗需要，可注射药物。

10. 拔出穿刺针，消毒并覆盖无菌纱布。稍用力压迫片刻，用胶布固定。

11. 术后嘱患儿静卧，24h内避免剧烈咳嗽，防止出血。24h内不要洗澡，注意观察有无渗血或渗液。

12. 观察并记录抽出液体的量、颜色和性质。

13. 整理物品。

14. 洗手，取口罩。

【操作流程】

操作流程框图如图4-14所示。

【要点分析】

1. 操作前应向患儿及家属说明穿刺目的，消除顾虑。

2. 操作中应密切观察患儿的反应，如有头晕、面色苍白、出汗、心悸、胸部压迫感或剧痛、昏厥等胸膜过敏反应，立即停止抽液。

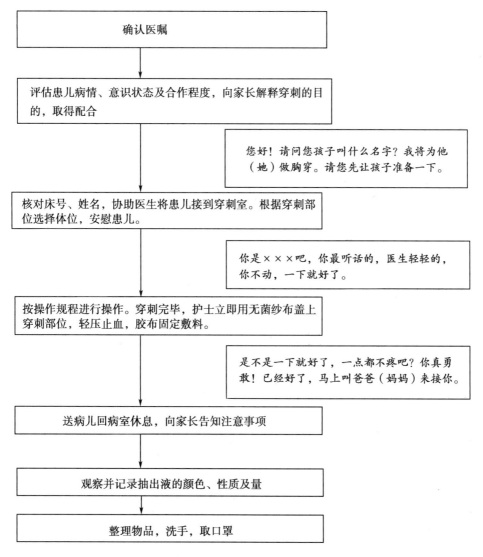

图 4-14

3. 一次抽液不应过多、过快，诊断性抽液，50~100ml 即可；减压抽液，婴幼儿每次每侧不超过 150~200ml，年长儿不超过 300~500ml；如为脓胸，每次尽量抽尽。疑为化脓性感染时，应用无菌试管留取标本。

4. 操作中要防止空气进入胸腔，始终保持胸腔负压。

5. 应避免在第 9 肋间以下穿刺，以免穿透膈肌损伤腹腔脏器。

【知识拓展】

1. 胸腔穿刺可能出现的并发症：

（1）肺复张后低血压；

（2）复张后肺水肿；

（3）气胸；

（4）痛性晕厥；

（5）支气管胸膜瘘。

2. 穿刺过程中紧急情况的判断及处理：

（1）胸膜反应：多见于精神紧张的患儿，一旦发现患儿头晕、出汗、面色苍白、心悸、胸闷、胸壁剧痛等，或连续咳嗽、气促及咳泡沫痰等征象，应立即停止操作，并将病人平卧或置于仰卧头低位，给予对症处理，多数情况下可自行缓解。如果患儿症状仍不缓解可给予 0.1% 肾上腺素 0.3~0.5ml 皮下注射。

（2）复张性肺水肿：严重胸腔积液的患儿经大量抽液后，肺组织迅速复张导致单侧肺水肿，多发生于肺复张后 1h 内，最迟不超过 24h。表现为抽液后立即出现剧烈咳嗽、呼吸急促、胸痛、烦躁不安、眩晕及心悸等，继之咳出大量白色或粉红色泡沫痰，有时伴有发热、恶心或呕吐，严重者可出现休克及昏迷。体格检查可发现病侧肺野布满湿啰音、呼吸频率加快、心动过速等。应立即给氧纠正低氧血症，湿化瓶内用 20%~30% 乙醇去泡沫。必要时进行机械通气、补充液体和应用正性肌力药物等。

（朱卉敏）

第五章 伤口及管道护理

第一节 伤口换药

伤口换药又称更换敷料，包括检查伤口、除去脓液和分泌物、清洁伤口及覆盖敷料，是预防和控制创面感染，消除妨碍伤口愈合因素，促进伤口愈合的一项重要外科操作。

【目的】

清洁伤口和保护创伤面，预防和控制伤口感染，保持引流通畅，促进伤口愈合。通过换药，又可以观察伤口的情况，以便采取相应的治疗措施。

【操作程序】

1. 评估以下各项指标，确定换药的注意事项与换药频率。

（1）患儿的病情、意识、合作程度。

（2）了解伤口形成的原因及持续时间。

（3）了解患儿曾经接受的治疗护理情况。

（4）观察伤口的部位、大小、组织形态、渗出物、颜色、感染情况、引流情况及伤口周围皮肤状况。

2. 操作程序：

（1）协助患儿取舒适卧位，暴露换药部位，注意保护患儿隐私。

（2）揭开创面敷料，手取外层绷带和敷料，再用镊子取紧贴创口的一层敷料。揭除敷料的方向与伤口纵向平行，以减少疼痛。若伤口敷料粘在伤口上，应先用生理盐水棉球湿润后再缓慢揭取。

（3）清洁消毒伤口应用"双镊法"，一把接触患儿皮肤，一把接触辅料（两把始终不要触碰）。用碘伏棉球采用回字形消毒法消毒伤口及周围皮肤，一般应达伤口周围 5cm。清洁伤口由内向外消毒，污染伤口由外向内消毒。创面有渗出时应用生理盐水沾、吸分泌物或脓液。冲洗时用弯盘接水，吸干创面。放引流条时，应探明情况后放置。

（4）根据伤口类型选择合适敷料：接触伤口的敷料光洁面朝下，一般伤口覆盖敷料8 ~ 12 层，分泌物多时加用棉垫。最后顺皮纹方向，与伤口及躯体的长轴垂直粘贴胶布。

3. 注意事项：

（1）严格执行无菌操作原则，防止感染，消毒面积应超过敷料面积，换药所用镊子，一把镊子接触伤口，另一把镊子夹取无菌敷料，两者不可混用，亦不可相互接触。

（2）定期对伤口进行观察、测量和记录，根据伤口渗出情况确定伤口换药频率。

（3）伤口清洗一般选用生理盐水或对人体组织没有毒性作用的消毒液。

（4）对有高度传染性疾病（如破伤风、气性坏疽及绿脓杆菌感染等）的伤口换药时，应严格遵守隔离要求，医务人员应穿隔离衣，使用后的换药用具应分别给予处理，换下的敷料应予以焚毁，换药后，医务人员必须认真消毒手部。

（5）接触伤口的一切物品均应先经过灭菌处理；换下的敷料和用过的物品必须放到指定地点，不得乱扔。

【操作流程】

操作流程框图如图 5-1 所示。

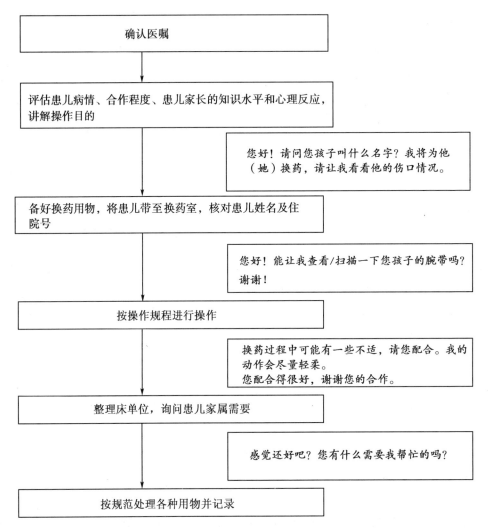

图 5-1

【要点分析】

1. 操作前的准备工作要做到位：

（1）患儿的准备：首次换药时，必须作好解释工作，说明换药的必要性和可能发生的不适反应，消除其恐惧心理，取得患儿的理解支持与配合，严重损伤或大面积烧伤患儿，换药时可能引起剧痛，须先应用镇静止痛剂。换药时让患儿保持适当体位，要求既能很好暴露伤口便于操作，又能最大限度满足患儿安全、保暖、舒适的需要，同时要尽力尊重患儿隐私权。

（2）工作人员准备：换药前必须戴好口罩、帽子，穿工作服，每次换药前后都须洗手，防止交叉感染。事先应了解患儿伤口情况，安排换药次序，避免交叉感染。换药次序应遵循"先换无菌伤口，后换污染或感染伤口；先换缝合伤口，后换开放伤口"的原则；传染性伤口应由专人负责换药。换药时要求室内空气清洁，光线充足，温度适宜。换药前半小时室内不可打扫。换药时间安排在晨间护理之前为宜，避免在患儿进食、睡眠或家属探视时进行，若在床旁换药应用屏风遮挡。

（3）应用物品准备：视伤口大小深浅而定。物品准备遵循"用什么，取什么；用多少，取多少；先干后湿；先无刺激性，后有刺激性"的原则。一般伤口用物：换药盘内备无菌治疗碗两只（一只盛无菌敷料，一只盛酒精棉球、盐水棉球、引流物），无菌镊子两把（一把用于清洁创口周围皮肤，另一把用于创口内换药），弯盘一只，胶布、剪刀、汽油、棉签等物；按创口需要加用油纱布、纱布条、引流药、外用药、血管钳、探针等。

2. 创口内用药：

（1）对于清洁创口或肉芽组织生长健康的创口用无刺激的油膏或凡士林纱布覆盖，以减轻换药时患儿的痛苦，并减少组织液渗出、丢失。轻度感染的创口，用生理盐水湿敷。

（2）分泌物多、肉芽水肿的感染伤口用2%~3%盐水湿敷；有脓液的用1%碳酸液烧灼，随即用酒精纱球、生理盐水洗净。注意湿敷创面，延长更换敷料的时间。

（3）肉芽组织不健康者用刮匙清除后湿敷。肉芽组织超出伤口平面或凹凸不平，应用剪刀修平。分泌物少可用油纱布覆盖，反之用盐水纱布。对于陈旧性肉芽创面，应用刮匙将表面肉芽组织刮除或剪除，使之出血，露出新鲜肉芽，外敷橡皮膏。如有脓液，应注意观察有无脓腔或窦道。

（4）感染或污染伤口应引流排脓，必要时拆线，扩大伤口，彻底引流。一般采用伤口内双氧水和生理盐水反复冲洗，有坏死组织的应给予清创，也可以用抗生素纱布填塞伤口内，伤口的周围最好用碘酒两遍、酒精三遍脱碘消毒。感染伤口换药要每天一次。要求及时清除异物、坏死组织、脓液，选择恰当引流物，确保引流通畅。对化脓切口换药时，一定要仔细擦掉切口处的脓苔。

（5）绿脓杆菌感染最好采用暴露或半暴露，烧伤创面早期绿脓感染可削痂植皮，可用1%~2%苯氧乙醇湿敷，或用0.1%庆大霉素、1%磺胺嘧啶银、10%甲磺米隆等溶液湿敷。创面如较小可用3%醋酸、10%水合氯醛等溶液湿敷。必要时用橡皮管或导尿管插入创口内，以大量生理盐水冲洗，或1%青霉素溶液创口内冲洗。

3. 创口引流：外科引流有预防与治疗作用。预防性引流是为了预防血液、脓液的蓄积而安置的。治疗性引流是为引流脓性分泌物、坏死组织，防止伤口早期闭合而安置的。常用引流物有：橡皮条、纱布条、卷烟引流条和橡皮管等。引流物都需用安全别针固定以免滑脱。浅在伤口的预防性引流一般不做固定。拔除引流物的时间要根据手术情况和创口分泌物多少来决定。预防积血、积液引流，橡皮条一般在术后24~48h拔除。纱布条和分泌物引流条在术后2~3d拔除，橡皮管在术后4~7d拔除，分泌物显著减少后，逐步剪短、拔除。

4. 换药间隔日期：原则上应尽量少换药，使创口自行愈合，减少肉芽损伤或再感染机会，因此对外科手术切口即一期缝合的无菌伤口，若患儿无反应，也可直到拆线时再换药。但若患儿有发热、创口疼痛、肿胀或有渗液时，应检查创口并换药。对普通感染伤口、分泌物不多、肉芽上皮生长较好者，间隔 1~2d 更换敷料一次。分泌物多的创面，应每天或隔天换药。脓液或渗液较多的创面，应每天换药 1~2 次。较大较深的创口，填塞的湿纱布条必须每天换 1~2 次。必要时更换湿透的外层敷料，不必每次做创口内换药。

【知识拓展】

1. 碘伏在换药中的作用机理：碘伏是一种新型高效无毒的广谱杀菌剂，随着对碘伏药理作用认识的不断深入和临床中使用的方便，其应用的范围越来越广。碘伏由碘和非离子表面活性剂综合而成，性能稳定，使用方便，能缓慢持久释放有效碘，达到持续长时间的杀菌作用，碘在溶液中逐渐释放，可氧化细胞浆的活性基团，作用强而快。碘不黄染皮肤组织物，对皮肤黏膜无刺激性，能迅速减少创面的脓性分泌物，并在创面表层形成一层保护膜，不易被细菌、尘埃侵入伤口，起到保护伤口，达到修复、收敛、消炎的作用。碘伏本身还有组织脱水，促进创面干燥的作用。

2. 创面床准备理论在换药中的应用：慢性难治性创面是局部组织由于全身、局部因素综合作用引起变性坏死的病理改变。局部组织因外伤、感染、受压和血流动力学改变等导致其缺血、缺氧和营养代谢障碍是其发生的基本病理过程。由于其病因复杂、病程长，故愈合是临床的一大难题。许多患儿无法通过手术治愈创面，主要通过换药。目前，临床上的换药主要是抗感染与清创，缺乏有效地促进创面愈合的非手术方法，导致创面迁延不愈，甚至会发生危及生命的严重并发症。近年来提出的创面床准备理论认为，创面坏死组织缺氧、感染、修复细胞的衰老及基质的断裂因素与创面的愈合有关，应协调处理妨碍创面愈合的各种不利因素，根据创面的不同情况给予不同的治疗方法，以促进创面的内源性愈合。以往的换药只注重对创面的清创与抗炎处理，忽视了主动促进创面愈合的治疗。

随着基因工程的发展，基因工程药物的应用逐渐增多，rhEGF 是最早用于促进创面愈合的生长因子之一，属于人工合成的基因片段。通过与细胞膜上的 EGF 受体结合，促进表皮细胞、成纤维细胞等修复细胞的生长，加速创面再上皮化。研究发现，创面生长因子含量减少会导致创面长期不愈合，因而需要补充一定量的外源性生长因子。目前，rhEGF 已用于多种表浅创面的修复。

3. 换药时突发晕厥的处理：在门诊手术室处理后的各类急症、创伤、感染性疾病及术后难愈合的伤口创面的处理都要在换药室进行。门诊换药室经常遇到换药患儿发生晕厥。其发病急，病因复杂，若不能及时正确鉴别和积极有效地救治就可能贻误抢救时机，甚至危及生命，因此必须引起换药室护士的高度重视。

（1）单纯性晕厥：发生晕厥的患儿绝大多数为此类型的晕厥，发病机制尚不明确。患儿由于视觉上的不良刺激，伤口疼痛、恐惧、精神紧张等，尤其在天气闷热、环境嘈杂、疲劳、失眠等情况下极易发生。应急措施：换药的环境应宽敞、安静、采光及通风良好。对于精神过于紧张、疼痛感较强的患儿，在治疗前耐心进行心理疏导，尽量安排卧位换药，换药时边处理伤口边与患儿交流，以分散其注意力。动作轻柔，密切观察患儿面色、意识情况，发现晕厥症状及时处理。

（2）低血糖性晕厥：此类晕厥多发生在原有血容量不足、空腹患儿等。症状主要是面色潮红、出汗、饥饿感、头晕、乏力，进而意识不清。此类晕厥起病缓慢。应急措施：嘱患儿在改变体位时勿过急过快，平卧几分钟后再缓慢离床。空腹患儿可以口服含糖的饮料及口服或静脉推注高渗葡萄糖。必要时请医生会诊。

（3）心源性晕厥：这主要是由于心输出量突然减少或心脏停搏导致脑缺氧而发生。

病情凶险，很可能会由于心脏突然停搏而死亡。应急措施：对有心脏病的患儿应有家属陪同，了解既往史，熟悉病情，备好急救药品，减少诱发因素。进行治疗前要与患儿沟通，减少顾虑，取得合作。出现症状时立即平卧、吸氧，建立静脉通道，请内科会诊，及时对症处理。

（4）精神性晕厥：主要是由于过度焦虑、恐惧引起呼吸急促，导致意识丧失。发作初期有气闷，胸前区压迫感，头晕，手足抽搐等，平卧不能缓解。应急措施：此类患儿一般不需特殊处理。平卧位，安静后即可自行消失，如患儿抽搐症状不能缓解可针刺涌泉穴。

4. 换药的人文护理：

（1）换药前的人文护理：对不同年龄、性别、素质的患儿和不同种类伤口换药处置患儿的心理观察，采取相应的人文关怀，消除心理障碍。一般采用循序渐进的方法，打破护患间的陌生感，逐步引入正题。换药前先和患儿交流，从简单的生活起居开始，小儿给予鼓励，等到患儿对换药有信心时再开始操作。并根据伤口情况，让患儿采取适当的体位以便暴露伤口，并注意隐私部位用屏风遮挡。同时给患儿讲解换药的常识以及换药中的配合方法，护士要富有同情心，对患儿的疼痛感同身受，取得患儿的信任，有效地减轻患儿恐惧心理，以平和的心态进行换药。

（2）换药中的人文护理：认真严谨的态度和精湛的技术也是人文护理的体现。让患儿取最佳的姿势，便于暴露伤口，换药时严格无菌操作，动作要轻，尽量减少患儿的疼痛，并严密观察患儿的情况，如患儿有胸闷、恶心、面色苍白、头晕等症状应停止操作，让患儿休息片刻后再进行。操作时严格无菌操作，避免交叉感染。换药时还要认真观察伤口的愈合情况，如有分泌物、线头、腐烂组织等，对于缝合伤口应注意缝合线周围皮肤的反应，有无皮下积血、积液等，对引流伤口要观察引流是否通畅以及肉芽组织生长情况。对患儿及家属提出的问题，认真解答，及时解决。不能解决的要向护士长及门诊部主任报告，及早解决问题，提高患儿对医疗工作的满意度。

（3）换药后的人文护理：根据伤口的情况，告诉患儿下次换药的时间及注意事项，并做好登记，告知家属换药后让患儿保持局部清洁，避免感染，要保持伤口敷料的干净。实实在在为患儿着想，及时与患儿联系，帮患儿解决实际问题，使患儿早日康复。

（李　瑛）

第二节　伤口拆线

外科拆线尤指在缝合的皮肤切口愈合以后或手术切口发生某些并发症时（如切口化脓性感染、皮下血肿压迫重要器官等）拆除缝线的操作过程。拆线是指皮肤切口缝线的剪除，一切皮肤缝线均为异物，不论愈合伤口或感染伤口均需拆线。

【目的】
拆除缝线，促进伤口愈合
【适应证】
1. 无菌手术切口，局部及全身无异常表现，已到拆线时间，切口愈合良好者。
2. 伤口术后有红、肿、热、痛等明显感染者，应提前拆线。

【操作准备】

环境准备：做好室内各种清洁工作，换药前半小时室内停止打扫。

物品准备：无菌换药包、镊子2把、棉球、拆线剪刀、无菌敷料、碘伏及弯盘等。

【操作程序】

1. 评估：

（1）患儿的病情、意识、合作程度。

（2）了解伤口形成的原因及持续时间。

（3）了解患儿曾经接受的治疗护理情况。

（4）观察伤口的部位、大小、愈合情况及周围皮肤情况。

2. 操作要点：

（1）协助患儿取舒适卧位，暴露拆线部位，注意保护患儿隐私。

（2）揭开创面敷料，暴露缝合口，用松节油棉签擦净胶布痕迹。

（3）用碘伏棉球先后由内至外消毒缝合口及周围皮肤5~6cm，待干。

（4）检查切口是否已牢固愈合，确定后再行拆线。

（5）用无齿镊轻提缝合口上打结的线头，使埋于皮肤的缝线露出，用线剪将露出部分剪断，轻轻抽出，拆完缝线后，用碘伏棉球再消毒1次，盖以敷料，再以胶布固定。若伤口愈合可靠，可间断拆线。

【操作流程】

操作流程框图如图5-2所示。

【要点分析】

拆线时应注意不使原来显露在皮肤外面的线段经过皮下组织以免招致细菌污染。

【知识拓展】

1. 缝线的拆除时间应结合切口部位、局部血液供应情况、患儿的年龄及营养状况、切口的大小与张力等因素综合考虑来决定。一般来说，头、面、颈部切口在术后4~5d拆线；下腹部、会阴部6~7d；胸、上腹、背、臀部7~9d；四肢10~12d（近关节处还可适当延长一些）；减张缝合14d。有时可先采用间断拆线；已化脓伤口应立即拆线；青少年患儿可适当缩短拆线时间；年老、营养不良、糖尿病患儿可延迟拆线时间。

2. 遇有下列情况，应延迟拆线。

（1）严重贫血、消瘦、轻度恶病质者。

（2）严重失水或水电解质紊乱尚未纠正者。

（3）婴幼儿。

（4）咳嗽没有控制时，胸、腹部切口应延迟拆线。

3. 肠线可以不拆，待其自行吸收脱落。有时可根据情况采用间隔拆线。对于已经感染化脓的伤口应及早部分拆线或全拆线，及时换药处理。拆线后如发现愈合不良而有裂开的可能，则可用蝶形胶布将伤口固定，并以绷带包扎。伤口张力较大时可以采用间断拆线法，分次拆线，促进伤口愈合。

4. 拆线的心理护理：拆线时，应不停地与患儿进行交流，分散其注意力，达到使患儿放松的目的。护士应保持良好的心理状态，操作时应轻柔、敏捷。用安尔碘消毒皮肤时，应把线头浸湿，左手持无菌镊轻提线头，使线头与皮肤间露出一点线段；右手持无菌剪从线节的外侧剪断线段，应避免剪子从线节内穿过，否则会牵拉线节，引起患儿疼痛，

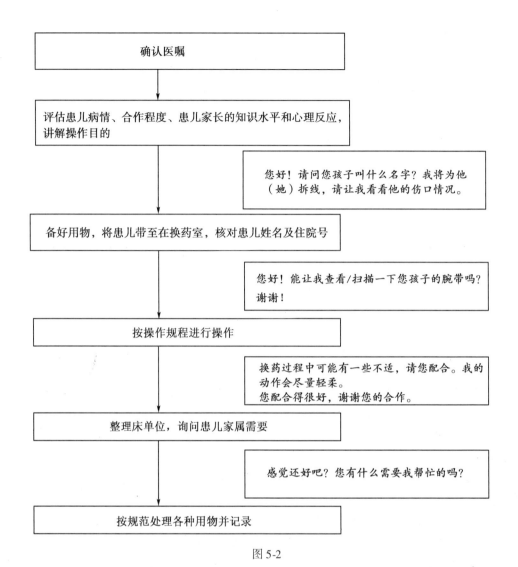

图 5-2

左手迅速用镊子拔出线节。依次拆掉所有的线头，再把伤口重新消毒一遍，用无菌敷料包扎。痛觉较敏感的部位拆线时，应密切观察患儿的反应，在患儿感到疼痛不适时，要一边劝导、安抚患儿，一边暂停拆线，待患儿紧张心情缓解后，再行拆线。

（李　瑛）

第三节　小儿烧伤的处置流程

烧伤可由热水、蒸汽、火焰、电流、激光、放射线、酸、碱、磷等各种因素引起。通常所称的狭义的烧伤，是指单纯由高温所造成的热烧伤，在临床上常见。其他因素所致的烧伤则冠以病因称之，如电烧伤、化学烧伤等。小于 5 岁的儿童最容易发生烧伤或烫伤，此处将针对火焰烧伤及烫伤的院外及院内紧急处置进行阐述。

【目的】

迅速消除致伤原因，脱离现场，及时给予适当治疗，尽可能减轻伤情。

【操作程序】

院外急救流程

1. 确保施救者自身安全。

2. 身上着火时，采取"停、脱、滚"，用毯子扑灭或用水浇灭。

3. 剪开衣服，不要直接脱下。

4. 立即用自来水（8～15℃）冲洗烧伤处至少20min，以降低患处温度（不要用冰块降温）。

5. 防止体温过低：注意保暖，可以考虑将水温升至15℃（微温的）。

6. 如果最初的降温已经延误，该措施仍然可以在受伤后3h进行。

院内紧急处置流程

1. 立即通知医生，并置患儿于换药室。

2. 去除衣物，污染较重的创面立即清洗。

3. 烫伤面积>10%患儿迅速建立静脉通道，输注扩容液体，维持有效血容量，并注意保暖。

4. 保持呼吸道通畅，对于头面部烫伤的患儿或有明显缺氧症状者，必要时给予氧气吸入。

5. 协助医生清理创面，评估烫伤深度和面积，使用烧伤药物或敷料对创面进行涂擦或包扎，注意无菌操作，防止创面感染。

6. 按医嘱给予抗炎、补液、纠酸、扩容、止痛治疗，必要时镇静。

7. 密切观察患儿神志精神状态，监测血压、尿量变化，预防休克。

8. 关心患儿，向家长交代体位、饮食、创面护理等相关知识，并做好心理护理。

【操作流程】

操作流程框图如图5-3所示。

【要点分析】

1. 衣服会余留温度，烫伤时，要及时剪开衣服。

2. 患处降温可以减少组织损伤的严重程度。

3. 流动的自来水与其他的冷却方式同样有效。

4. 如果没有流动的自来水，可以采用其他的液体如牛奶或软饮料替代。

5. 严防体温过低。

6. 不主张用冰块直接冰敷创面，因为冰块会增加创面的损伤，并且会增加体温过低的风险。

7. 院外救护时，创面冷却后可以应用PVC薄膜（家庭中用来保鲜的薄膜）临时覆盖创面，直至送至医院进行评估。四肢使用PVC薄膜时不应缠绕肢体。如果没有PVC薄膜，可以使用清洁干燥的棉布覆盖创面。

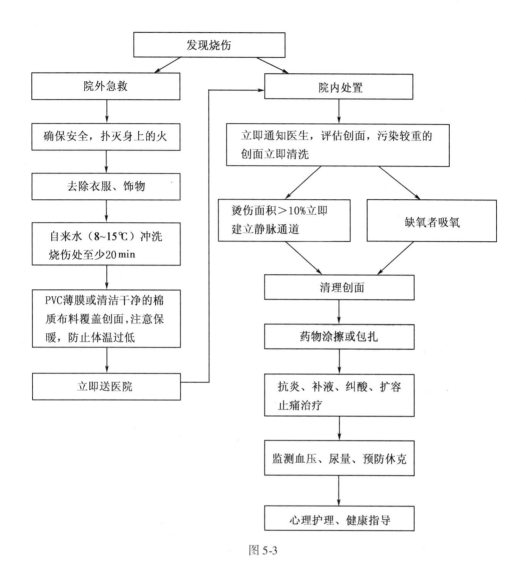

图 5-3

8. 创面不宜使用霜剂，以免影响动态评价。

【知识拓展】

1. 烧伤的面积估计：不同年龄，部位表面面积计算法按中国九分法及 Land-Browder 计算法来估算面积。小于 12 岁儿童特殊部位体表面积按以下公式计算：

小儿头部面积% =9+（12-年龄）（%）

小儿双下肢面积% =41-（12-年龄）（%）

其余部位同成年人，臀部面积以 6% 计算。手掌法用于患儿本人的正常手掌，五指并拢，每一手掌为 1%。

2. 深度的识别：按热力损伤组织的层次，分为Ⅰ度、浅Ⅱ度、深Ⅱ度、Ⅲ度。

（1）Ⅰ度烧伤：伤及表皮。局部呈现红肿，有疼痛和烧灼感，皮温稍增高。2～3d 后症状消失，脱屑不留瘢痕。

（2）浅Ⅱ度烧伤：伤达真皮层，部分生发层存在。水疱饱满，基底潮红，剧痛感觉

125

过敏。无感染2周左右愈合，有色素沉着，不遗留瘢痕。

（3）深Ⅱ度烧伤：伤达真皮深层，皮肤附件残留。水疱小，基底潮湿微红或红白相间，或可见网状栓塞毛细血管网，弹力弱。3~4周愈合，常形成瘢痕。

（4）Ⅲ度烧伤：皮肤全层破坏，可包括皮下组织、肌肉、骨质。痛觉消失，无弹力，蜡白或焦黄碳化，皮革样变凹陷干燥，干后可见皮下闭塞的经脉支。2~3周后焦痂脱落出现肉芽创面，小面积者可由周围上皮爬行愈合，其他常需植皮而愈。

3. 烧伤程度的分类：

（1）轻度烧伤：面积在10%以下的Ⅱ度烧伤。

（2）中度烧伤：面积占小儿总面积的11%~20%，Ⅲ度烧伤5%以下，或Ⅱ度烧伤在头面部、手足、会阴部。

（3）重度烧伤：面积占小儿总面积的21%~50%，Ⅲ度烧伤在5%~15%或总面积不到20%，但全身病情较重，伴有肾功能衰竭、休克或呼吸道、面部等特殊部位烧伤。

（4）特重烧伤：面积为50%以上，Ⅲ度烧伤在15%以上。

4. 儿童体表烫伤面积>10%者须保证液体复苏，须监测尿量和中心静脉压。国内常用补液计算法：

（1）伤后第一个24h补液量包括晶体、胶体和日需量：

2岁以下的婴儿所需的胶体和晶体：烧伤面积（%）×体重（公斤）×2ml

2岁以上的小儿所需的胶体和晶体：烧伤面积（%）×体重（公斤）×1.5ml

（2）伤后第二个24h补液量：晶体、胶体按第一个24h之半量补给，日需量同第一个24h。

（肖翠萍）

第四节　肛门护理

肛门护理是指通过加强肛门手术术后的护理干预，提高小儿结、直肠、肛门疾病手术后的效果的方法。小儿结、直肠、肛门疾病是小儿外科常见的疾病之一，常见有先天性肛门直肠畸形、先天性巨结肠、肛周感染如肛周脓肿、肛瘘和女孩的感染性直肠舟状窝瘘等。这些疾病术后最重要的护理问题就是肛门护理，护理效果的好坏直接会影响手术的效果。

【目的】

通过加强肛门手术后的护理干预，提高小儿结、直肠、肛门疾病手术后的效果。

【适应证】

先天性肛门直肠畸形、先天性巨结肠、肛周感染如肛周脓肿、肛瘘和女孩的感染性直肠舟状窝瘘等的术后护理。

【操作准备】

环境准备：调节适宜室温，一般24~26℃。

物品准备：一次性治疗巾、肛门护理盘1只，盘内呈以下物品：消毒弯盘2只、无菌镊子2把、若干个浸湿药液的棉球（如0.9%生理盐水、0.5%活力碘等）、湿纸巾、屏风（有红臀时需溃疡粉、电吹风）。

【操作程序】

1. 观察患儿肛门处情况：

（1）皮肤有无潮红、破溃；

（2）肛周皮肤是否干燥；

（3）伤口缝线有无脱线；

（4）伤口有无脓性分泌物溢出。

2.评估上述内容，如果都正常，只需常规肛门护理。若出现上述体征，则根据情况进行处理。

（1）环境、体位准备：在患儿床周拉好屏风，臀部下垫一个干净的治疗巾，冬季为防止患儿着凉可准备一护架架于患儿躯干上，将棉被覆盖其上。患儿取平卧位，保持下肢屈曲外展，使肛门充分暴露。对于不合作的患儿，可请家长配合做好约束工作。

（2）清洁肛周：患儿排便后可及时用湿纸巾擦净肛周粪便，但湿纸巾不可直接接触伤口。擦拭时动作要轻柔。然后，用生理盐水浸湿棉球，持物镊将棉球拧至半干后，擦拭肛周。

（3）肛门护理：伤口处直接用活力碘棉球轻轻擦拭。用持物镊将活力碘棉球拧至半干后以从上到下，从中间到两侧的顺序擦拭，每次一个棉球，擦拭范围不必太大，肛周4cm直径即可。不要用力，以免患儿疼痛，减少伤口感染，不排便时每3h擦拭一次（见图5-4）。

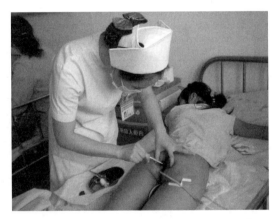

图5-4 肛门护理

（4）红臀的处理：当患儿出现了小范围的红臀时，可在每次涂完活力碘后，待活力碘充分干燥后外涂一层氯锌油。有严重红臀并破溃的患儿，可外涂溃疡粉（康乐保公司生产），使用时注意喷洒进行，避免对创面的摩擦。同时注意最重要的是保持患处干燥，发现患处潮湿时可使用电吹风吹干。但功率不可过大，每次不宜超过10min，防止烫伤。

上述步骤应在2min内完成。

【操作流程】

操作流程框图如图5-5所示。

【要点分析】

1.为女性患儿行肛门护理时注意不要将活力碘棉球涂擦到会阴部，应从肛门伤口处开始涂擦。

2.用活力碘棉球涂擦伤口的动作只能是对伤口的轻轻擦拭，不能用力按、压，特别

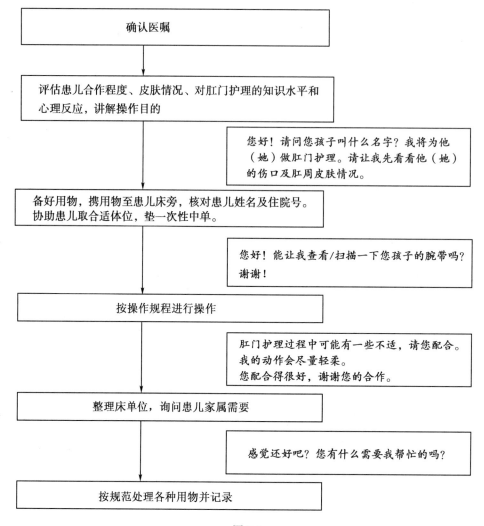

```
                    ┌─────────────────────────┐
                    │        确认医嘱          │
                    └─────────────────────────┘
                                │
                                ▼
        ┌───────────────────────────────────────────┐
        │  评估患儿合作程度、皮肤情况、对肛门护理的知识水平和  │
        │  心理反应,讲解操作目的                        │
        └───────────────────────────────────────────┘
                                │
                                        ┌─────────────────────────────────┐
                                        │  您好!请问您孩子叫什么名字?我将为他  │
                                        │ (她)做肛门护理。请让我先看看他(她) │
                                        │  的伤口及肛周皮肤情况。            │
                                        └─────────────────────────────────┘
                                │
                                ▼
        ┌───────────────────────────────────────────┐
        │  备好用物,携用物至患儿床旁,核对患儿姓名及住院号。  │
        │  协助患儿取合适体位,垫一次性中单。            │
        └───────────────────────────────────────────┘
                                │
                                        ┌─────────────────────────────────┐
                                        │  您好!能让我查看/扫描一下您孩子的腕带吗?│
                                        │  谢谢!                          │
                                        └─────────────────────────────────┘
                                │
                                ▼
        ┌───────────────────────────────────────────┐
        │             按操作规程进行操作               │
        └───────────────────────────────────────────┘
                                │
                                        ┌─────────────────────────────────┐
                                        │  肛门护理过程中可能有一些不适,请您配合。│
                                        │  我的动作会尽量轻柔。              │
                                        │  您配合得很好,谢谢您的合作。        │
                                        └─────────────────────────────────┘
                                │
                                ▼
        ┌───────────────────────────────────────────┐
        │         整理床单位,询问患儿家属需要           │
        └───────────────────────────────────────────┘
                                │
                                        ┌─────────────────────────────────┐
                                        │  感觉还好吧?您有什么需要我帮忙的吗?  │
                                        └─────────────────────────────────┘
                                │
                                ▼
        ┌───────────────────────────────────────────┐
        │          按规范处理各种用物并记录             │
        └───────────────────────────────────────────┘
```

图 5-5

是巨结肠术后的患儿,以免造成吻合口漏。

3. 擦拭肛周的湿纸巾不要使用含酒精的材质,以免对患儿皮肤造成刺激。

4. 出现红臀的患儿肛周外涂的氯锌油不宜太厚,涂得太厚反而不透气,会加重臀部红肿糜烂。

【知识拓展】

1. 肛门手术术后饮食:患儿术后需禁食 24~48h,禁食期间应向家长说明禁食的意义以取得家属配合。由于肛门直肠手术患儿往往伴有一定程度的结肠炎,术后多伴有大便次数多、水分多,不利于伤口的恢复。因此开始进食的早期建议患儿进食无渣高蛋白饮食,如水解蛋白等。

2. 扩肛:肛门直肠手术后,为防止术后肛门狭窄,常规需术后 1 月左右开始扩肛。应让家长了解扩肛治疗关系到患儿术后排便功能及远期生活质量,使家长重视并熟练掌握扩肛技术。两次扩肛的间隔期,根据松紧感觉而定,一般给予隔日 1 次扩肛,每次 1~

3min，半年后改为3d一次，根据情况坚持1~2年。并向家长讲述扩肛手法、要点（患儿侧卧，扩肛器前端涂抹油剂，经肛门插入直肠3~5cm），稍大的患儿指导其放松肛周肌肉。

3. 导尿护理：肛门疾病手术术后尿潴留是常见并发症，常规肛肠手术术后留置导尿8~10d，避免尿潴留发生的同时可以防止小儿术后尿液污染肛门伤口。留置导尿期间，每天无菌操作下更换尿袋、记录尿量、观察尿液的颜色、性质、量，并记录于护理记录单上，发现异常及时通知医生。由于留置时间较长拔管前要间断夹管，每次夹管2~4h，训练排尿2~3次，以免拔管后出现尿潴留。

4. 术后为避免肛门伤口出血，术后常规放置肛门支撑管，一般在术后24~48h拔除。术后要告知患儿家属避免碰触支撑管以免造成肠管损伤。拔除肛门支撑管后，每日用0.5%的活力碘消毒伤口。为促进局部血液循环、利于伤口愈合，每日用SP利康治疗仪照射肛门3次，每次10~15min，距离肛门20~30cm，照射时两腿外展并充分暴露肛门口，注意限制两腿活动、避免烫伤，男性患儿要同时避免阴囊照射，用湿毛巾覆盖，防止温度升高。术后10天用1:5000高锰酸钾温水坐浴2次/日，每次15min。利于减轻或消除肛门部的充血、炎症、水肿和疼痛，保持清洁舒适，预防伤口感染，促进伤口愈合。

（胡　敏）

第五节　脑室引流的护理

脑室引流是神经外科最常见的治疗和急救措施。颅内脑脊液通道若受阻，颅内压可急剧升高，加重脑水肿，甚至发生脑疝。

【目的】

解除脑室内的压迫，通畅脑脊液循环，使颅内压降低，减少并发症，挽救生命。

【适应证】

脑室出血、脑积水、脑膜炎。

【操作准备】

环境准备：安静舒适的病房，如有条件尽量安排单人病房。

物品准备：0.5%活力碘、棉签、胶布、无菌敷贴、引流袋、测量尺、无菌手套、约束带、血管钳、纱布、无菌治疗巾。

【操作程序】

1. 核对医嘱，评估患儿意识、瞳孔、生命体征及头痛、呕吐等情况。观察引流管内液面有无波动，引流液的颜色、性状、量，观察伤口敷料有无渗出。

2. 洗手，戴口罩。检查一次性引流袋有效期，有无破损，漏气等。

3. 携用物至患儿床旁，再次核对。关门，酌情关窗，必要时用屏风遮挡患儿。

4. 更换无菌治疗巾垫于引流口处，置弯盘，露出引流管处，揭开无菌敷料，观察引流情况，用止血钳夹住引流管上部。

5. 再次核对床号，姓名，戴无菌手套。

6. 取无菌纱布包裹引流管接头处，分离脑室引流管，将引流袋置于黄色医用垃圾袋中。用活力碘消毒引流管连接口及周围，并取无菌纱布包裹。

7. 将脑室引流管和一次性引流袋连接，丢弃无菌纱布，再用无菌敷料包裹。妥善固定引流袋并悬挂于床头，引流袋入口处需高出侧脑室平面 10 ~ 15cm，以维持正常颅内压。松止血钳，观察引流液的颜色，性状和量。

8. 脱手套，整理床单位。协助患儿取平卧位，询问需要。

9. 按规范清理各种用物。

10. 洗手，取口罩。记录引流液的颜色、性状、量。

【操作流程】

操作流程框图如图 5-6 所示。

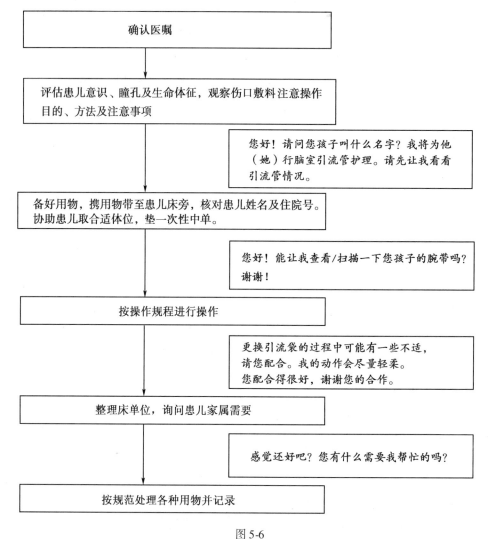

```
┌─────────────────────────────────┐
│           确认医嘱               │
└─────────────────────────────────┘
                 ↓
┌─────────────────────────────────┐
│ 评估患儿意识、瞳孔及生命体征，观察伤口敷料注意操作 │
│ 目的、方法及注意事项             │
└─────────────────────────────────┘
                          ┌──────────────────────────────────┐
                          │ 您好！请问您孩子叫什么名字？我将为他  │
                          │ （她）行脑室引流管护理。请先让我看看  │
                          │ 引流管情况。                      │
                          └──────────────────────────────────┘
                 ↓
┌─────────────────────────────────┐
│ 备好用物，携用物带至患儿床旁，核对患儿姓名及住院号。│
│ 协助患儿取合适体位，垫一次性中单。 │
└─────────────────────────────────┘
                          ┌──────────────────────────────────┐
                          │ 您好！能让我查看/扫描一下您孩子的腕带吗？│
                          │ 谢谢！                            │
                          └──────────────────────────────────┘
                 ↓
┌─────────────────────────────────┐
│        按操作规程进行操作         │
└─────────────────────────────────┘
                          ┌──────────────────────────────────┐
                          │ 更换引流袋的过程中可能有一些不适，  │
                          │ 请您配合。我的动作会尽量轻柔。     │
                          │ 您配合得很好，谢谢您的合作。       │
                          └──────────────────────────────────┘
                 ↓
┌─────────────────────────────────┐
│   整理床单位，询问患儿家属需要     │
└─────────────────────────────────┘
                          ┌──────────────────────────────────┐
                          │ 感觉还好吧？您有什么需要我帮忙的吗？  │
                          └──────────────────────────────────┘
                 ↓
┌─────────────────────────────────┐
│    按规范处理各种用物并记录       │
└─────────────────────────────────┘
```

图 5-6

【要点分析】

1. 脑室引流是引起脑室感染的途径，更换引流袋时需严格无菌操作。

2. 妥善固定引流管，必要时使用约束带，防止患儿将引流管意外扯断或拉出。

3. 搬动患儿时先夹闭引流管，待患儿安置稳当后再开放。

4. 患儿翻身时避免引流管牵拉、滑脱、扭曲和受压。

5. 发现引流不畅或脑脊液颜色、量、性状有异常，需及时报告医师。

6. 保持引流管的高度，控制引流的速度，颅内压不可过高或过低。

7. 指导患儿按要求卧位，引流袋位置不能随意移动，保持伤口敷料清洁干燥，不可抓挠伤口。

【知识拓展】

1. 意识状态：

（1）传统方法可分为清醒、嗜睡、模糊、浅昏迷、深昏迷 5 级。

（2）现常用 Glasgow 昏迷评分法，按睁眼、语言及运动 3 方面的反应来计分，将 3 者的得分相加，最高分 15 分，最低分 3 分。15 分表示意识清醒，8 分以下为昏迷，分数越低表明意识障碍越重，意识障碍重说明颅内压增高。

2. 儿童正常颅内压一般为 5 ~ 18cmH$_2$O，引流袋入口处需高出侧脑室平面 10 ~ 15cm，可确保患儿的颅内压处于正常范围。过高达不到引流目的，过低可形成负压引流，脑脊液流出过快、过多可致颅内压突然下降，使脑内静脉破裂造成脑出血，还可引起脑脊液生成速度加快，重吸收减少，脑脊液更多。

3. 正常脑脊液为无色透明，无沉淀，术后 1 ~ 2d 可略带血性，以后转为浅黄色或橙黄色。若术后脑脊液中有大量血性，要考虑是否脑室内出血。若引流液浑浊有絮状物应考虑脑室内感染。引流液一般每天 50 ~ 200ml，超过 200ml 要遵医嘱调节引流袋高度；如引流液逐渐减少至每天 50ml，可考虑夹闭引流管。

4. 拔管：脑室引流一般为 3 ~ 7d，最好不超过 2 周，以免引起颅内感染。待病情稳定好转，引流袋内的脑脊液颜色变浅，变清或颅内压正常，CT、MRI 复查后脑室内血肿明显减少或消失可行拔管。拔管前应试行夹闭引流管 24 ~ 48h，观察有无颅内压增高的症状，若患儿生命体征平稳即可拔管。拔管后头部抬高 30°，避免脑脊液漏。

（刘晓文）

第六章 中心静脉导管护理

第一节 PICC置管术操作/护理/维护

PICC全称是外周静脉置入中心静脉导管，它是由外周静脉（贵要静脉、肘正中静脉、头静脉）穿刺插管，其尖端定位于上腔静脉或锁骨下静脉的导管。

【目的】

为患者提供中期至长期的静脉输液治疗（7天至1年）。减少频繁静脉穿刺的痛苦和不适。

【适应证】

需长期静脉输液的病人、化疗、胃肠外营养（PN）、刺激外周静脉的药物、缺乏外周静脉通路、家庭病床的病人、早产儿。

【操作准备】

环境准备：指定PICC置管治疗间，调节适宜的病室温度。

物品准备：导入鞘、安全型外周静脉置入中心静脉导管、无菌PICC穿刺包、分隔膜
    接头、无菌手套2副、无菌生理盐水、10ml注射器。

【操作程序】

1. 评估：核对医嘱，评估患儿病情和血管，制定置管计划，与患儿家长沟通签署同意书。

2. 准备物品。

3. 选择合适的静脉：置患儿于平卧位，手臂外展与躯干呈90°，在预期穿刺部位以上扎止血带。再次评估患儿的血管状况，并选择贵要静脉为最佳穿刺血管。松开止血带。

4. 测量定位：测量导管尖端所在的位置，测量时手臂外展90°。同时测量上臂中段周径（臂围基础值），以供监测可能发生的并发症如渗漏和栓塞，新生儿及小儿应测量双臂臂围，并作好记录。

5. 建立无菌区：打开PICC无菌包，戴手套。应用无菌技术，准备分隔膜接头，抽吸生理盐水。将第一块治疗巾垫在病人手臂下。

6. 穿刺点的消毒：按照无菌原则消毒穿刺点，范围10cm×10cm。先用酒精清洁脱脂，再用碘伏消毒。让两种消毒剂自然干燥。更换手套，铺孔巾及第二块治疗巾，扩大无菌区。

7. 预冲导管：用注满生理盐水的注射器连接"T"形管并冲洗导管，润滑亲水性导丝。撤出导丝至比预计长度短0.5~1cm处。

8. 按预计导管长度修剪导管：在预计长度处，剪去多余部分并剥开导管护套10cm左右以便应用方便。

9. 穿刺：在上臂扎上止血带，使静脉充盈。握住回血腔的两侧，去掉穿刺针前端保护套。穿刺针与穿刺部位保持 15° ~ 30° 进行静脉穿刺。确认回血，立即降低穿刺角度，再进入少许，进一步推进导入鞘确保导入鞘进入静脉（见图6-1）。

10. 从导入鞘中退出穿刺针：松开止血带，左手食指固定导入鞘以避免移位，中指轻压导入鞘尖端所处上端的血管，减少血液流出。按住白色针尖保护按钮，确认穿刺针回缩至针尖保护套中，将针尖保护套放入指定的锐器收集盒（见图6-2）。

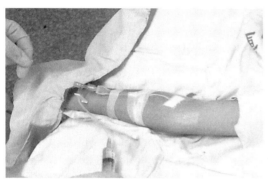

图6-1　穿刺

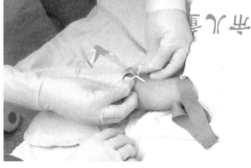

图6-2　从安全型导入鞘中退出穿刺针

11. 植入 PICC 导管：用镊子轻轻夹住 PICC 导管（或用手轻轻捏导管保护套）送至"漏斗形"导入鞘末端，然后边缓注生理盐水边将 PICC 导管沿导入鞘逐渐送入静脉（见图6-3）。

12. 确定导管通畅：用生理盐水注射器抽吸回血，并注入生理盐水，确定是否通畅。

13. 退出导入鞘：PICC 导管置入后，即可退出导入鞘。指压导入鞘上端静脉固定导管，从静脉内退出导入鞘，撕裂导入鞘并从置管上撤离（见图6-4）。

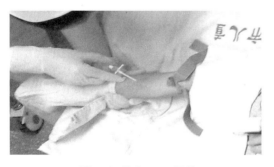

图6-3　植入 PICC 导管

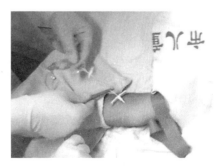

图6-4　固定导管

14. 移去导引钢丝：一手固定导管圆盘，一手移去导丝，移去导丝时，要轻柔、缓慢。连接分隔膜接头，生理盐水正压封管，如立即输液可直接输液。

15. 清理穿刺点：撕开孔巾上方充分暴露肘部。用酒精棉棒清理穿刺点周围皮肤，必要时涂以皮肤保护剂（注意不能触及穿刺点）。

16. 固定导管：将体外导管放置呈"S"状弯曲，在圆盘上贴胶带。在穿刺点上方放置一小块纱布吸收渗血，并注意不要盖住穿刺点。覆盖一透明贴膜在导管及穿刺部位，贴膜下缘与圆盘下缘平齐。用第二条胶带在圆盘远侧交叉固定导管。第三条胶带固定圆盘（见图6-5）。

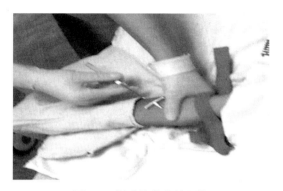

图6-5　撕裂并移出导入鞘

17. 定位：通过X线拍片确定导管尖端位置。

18. 记录：穿刺后记录导管名称、编号、导管型号、置入长度、所穿刺静脉名称、穿刺过程是否顺利、固定状况、X线检查结果、臂围、穿刺者姓名、穿刺日期。

19. 指导患儿家长作好导管维护。

20. 清理用物，整理病床单位。

【操作流程】

操作流程框图如图6-6所示。

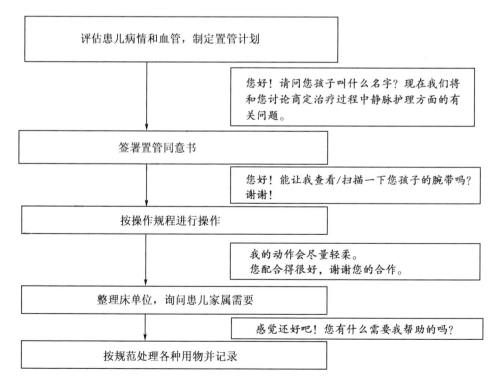

图6-6

【要点解析】

1. 穿刺前应评估患儿病情、静脉走向及静脉情况，避免在疤痕及静脉瓣处穿刺。

2. 做好解释工作，使患儿放松，对不能较好配合的患儿必要时遵医嘱使用镇静药物，以确保穿刺时静脉的最佳状态，提高置管成功率。

3. 严格掌握导管尖端的定位方法。上腔静脉测量法：从预穿刺点沿静脉走向量至右胸锁关节再向下至第三肋间隙。锁骨下静脉测量法：从预穿刺点沿静脉走向至胸骨切迹，再减去 2cm。

4. 穿刺进针角度为 20°～30°，直刺血管，见回血后降低角度并进针少许，再送套管。注意避免刺入动脉；避免穿刺过深而损失神经，避免损伤静脉内膜、外膜，以免发生机械性静脉炎或渗漏。

5. 穿刺时退出针芯之前，务必先松开止血带，套管尖端加压后再撤出针芯。

6. 导管植入后退出导引钢丝，若导管呈串珠样皱折改变，表明有阻力，忌强行移出。

7. 在撕裂导入鞘时，需固定好 PICC 导管。

8. 注意导管的体外部分必须有效地固定，任何移动都意味导管尖端位置的改变。

9. 有出血倾向的病人要小心，注意加压止血。

10. 对免疫力低下的病人应严密观察（肝素液浓度：50～100u/ml）。

11. 固定外露的延长管使病人感觉舒适。

【知识拓展】

PICC 导管的拔出：7%～12% 的 PICC 导管拔出时有困难。当拔管遇到阻力时，应立即停止，不可强行拔管。

1. 导致拔管困难的潜在原因有：

（1）导管置入时间过长和静脉壁黏附。

（2）静脉炎、血栓性静脉炎、静脉痉挛、化学药物对静脉的刺激。

（3）感染、静脉蜂窝组织炎，由于软组织炎症引起肿胀导致拔管阻力。

（4）输注冷注射液。

（5）病人的情绪变化如害怕、紧张所导致的血管痉挛。

（6）导管壁与血管壁移动方向相反。

2. 导管拔除困难的处理：

（1）血管痉挛导致的拔管困难可先稍等再拔，典型的痉挛是由于静脉壁受某种因素激惹引起。这种痉挛不会持续很久，最终会松弛下来。

（2）可采用注射温热盐水后 5～15min 拔管的方法（热盐水可使静脉松弛，增加静脉直径，从而增加导管周围的静脉血流）。

（3）在拔除有阻力的导管之前或病人感到拔管时有尖锐的疼痛时，应用 X 片探知导管目前位置。

（4）拔管时应稍用力但用力要均匀。

（5）对静脉部位进行 20～30min 的热敷后再尝试拔管。

（6）如果第二次拔管还有阻力，则应先将导管固定好，12～24h 后再次尝试拔管。

附录一　PICC 置管的维护

1. 注射器的选择：

（1）严禁使用小于 10ml 的注射器：小于 10ml 的注射器可产生较大的压力。如遇导管阻塞可致导管破裂。推荐使用 10ml 注射器。

（2）如果必须使用小剂量的药物，应将药物稀释于较大规格的容器内或在给药前先测试导管内的张力。方法如下：使用 10ml 注射器或更大的注射器注射 0.9% 生理盐水，如未遇阻力，则可使用小规格注射器，缓慢轻柔注射药物。如遇阻力应立即放弃这种操作方法并通知医生，绝不能用力注射任何注射液。

（3）家庭护理的病人只应给他们配备 10ml 或更大规格的注射器。

（4）医院或家庭护理使用的注射泵应将压力标准定于不致引起 PICC 导管破裂的压力下。严禁使用用于放射造影的注射泵。

2. 输液接头与延长管：

（1）所有导管的连接都应是螺口旋转连接，以避免导管脱落，引起潜在污染。

（2）在更换输液管或辅助延长管时，应使用无菌技术，包括在拔掉导管前在导管部位使用消毒液。

（3）不要在导管附近使用夹子、止血器具和利器。

（4）如果导管使用肝素封管，应该具有导管加辅助延长管容积的知识，以便掌握适当的封管液量。

注意：使用脂肪乳剂时建议每 72h 更换辅助延长管。脂肪乳剂可导致辅助延长管的塑料材质退化而产生渗漏或导管破裂。

3. 导管的拔除：

（1）在没有出现并发症指征时，PICC 导管可一直用做静脉输液治疗。一般不超过 1 年。

（2）导管拔出时，置患儿平卧，应从穿刺点部位轻轻地缓慢拔出导管，切勿过快过猛。立即压迫止血，涂以抗菌药膏封闭皮肤创口防止空气栓塞，用敷料封闭式固定。测量导管长度，观察导管有无损伤或断裂。做好每 24~48h 换药直至创口愈合。同时完善护理记录。

4. 家庭维护：

（1）留置 PICC 期间穿刺部位注意防水、防牵拉。置管手臂不可用力过猛，衣服袖口不可过紧，避免在此手臂测血压和静脉穿刺。

（2）保持穿刺部位清洁干燥，每周定期到医院换敷贴，积极预防并发症。

附录二　PICC 敷料更换操作常规

PICC 敷料更换原则：更换敷料必须严格执行无菌操作技术。透明贴膜应在导管置入后第一个 24h 更换，以后每 7d 更换一次或在发现贴膜被污染（或可疑污染）、潮湿、脱落或危及导管时更换。所有透明贴膜上应该清楚地记录更换敷料时间。

【目的】

预防深静脉置管感染。

【适应证】

PICC 置管后第一个 24h，敷料出现松动或潮湿，每 7d 一次常规更换。

【操作准备】

环境准备：调节适宜的病室温度。

物品准备：无菌手套 1 副、换药包、透明无菌贴膜、基础治疗盘。

【操作程序】

1. 查对 PICC 护理记录或维护手册,了解置管深度,穿刺点局部情况及上次更换敷贴情况。

2. 核对患儿床号姓名,取得合作。

3. 操作者洗手戴口罩,准备用物至床边。

4. 测量臂围,与原始资料核对,作好记录。

5. 备胶布,暴露置管部位。用一只手稳定住导管的圆盘,另一只手沿外露导管尾端向穿刺点方向,零角度轻轻揭除原有敷贴,观察穿刺点及局部有无异常。

6. 打开换药包,戴无菌手套,铺孔巾。

7. 用 0.5% 活力碘消毒穿刺点及周围皮肤 2 次,待干。

8. 将暴露体外部分的导管以 S 形定位,取准备好的胶布固定圆盘。

9. 将无菌透明贴膜贴于穿刺点,贴膜应覆盖穿刺点、穿刺点外的导管和圆盘,其下缘与圆盘下缘平齐。

10. 用胶布交叉固定导管尾端,贴于透明贴膜上。导管尾端用胶布妥善固定。

11. 整理床单位或操作台。

12. 清理用物,记录更换敷贴时间于透明贴膜上。

【操作流程】

操作流程框图如图 6-7 所示。

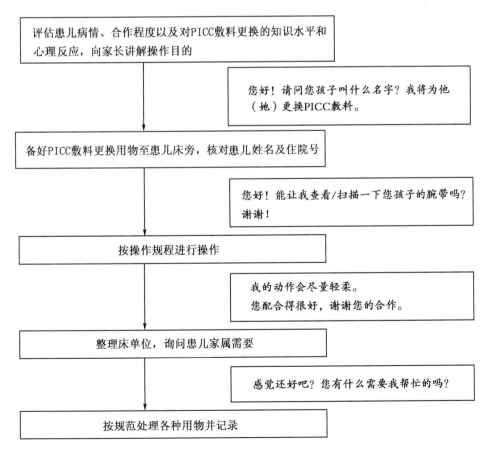

图 6-7

【要点解析】

1. 更换敷料必须严格执行无菌操作技术。

2. 揭开原敷贴手法要求零角度由下向上朝穿刺点方向。

3. 忌将胶布直接贴到导管体上。

4. 暴露体外部分的导管必须以 S 形固定有效防止导管移动。

5. 不可延长贴膜使用时间，更换透明贴膜前应观察穿刺点有无发红、液体渗出或水肿、触摸穿刺点周围有无疼痛和硬结。

附录三　PICC 冲洗操作程序

【目的】

保持 PICC 导管通畅。

【适应证】

在每次静脉输液、给药后；治疗间歇期每 7 天一次。

【操作准备】

环境准备：调节适宜的病室温度。

物品准备：基础治疗盘、预冲式导管冲洗器或 10ml 注射器、生理盐水。

【操作程序】

1. 核对床号、姓名或维护手册。

2. 洗手戴口罩，准备用物至床边。

3. 输液前抽回血，见回血后取预冲式导管冲洗器或用注射器抽吸 10ml 生理盐水，连接 PICC 接头采用推一下，停一下的脉冲式冲洗方法冲管，确保通畅后连接输液器并输液。

4. 治疗结束后分离输液接头，取预冲式导管冲洗器或用注射器抽吸 10ml 生理盐水采用边推注边拔针的正压式封管的方法保持畅通的静脉输液通路。

5. 整理床单位或操作台。

6. 清理用物。

【操作流程】

操作流程框图如图 6-8 所示。

【知识拓展】

1. 正确的冲管与封管技术和常规能保证导管内的正压和导管的完整性。

2. 小于 10ml 的注射器可产生较大的压力，如遇导管阻塞可致导管破裂，在测定导管压力前，严禁使用小规格注射器。

3. 封管液的选择：一般情况下选用等渗生理盐水冲、封管，若需要用肝素液封管，方法如下：

（1）10u/ml 稀释肝素液（一支 12500u 肝素加入 1250ml 生理盐水中），每 8h 冲管一次（多用于小儿）。

（2）100u/ml 稀释肝素液（一支 12500u 肝素加入 125ml 生理盐水中），每 12h 冲管一次（多用于成人）。

4. 封管方式（SASH）：

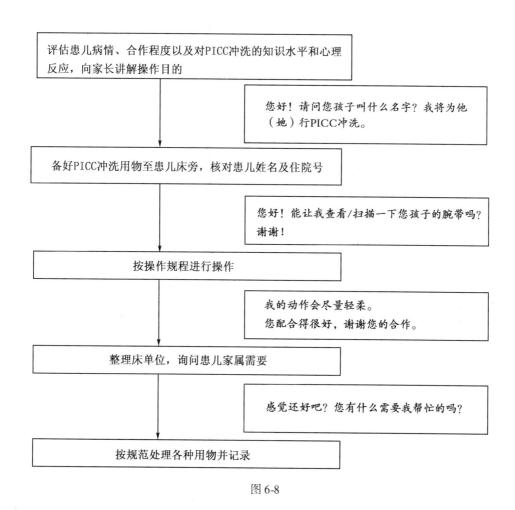

图6-8

S——生理盐水　　A——药物注射

S——生理盐水　　H——肝素溶液

SASH就是在给予肝素不相容的药物液体前后均使用生理盐水冲洗，以避免药物配伍禁忌的问题，而最后用肝素溶液封管。

5. 封管液量：为了达到适当的肝素化，美国静脉输液护理学会（INS）推荐封管液量应两倍于导管+辅助延长管容积。通常成人为1～2ml；小儿为0.5～1ml。应足够彻底清洁导管壁，采血或输注药物后尤为重要。

6. 正压封管：在封管时必须使用正压封管技术，以防止血液回流入导管尖端，导致导管阻塞。在注射器内还有最后0.5ml封管液时，以边推注药液边退针的方法，拔出注射器的针头。在封管后夹闭延长管系统以保证管内正压。

第二节　脐静脉置管术操作/护理/维护

脐静脉置管术是通过脐静脉置入导管进行药物注射或抽血治疗。由于新生儿外部输液通道不完善，在新生儿纤细的血管上放置静脉导管非常困难，尤其是对有转运要求以及需要特殊护理的新生儿，安全的静脉输注通道显得格外重要。而利用新生儿特有的脐静脉恰好可以提供一条方便有效的途径。

【目的】

利用新生儿特有的脐静脉置入导管进行药物注射或抽血治疗。

【适应证】

1. 中心静脉压力测定。

2. 紧急情况下静脉输液的快速通路。

3. 换血或部分换血。

4. 极低出生体重儿的长期中心静脉通路。

【操作准备】

环境准备：紫外线和循环风空气消毒机进行空气消毒，新生儿辐射抢救台，调节适应室温。

物品准备：穿刺包（无菌孔巾、止血钳、镊子、纱布）、无菌手套、口罩、帽子、10ml注射器、肝素盖、头皮针、肝素盐水（每毫升盐水含肝素 1~3u）、皮肤消毒剂、胶布、测量尺。

患儿准备：心电、血氧监护，保暖，仰卧位，固定四肢，0.5%活力碘常规消毒脐及周围皮肤，尤其脐凹皱褶。

【操作程序】

1. 脐静脉置管术操作：

（1）将患儿放置仰卧位，用尿布包裹双下肢，以稳定患儿（见图6-9）。

（2）戴口罩，帽子及无菌手套。

（3）用活力碘消毒脐部及其周围皮肤。

（4）用10ml的注射器抽取肝素盐水，将肝素盐水充满插管系统，不得有任何气泡。

（5）铺巾，暴露头部和双脚，密切观察操作期间是否出现双下肢血管痉挛或窘迫表现。

（6）在脐带根部系上一根丝线，以减少出血。

（7）鉴别血管：可见2个脐动脉和1个脐静脉开口。动脉壁厚，孔小，通常位于4点和7点的位置。静脉壁薄，腔大，通常位于11~1点处（见图6-10）。

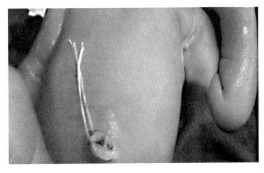
图6-9 体位

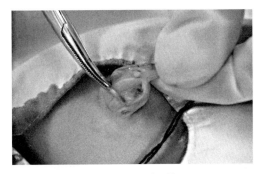
图6-10 鉴别血管

（8）用弯止血钳向上稳定地钳住脐带的根部，用镊子打开并扩张脐静脉。

（9）将脐静脉导管插入脐静脉插管时，提起脐带与下腹部呈 30°～45°角，略偏左腿，导管插入时，方向稍偏右上方约 30°角，可与腹内脐静脉成一直线。

（10）将插管插到预定深度后，用注射器抽吸见血液回流后连接输液管。

（11）固定：在脐带切面做荷包缝合并将线绕插管数圈后系牢，用胶布粘成桥状以固定插管（见图 6-11）。

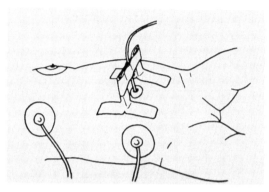

图 6-11　桥状固定

（12）X 片定位，并调整插管深度。

2. 脐静脉置管术护理：

（1）接触患儿前后洗手，严格执行无菌操作。

（2）防止静脉血栓，确保导管内无小血凝块，每 8h 用肝素盐水冲管一次，不间断输液，速度不低于 1ml/h。规定不在导管处（或尽量减少）输血，从导管处取血后，要及时用肝素盐水冲管，更换有血液残留的肝素帽，避免堵管或增加感染的机会。输注脂肪乳时，每 8h 冲管后同时转动导管外露部分，防止脂肪乳沉积在导管。输注不同药物之间用生理盐水冲管，防止因药物禁忌导致沉淀物生成而堵塞导管。

（3）输液时排尽空气，输液系统各接头连接严密，严防空气栓塞。一旦出现立即将患儿置于左侧卧位并处头低足高位，争取抢救时机。

（4）应用微量泵控制输液速度，因脐静脉管腔大，应避免输液速度过快导致急性肺水肿。

（5）防止脐部感染，每班用 0.5% 活力碘消毒脐部，观察脐部及周围组织有无红肿渗血、渗液等感染迹象。及时更换敷料（或不用敷料），保持脐部周围皮肤干燥，可擦浴，防止大小便污染脐部。

（6）每班检查并记录导管的外露长度，及时更换固定松动的胶布，严防导管移位与脱出。

【操作流程】

操作流程框图如图 6-12 所示。

【要点解析】

脐静脉导管可用于一周以内的新生儿，大于一周的新生儿则因脐带根部（脐带残端）已经干梱，不能再放置导管。

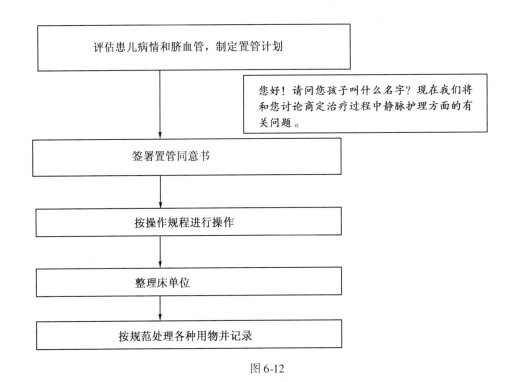

图 6-12

【知识拓展】

1. 插管过程中和插管后，应密切观察以下可能发生的并发症：误插在门静脉沟处、穿破肝实质、门静脉高压、肝细胞坏死（多由注入药物引起）、呼吸暂停、心室纤颤、心跳停搏（此二并发症多由于插管过深进入心腔所致）、食管充血、血栓形成及栓塞、空气栓塞、感染、败血症等。如表 6-1 所示。

表 6-1　　　　　　　　　　不同体重导管插入深度

体重/（g）	插入深度/（cm）
<1000	6
1000～1500	7
1500～2000	8
2000～2500	9
>2500	10～12

2. 导管尖端位置：

急诊：脐静脉。

非急诊：下腔静脉-右心房交界处。

常规定位方法：前后位 X 片，可加侧位 X 片；膈上 0～1cm。

如有条件，可行超声心动图检查。

3. 脐静脉拔管的护理：

拔管指征：病情好转；出现并发症；导管留置时间超过 14d。

4. 应尽量缩短导管留置的时间，达到治疗目的后应尽早拔除导管，以减少感染机会。通常导管保留 7d 左右。一旦出现血栓、气栓、感染等现象应立即拔管。

5. 每日用活力碘常规消毒脐部，直到脐带残端脱落，伤口干燥为止。常规加压包扎脐部 24h。

第三节　中心静脉导管（CVC）的维护

中心静脉导管（CVC）是经过皮肤直接自颈内静脉、锁骨下静脉和股静脉等进行穿刺，沿血管走向直至腔静脉的插管（见图 6-13）。

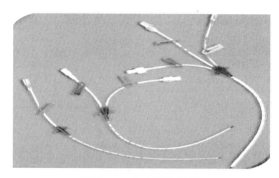

图 6-13　中心静脉导管

【目的】

提供静脉给药的管道，避免重复穿刺静脉，减少药物对外周静脉的刺激。

【适应证】

1. 急性复苏的患儿。由于外伤意外和疾病造成呼吸、心跳停止的抢救。

2. 严重休克需大量而快速补液的患儿。由于失血、过敏等造成血容量低的情况。

3. 危重及大手术患儿。

4. 需要进行中心静脉压（CVP）测量的患儿。

5. 肿瘤患儿需长期化疗及补液。

6. 需长期完全胃肠外营养（TPN）治疗的患儿。

7. 外周静脉穿刺困难但需长期使用某些对血管有刺激性药物的患儿。

8. 进行血液透析、血液滤过和血浆置换的患儿。

9. 进行心导管检查、安装心脏起搏器的患儿。

10. 需要插入漂浮导管进行血流动力学监测的患儿。

【操作准备】

物品准备：无菌透明敷贴、无菌小纱布、10ml 注射器、无菌生理盐水、肝素盐水、0.2% 活力碘或碘伏、棉签、无菌镊。

【操作程序】

1. 评估：

（1）评估中心静脉导管固定情况，导管是否通畅。

（2）评估穿刺点局部和敷料情况，查看贴膜更换时间、置管时间（见图6-14）。

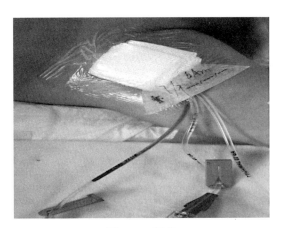

图6-14　评估

2. 更换敷料：暴露穿刺部位，垫一次性治疗巾，将敷料水平方向松解，脱离皮肤后自下而上去除敷料，注意不要将管道扯出。观察穿刺点有无红肿及分泌物。消毒穿刺点及周围皮肤，范围需超过无菌透明敷料覆盖部分。如穿刺点有血性渗出者，需夹取无菌小纱布覆盖在针眼处。以穿刺点为中心，覆盖无菌透明敷贴。在敷贴上注明更换日期、时间及操作者。

3. 冲管及封管：冲、封管应遵循生理盐水、药物注射、生理盐水、肝素盐水的顺序原则。用10ml注射器抽取10ml生理盐水，连接至三通或肝素帽上。回抽见回血，确认导管通畅，采用脉冲式方法冲管。连接输液器或输血器。输液结束，应用10ml生理盐水脉冲式冲洗导管，用肝素盐水正压封管，封管液量应2倍于导管加辅助装置容积（见图6-15）。

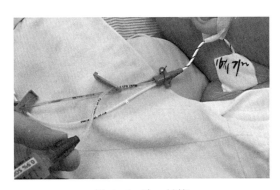

图6-15　冲、封管

4. 指导患者：

（1）告知患者保持穿刺部位的清洁干燥，如贴膜有卷曲、松动或贴膜下有汗液、渗血及时通知护士。

（2）告知患者妥善保护体外导管部分。

【操作流程】

操作流程框图如图 6-16 所示。

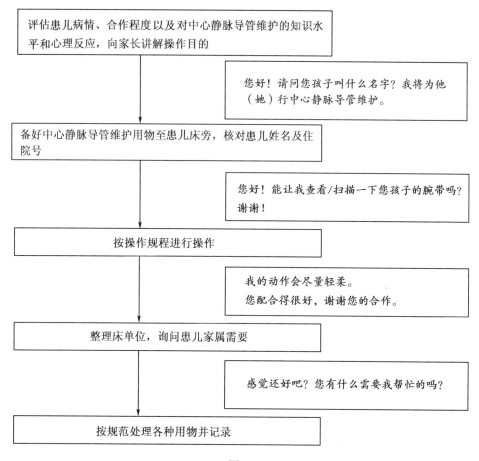

图 6-16

【要点解析】

1. 中心静脉导管的维护应由经过培训的医护人员进行。

2. 出现液体流速不畅，使用 10ml 注射器抽吸回血，不应正压推注液体。

3. 输入化疗药物、氨基酸、脂肪乳等高渗、强刺激性药物或输血前后，应及时冲管。

4. 无菌透明敷料每 3d 更换 1 次，纱布敷料常规每 48h 更换 1 次；出现渗血、出汗等导致的敷料潮湿、卷曲、松脱或破损时应立即更换。

5. 注意观察中心静脉导管体外长度的变化，防止导管脱出。

【知识拓展】

1. 中心静脉导管（CVC）的规格型号：

型号：单腔/双腔/三腔/四腔。

规格：单 14G/16G/18G/20G；双 4Fr/5Fr/7Fr/8Fr；三 腔 5.5Fr/7Fr/8.5Fr；四 腔 8.5Fr。其中，不同型号对应的导管长度也不同。

2. 肝素封管液的配置：儿科患者应使用 1~10u/ml 浓度的肝素盐水封管。肝素液应根据不同的病情配制不同的浓度，如体外循环术后患者肝素液浓度要低，而血液高凝状态可较高，有出血倾向的患者禁用肝素盐水封管，而应用生理盐水 q8h 封管 1 次。

3. 深静脉置管常见并发症：感染、血栓形成与栓塞、导管阻塞。

4. 导管留置时间：颈内静脉和锁骨下静脉置管留置时间一般为 0.5～1 个月。由于股静脉置管容易受排泄物的污染感染率高，所以股静脉置管留置时间不宜过长，以不超过 72h 为宜。对于治疗期较长且经济负担重的患者，应尽量延长深静脉留置时间。

5. 导管留置期间的护理要求：

（1）认真交接班：交接导管置入的深度，可通过观察导管外露部分的长度，判断导管在血管内的长度，评估导管有无脱出。交接导管是否通畅，可通过回抽血液或检查液体点滴速度。交接穿刺处有无红、肿、热、痛，有无渗血、污染等。检查导管连接装置有无松动、脱落、打折、牵拉及回血等。

（2）防止意外情况发生：烦躁患者适当约束四肢防自行拔管。如果是股静脉置管，由于不易暴露，在不需要快速补液的情况下必须在导管末端接上肝素帽，以防导管连接处脱落、牵拉及回血。肝素帽原则上每周更换 1 次，如脱开、有回血及可疑污染应及时更换。

（3）严格无菌技术：凡接触中心静脉导管输液、注药、封管时必须严格洗手。经中心静脉导管进行输液、注药、测压等操作时必须对导管接头处消毒，操作结束后，接头处必须用无菌纱布包裹，以防细菌从衔接处侵入。定时更换输液导管系统，输液器每 24h 应更换 1 次，更换时各连接处要常规消毒。一旦出现空气栓塞，立即置患者于左侧卧位，头部低置以使空气不能进入肺动脉，进入的少量空气一般在 30min 左右可被吸收。

（朱卉敏）

第七章 特 殊 治 疗

第一节 暖箱的使用

暖箱是为新生儿尤其是为早产儿提供了一个适宜的小环境。一个理想的婴儿暖箱应能做到：①箱温可以根据临床的要求加以调节；②吸入氧气浓度可按需调整；③能保持适当的湿度；④有隔离作用。

【目的】

提供一个温度和湿度适宜的环境，使患儿体温保持稳定，用以提高未成熟儿的成活率，利于高危新生儿的成长发育。

【适应证】

新生儿尤其是早产儿、低体温儿、低体重儿。

【操作准备】

环境准备：调节适宜房间温度（高于23℃）、湿度，以减少辐射热的损失。

物品准备：暖箱，应检查其性能，保证安全，使用前做好清洁消毒工作，铺好婴儿床。

患儿准备：全裸并包好尿片或着单衣。

护士准备：了解患儿的胎龄、出生体重、日龄、测量生命体征，检查一般情况；估计常见的护理问题；操作前洗手。

【操作程序】

1. 将蒸馏水加入暖箱水槽中至水位指示线，并加蒸馏水于湿化器水槽中。

2. 接通电源，打开电源开关将预热温度调至28～32℃，预热到所需温度。

3. 调节温箱湿度，箱内湿度应维持在55%～65%。

4. 将患儿穿单衣或裹尿布后放置温箱内，根据患儿体重及出生日龄调节适中温度（表7-1）。早产儿暖箱的箱温设置与胎龄、日龄有关（表7-2）。若保温不好，可加盖被，但勿堵住气孔。

5. 加强巡视，定时测量体温，根据体温调节箱温，并做好记录。在患儿体温未升至正常之前应每小时监测1次，升至正常后可每4h测1次，注意保持体温在36～37℃之间，并维持相应湿度。

6. 一切护理操作应尽量在箱内进行，如喂奶、换尿布、擦洗皮肤、观察病情及检查等，尽量减少打开箱门，以免箱内温度波动，若确因需要暂出暖箱治疗检查，也应注意在保暖措施下进行，避免患儿受凉。

7. 根据患儿情况及医嘱，将患儿转出暖箱。

表7-1 不同出生体重的健康新生儿的适中温度

出生体重/ (kg)	暖箱温度			
	35℃	34℃	33℃	32℃
1.0	出生10天内	10天以后	3周以后	5周以后
1.5	—	初生10天内	10天以后	4周以后
2.0	—	初生2天	2天以后	3周以后
>2.5	—	—	初生2天	2周以后

表7-2 早产儿暖箱温度 (℃) 设置 (相对湿度≥30%)

胎龄/ (周)	出生后周龄						
	1	2	3	4	5	6	7
25	38.0	37.7	37.5	37.2	36.9	36.6	36.3
26	37.7	37.4	37.1	36.8	36.6	36.3	36.0
27	37.3	37.1	36.8	36.5	36.2	35.9	35.7
28	37.0	36.7	36.4	36.2	35.9	35.6	35.3
29	36.7	36.4	36.1	35.8	35.5	35.3	35.0
30	36.3	36.0	35.8	35.5	35.2	34.9	34.6
31	36.0	35.7	35.4	35.1	34.9	34.6	34.3
32	35.6	35.4	35.1	34.8	34.5	34.2	34.0
33	35.3	35.0	34.7	34.5	34.2	33.9	33.6
34	35.0	34.7	34.4	34.1	33.8	33.6	33.3
35	34.6	34.3	34.1	33.8	33.5	33.2	32.9
36	34.3	34.0	33.7	33.4	33.2	32.9	32.6

8. 出暖箱条件：

（1）患儿体重达2000g以上，体温正常。

（2）在不加热的温箱内，室温维持在24～26℃时，患儿能保持正常体温。

（3）患儿在温箱内生活了一个月以上，体重虽不到2000g，但一般情况良好。

【操作流程】

操作流程框图如图7-1所示。

【要点解析】

1. 暖箱的预热时间较久，故NICU应备有预热暖箱，以能及时安放新入室者。暖箱避免放置在阳光直射、有对流风或取暖设备附近，以免影响箱内温度的控制。

2. 调节暖箱温度的方式有两种：①预调箱内空气温度。即箱温达到由医护人员人工预调所定的值，然后根据小儿体温情况再判断预定值是否适宜。②伺服控制，有两种方法：一是预调婴儿皮肤温度来调节箱温，置传感器于婴儿某一部位（例如上腹部），并预调希望该婴儿该部皮肤达到的温度值，暖箱加热装置根据传感器所测得皮肤温度与预定值

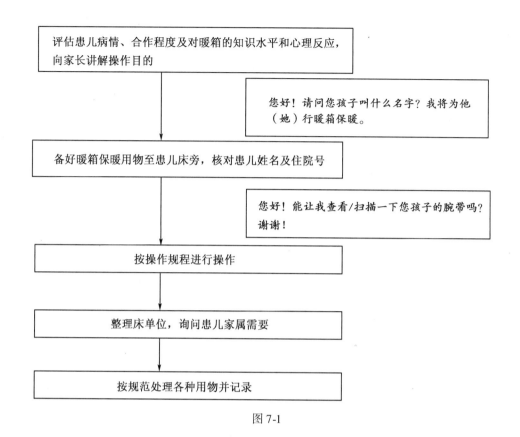

图 7-1

的相差情况而加热。缺点是婴儿若发热则箱温降低，造成不发热的假象，对病情的早期发现带来一定困难。皮肤伺服控制式调节箱温波动较大。另一种方法是将传感器置于暖箱中央接近婴儿部位的空间，设定调节温度，这种方式箱温波动小。

3. 适中温度：适中温度，又称适中温度带，是指在这一环境温度下机体耗氧、代谢率最低，蒸发散热量亦最少，能保持正常体温。一般而言，胎龄越小者适中温度越高。

4. 鉴于暖箱高湿度有利于"水生菌"繁殖而致感染，尤以铜绿假单胞菌感染最严重，一般主张暖箱内的湿度不宜高，但患呼吸道感染的小儿若温箱相对湿度过低可使呼吸道黏膜干燥，不利分泌物的排出，故以相对湿度保持在 50% 左右为妥。但胎龄 <30 周的早产儿则要求暖箱相对湿度较高，以减少其蒸发散热，并有利于体温的维持。若暖箱的湿化装置不能到达如此高的湿度，可将雾化器导管插入暖箱内以提高湿度。为避免因湿化引起感染的发生，暖箱中水槽的水应用蒸馏水，且每天更换。高湿度环境持续 3～7d 即应逐渐调低。

【知识拓展】

1. 新生儿体温调节特点：在母体内，母亲是胎儿散热的"缓冲器"，在维持胎儿体温恒定中起着非常关键的作用。出生后，新生儿进入又冷又干的环境，靠糖原及脂肪代谢产热，但生后不久机体的糖原大部分被消耗，如未能及时进食，则依赖于脂肪代谢产热。早产儿由于缺乏孕晚期脂肪组织的存储，产热能力不足，耐寒力低，其机体能源与足月儿相比较更依赖于糖，但其体内含糖量也低；足月小样儿的产热潜能虽然较早产儿为强，但其棕色脂肪组织要比足月儿易丧失。加之新生儿的自身特点如体表面积大、皮肤薄、皮下脂肪少、血管多等使其散热更快,这些因素使新生儿易体温过低。

2. 不适宜的环境温度对新生儿的生理影响:低环境温度如寒冷刺激时,去甲肾上腺素释放增加,通过血管收缩以减少散热,并增加代谢率使产热增加来保持体温。这些调节对机体固然有有利的一面,但对机体亦会造成一些不良影响。由于血管收缩使组织得到氧的量减少,无氧酵解过程增加,代谢产生的酸性物质积聚,而致代谢性酸中毒,去甲肾上腺素的作用及缺氧、酸中毒又使肺部血管收缩,形成恶性循环。严重的低体温可导致 DIC 和肺出血,还可导致休克及休克所致的低血压、低血容量和低心排血量、IVH、严重的心动过缓和新生儿死亡等。

高环境温度如保温过度对小儿同样不利:体温过高时水分丧失量明显增加,若不注意补充可致脱水和高钠血症;血液浓缩时红细胞破坏增多,进而可引起高胆红素血症;环境温度骤然升高可诱发呼吸暂停的发作。环境温度过高还可引起小儿发热。

(王巧玲)

第二节　辐射式新生儿抢救台操作

辐射式新生儿抢救台装有头顶式远红外元件,它发出的热聚焦集中在安置婴儿的局部区域内,以达到保暖的目的。使医务人员利用这个温暖环境能直接地监护和便利地护理新生儿。

【目的】
提供一个开放温暖的局部区域,便于医护人员观察、抢救、护理新生儿。

【适应证】
刚娩出的新生儿;待抢救的危重新生儿;进行暴露躯体诊治操作的新生儿。

【操作准备】
环境准备:调节适宜房间温度(高于23℃)、湿度,以减少辐射热的损失。
物品准备:检查辐射式新生儿抢救台性能,保证安全,使用前做好清洁消毒工作,铺好婴儿床。
患儿准备:全裸并包好尿片或着单衣。
护士准备:了解患儿的胎龄、出生体重、日龄,测量生命体征,检查一般情况;估计常见的护理问题;操作前洗手。

【操作程序】
1. 连接电源,检查辐射式新生儿抢救台是否处于备用状态。
2. 评估患儿状况,选择合适的温度调节方式,设置腹部体表温度或辐射热量。
3. 将患儿全裸,包好尿片,选择合适的约束保护措施。
4. 注意巡视,监测体温变化。
5. 护理或诊治操作完成后或当患儿情况允许置入暖箱时即应转入暖箱。

【操作流程】
操作流程框图如图7-2所示。

【要点解析】
1. 辐射保暖床的温度调节方式有两种:①人工手控调节,该模式下不论婴儿体温如

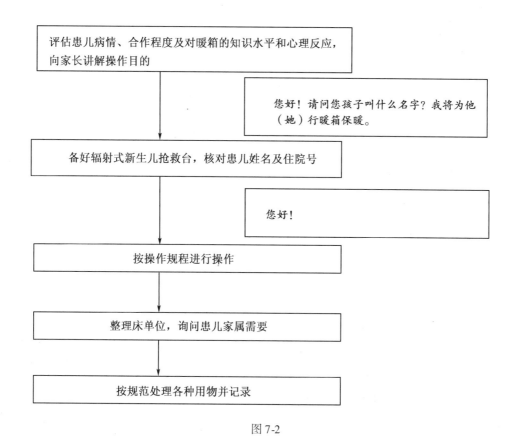

图 7-2

何，通过手动调节维持一恒定的辐射能量，这种方式仅用于分娩室中。②伺服控制式，如果婴儿体温下降即进行加热，当达到设定的体表温度时，加热器自动关闭。凡新生儿需在辐射保暖床时间较久时应采用本方式调节温度。

2. 尽快将潮湿的婴儿擦干以减少蒸发失热。辐射式新生儿抢救台避免放置在阳光直射、有对流风或取暖设备附近，以免影响温度的控制。

3. 用辐射保暖床保暖时，小儿不显性失水量要较置暖箱者增加50%以上，应注意液体补充。

4. 由于小儿置于辐射式保暖床条件下通过对流、蒸发散失热量可观，所以氧耗较高；且小儿体表得到的热分布不均匀。当小儿情况允许置入暖箱保暖时即应转入暖箱。

【知识拓展】

1. 新生儿体温低的鉴别：新生儿体温低，可因环境温度低，保暖不当所致，亦可能是严重感染、脑损伤、缺氧或低血糖的一种临床表现，应结合病史、体格检查、环境温度、实验室检查加以鉴别。

2. 新生儿体温过高的鉴别：新生儿发热可因感染致产热增加所致，也可因环境温度过高、保暖过度致使体热散失过少引起。同时测定新生儿的肛温、腹壁皮肤及足部温度有助于鉴别，正常情况下肛门温度高于腹壁皮肤温度1~2℃，而足部温度低于腹壁温度2~3℃。感染发热新生儿肛门温度高于皮肤温度，足部温度低于腹壁温度3℃以上。保暖过度则发热新生儿肛门温度相等或低于皮肤温度且足部温度低于腹壁温度2℃以内（表

151

7-3)。颅内病变（缺氧、缺血或出血、肿瘤、发育异常等）影响到体温调节中枢亦可以导致体温升高，但大多伴有其他神经系统的症状体征可鉴别。

表7-3 新生儿体温过高的鉴别

	肛温	手、足	足部温度低于腹壁温度	皮肤	精神状态
保暖过度	相等或降低	热	2℃以内	红	姿势伸展
感染发热	升高	较凉	3℃以上	较苍白	萎靡

（王巧玲）

第三节　微量注射泵

微量注射泵又称针筒微量注射式输液泵，是输液泵的另一类型，适用于给药量非常准确、总量很小，且给药速度缓慢或长时间流速均匀的情况。

【目的】

准确控制输液速度，使给药速度均匀、用量准确并安全地进入患者体内发生作用。

【评估内容】

1. 评估患者病情、意识、自理能力及合作程度。

2. 评估患者注射部位的皮肤及血管情况。

3. 了解患者过敏史、用药史、药物的作用和副作用及药物配伍禁忌，观察用药后的反应。

4. 评估微量注射泵功能。

【操作准备】

护士准备：衣帽整洁、规范洗手、戴口罩。

物品准备：微量注射泵1台、治疗单、一次性20ml或50ml注射器1个、注射泵延长管、药液、治疗盘（0.5%活力碘、0.2%活力碘、棉签、胶布、弯盘、启瓶器）、手消毒液、电源转换器。

【操作程序】

1. 备好静脉输液通路。

2. 核对医嘱，配置药液，用注射器抽吸并准备好，注明药名、浓度、剂量、速度。

3. 连接注射器与微量泵延长管，排尽空气。

4. 将注射器正确安装在微量注射泵上。

5. 携用物至患者床旁，核对床号、姓名等，讲解用泵的目的，消除紧张心理。

6. 连接电源，打开泵开关。

7. 遵医嘱设定输注液量、速度后，按下"停止"键。

8. 连接静脉通路，启动微量注射泵（见图7-3）。

9. 更换药液时，应先夹闭静脉通道，暂停注射泵输注，取出注射器，更换完毕后，放回微量泵，复查注射程序无误后，再启动微量泵开始注射。

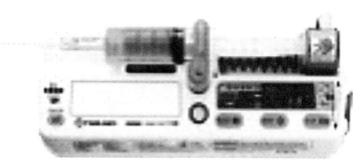

图 7-3　微量注射泵

10. 分类清理用物、洗手。

11. 做好相关记录。

【操作流程】

操作流程框图如图 7-4 所示。

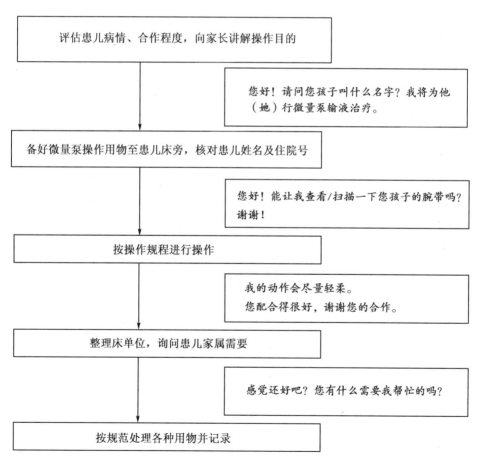

图 7-4

【要点解析】

1. 指导要点：

（1）向患者说明应用微量泵的目的、方法及注意事项。

（2）告知患者输液肢体不要进行剧烈活动。

（3）告知患者微量泵使用过程中不可自行调节。

（4）告知患者如有不适感觉或者机器报警及时通知医护人员。

2. 正确设定输液速度及其他必需参数，防止错误延误治疗。护士随时查看输液泵的工作状态，及时排除报警、故障，防止液体输入失控。

3. 注意观察穿刺部位皮肤情况，防止发生液体外渗，出现外渗及时给予相应处理。

4. 需避光的药液，应用避光注射器抽取药液，并使用避光泵管。

5. 使用中，如需更改输液速度，则先按停止键，重新设置后再按启动键；更换药液时，应暂停输注，更换完毕复查无误后，再按启动键。

6. 持续使用时，每24h更换微量泵管道及注射器。

7. 依据产品使用说明书确定输液泵预防性维护周期。

【知识拓展】

1. 微量注射泵报警原因及处理技巧：微泵上有3个红色的报警键，分别是：NEARLY EMPTY、EMPTY和OCCLUSION。

NEARLY EMPTY：报警时注射器内还余1~2ml药液，提醒你即将用完，如果是持续用药，正好给你化药的时间，此时报警，不要按STOP键，以免关键药物停止进入影响病情，按消音键即可，以保证药液在血液中持续维持有效浓度。

EMPTY：报警提示完全用完，应按STOP键消音。

OCCLUSION：报警提示管道受阻，要及时查明原因。第一种是针头阻塞，可试抽回血、推肝素液，甚至重建静脉通路；第二种是管道的阻塞、受压反折、三通开关放置错误、一路静脉使用多路微泵等。针对原因解除故障、另开静脉通路；第三种是针头脱出血管外，要立即停止用药，重建静脉通路；第四种是微泵本身的故障，有待维修。

2. 利用一种简单系数进行药物剂量与泵速换算：使用50ml容量注射器，计算公式：配置药物总剂量=患者体重（kg）×系数（k）。将常用的药物如血管活性药物按给药的剂量分为三类，一类：多巴胺、多巴酚丁胺；二类：硝普钠、硝酸甘油、立其丁；三类：肾上腺素、去甲肾上腺素、异丙肾上腺素。系数（k）：一类为3，二类为0.3，三类为0.03。

将上述公式计算的药物总剂量加生理盐水或葡萄糖稀释至50ml，如调节微量泵注药速度为1ml/h，相当于给药的速率为1μg/（kg·min），例如患者体重50kg，用多巴胺5μg/（kg·min），因此，药物总剂量=50（kg）×3=150mg，将多巴胺150mg（相当于15ml）加生理盐水35ml稀释至50ml，调节微量泵注药速度为5ml/h，即相当于给药的速率5μg/（kg·min）。其他药物依同理进行计算。

临床使用证明，此方法简便、快捷、易学，值得应用和推广。

3. 微量泵的日常管理与维护保养：

（1）日常管理：

①每周1次对微量泵进行开机检查，检测微量泵性能、流量。

②避免液体渗入泵内，微量泵不使用时，存放于阴凉干燥处，避免剧烈震动、阳光直

射或紫外线照射。

③专人管理，建立使用登记、定期检查、保养维修制度。

（2）维护保养：

①首次使用前或长时间不使用，当再次使用时，需将微量泵与交流电源连接，使内置电池充电至少12h。

②长期不用，内部蓄电池至少每月1次，进行充放电；电池充电后工作时间缩短，应及时更换新电池；微量泵出现故障及时报修。

4. 清洁消毒：微量泵外壳用湿干净软布擦拭。定期消毒灭菌，以防交叉感染，用0.5‰含氯消毒液或5%洗必泰擦拭仪器。

（胡　玲）

第四节　蓝光治疗护理

蓝光治疗简称光疗，是一种降低血清未结合胆红素的简单易行的方法。

【目的】

利用光疗通过转变胆红素产生异构体，使胆红素从脂溶性转变为水溶性，不经过肝脏的结合，经胆汁或尿排出体外。

【适应证】

1. 各种原因所致的高未结合胆红素血症均可进行光疗。

2. 高危新生儿有窒息、呼吸窘迫综合征、酸中毒、低蛋白血症等均可放宽光疗指征。

【操作准备】

患儿家长的准备：需向患儿家长介绍新生儿高胆红素血症的危害性及治疗目的，说明蓝光治疗的原理和安全性，以解除患儿家长的顾虑，使患儿尽早接受光照治疗。

患儿的准备：进蓝光箱前先给患儿剪短指甲以免划破皮肤，患儿裸体卧于蓝光床中，可用长条尿巾或尿不湿遮住会阴部，男婴要注意保护阴囊，输液的患儿应用纱布将手捆束固定。

蓝光箱床的准备：将蓝光床置于有空调的病房内，将室温维持在22～28℃，检查灯管是否全亮，开灯前要先擦净灯管灰尘，以免影响光线穿透力。确保蓝光床上的衣套干净、干燥，将床内温度预热调节到28～32℃方可将患儿放入。

【操作程序】

1. 核对医嘱及床号姓名，评估黄疸程度。

2. 检查蓝光箱床。灯管亮灯正常，蓝光衣系带完整，内无线头。

3. 将患儿全裸，会阴部包好尿裤，检查全身皮肤，必要时剪指甲。足跟和内外踝处黏贴保护膜（见图7-5）。

4. 将患儿置于蓝光衣内，系好系带，头下垫一包被，注意保暖。蓝光箱戴好眼罩。

5. 光疗中加强巡视。

6. 光疗结束后，检查全身皮肤，评估黄疸程度，去除脚部保护膜，做好记录。

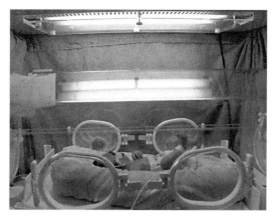

图 7-5　体位

【操作流程】

操作流程框图如图 7-6 所示。

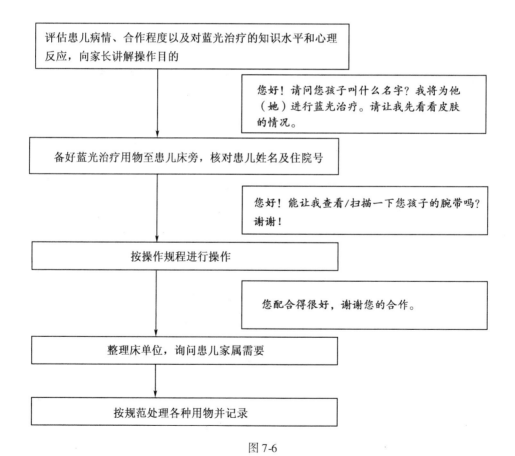

评估患儿病情、合作程度以及对蓝光治疗的知识水平和心理反应，向家长讲解操作目的

您好！请问您孩子叫什么名字？我将为他（她）进行蓝光治疗。请让我先看看皮肤的情况。

备好蓝光治疗用物至患儿床旁，核对患儿姓名及住院号

您好！能让我查看/扫描一下您孩子的腕带吗？谢谢！

按操作规程进行操作

您配合得很好，谢谢您的合作。

整理床单位，询问患儿家属需要

按规范处理各种用物并记录

图 7-6

【要点解析】

1. 出箱前先将患儿衣服预热，再给患儿穿好，抱回婴儿床，加盖棉被。记录出箱时间及灯管使用时间。

2. 灯管使用1000h必须更换，作好各项记录及蓝光床的维护与保养。

【知识拓展】

1. 蓝光治疗时的观察内容：

（1）密切观察病情变化：光疗过程中要观察患儿精神反应及生命体征，注意黄疸部位、程度及变化、大小便颜色与性状，皮肤有无发红干燥、皮疹，有无呼吸暂停、烦躁、嗜睡、发热等。注意吸吮能力、哭声变化。加强巡视，如有抽搐、呼吸暂停、口唇发绀要及时报告医生，给予对症处理。如出现青铜症，应立即停止光疗。

（2）注意体温变化：勤测体温，做到每2～3小时1次，如果患儿体温超过37.5℃，可以适当敞开罩在患儿身上的蓝光床套衣，或进行物理降温。如果体温低于36℃，应给患儿加盖衣被。体温控制在36～37.5℃之间为宜。

（3）防止脱水：患儿光照治疗期间应及时补充水分。除补液外，每日要挤奶8～12次喂患儿，在2次喂奶之间要勤喂开水，尽量减少患儿水分丢失。要准确记录24h出入量。在光照治疗过程中进食不佳者，应及时给予静脉输液。

（4）皮肤的护理：观察皮肤黄染情况，要及时更换尿布，便后擦净臀部并涂以鞣酸软膏。光疗时部分患儿会出现暂时性充血性皮疹，可适当补充B族维生素。光疗过程中皮肤出现红色斑丘疹，一般无需特殊处理，光疗停止后可自行消退。

（5）注意大便及呕吐情况：要注意大便性状、颜色，呕吐时应侧卧位，注意呕吐性质及量。另外，患儿每次喂奶不宜太饱，不超过30ml/次，以免引起呕吐。

（6）疗效观察：注意患儿皮肤、巩膜颜色。协助医生了解黄疸消退时间，及时调整治疗方案。一般持续光照24h，除遮盖部位外黄疸明显减退。如退黄不明显，可延长至72h，同时注意患儿有无水肿出现，防止因照射时间过长使红细胞大量破坏而造成低蛋白血症。要定期测定血清胆红素值，判定效果报告医生。

2. 蓝光治疗相当安全，虽有副作用，但一般并无危险。

3. 蓝光治疗并发症：

发热：用灯管光疗会产生发热，体温常达38～39℃，亦有在39℃以上者，同时可使不显性失水增加。这是由于荧光灯的热能所致。

腹泻：亦常见，大便稀薄呈绿色，每日4～5次，最早于光疗3～4h即可出现。

皮疹：由于光疗的光可产生极微量的紫外线，有时会出现红斑或瘀点，可持续到光疗结束，可能与光照致血小板减少有关。

青铜症：胆汁郁积性黄疸患儿光疗后可使皮肤、血清及尿呈青铜色。

DNA损伤：光能穿透薄的阴囊皮肤，甚至到达卵巢，虽然有限深度引起生殖腺DNA损伤的可能性极小，但建议光疗期间用尿布遮盖生殖腺。

眼：由于强光线照射能够损伤视网膜、结膜充血、角膜溃疡等，故光疗时必须保护眼睛。

（王巧玲）

第八章　呼吸系统护理技术

第一节　雾　化　吸　入

雾化吸入是应用雾化装置将药液分散成细小的雾滴以气雾状喷出，使其悬浮在气体中经鼻或口由呼吸道吸入的方法。主要有驱动雾化吸入（包括空气压缩驱动雾化和氧气驱动雾化）、超声雾化吸入。

一、空气压缩泵驱动雾化吸入法

空气压缩泵驱动雾化吸入法是利用压缩空气将药液变成细微的气雾（直径 3μm 以下），使药物被直接吸入呼吸道的方法。

【目的】

湿化气道，控制呼吸道感染，改善通气功能，预防呼吸道感染。

【适应证】

慢性阻塞性肺病（COPD）、急性毛细支气管炎、儿童及成人哮喘急性加重、婴儿急性喘息、早产儿慢性肺疾病（BDP）、急性喉气管支气管炎（Croup）、过敏性肺泡炎、围手术期基础疾病治疗、其他疾病。

【操作准备】

药物准备：压缩雾化器、药液、面罩或口含嘴、毛巾、电源插座。

患儿准备：向患儿家属解释以取得合作，协助患儿取坐位（患儿坐于家属大腿上或
　　　　　板凳上）或侧卧位。

环境准备：环境清洁、安静、光线、湿度适宜。

【操作程序】

1. 核对医嘱。核对病人床号、姓名、住院号，评估患儿，告知患儿家属注意事项。

2. 正确连接雾化器各个部分，检查雾化机，使其处于正常工作状态。

3. 洗手，戴口罩，根据医嘱正确配置雾化药液倒入雾化槽内，连接雾化管道。

4. 备齐用物并携至床边，再次核对，做好解释，协助家长帮患儿取舒适卧位。

5. 铺毛巾于患儿颌下，末端于患儿颈后打结，松紧适宜。

6. 将雾化器连接电源，打开电源开关，此时药液成雾状喷出。

7. 将雾化面罩罩在患儿的口鼻上，嘱年长患儿紧闭口唇做深呼吸；年幼不合作患儿可用玩具分散其注意力，完全不合作的患儿可待其入睡后进行（见图8-1）。

8. 雾化过程中观察患儿有无烦躁、呼吸困难等症状，如有异常，立即停止雾化，保持呼吸道通畅，清除呼吸道分泌物，并做相应处理。

9. 治疗完毕，取下雾化面罩，关电源。

10. 协助患儿擦净面部，取舒适卧位。

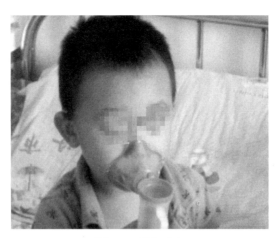

图 8-1　雾化吸入

11. 整理用物，协助家长清洁和消毒雾化面罩。

12. 洗手，记录。

二、超声雾化吸入法

超声雾化吸入法是指超声雾化器通过超声发生器薄膜的高频震荡，使液体变为细微的雾滴，随深吸气可到达终末支气管和肺泡。

【目的】

同压缩雾化吸入法。

【适应证】

常用于预防和治疗呼吸道感染，全身麻醉手术后、呼吸道烧伤或配合人工呼吸器的使用。

【操作准备】

1. 用物准备：超声雾化器、药物、口含嘴或面罩、毛巾、弯盘、电源插座。

2. 病人准备：参阅压缩雾化吸入法的有关内容。

3. 环境准备：环境清洁、安静、光线、湿度适宜。

【操作程序】

1. 洗手连接雾化器各部件，水槽内加入冷蒸馏水约 250ml，浸没雾化罐底部透声膜。

2. 核对后，将药液稀释至 30~50ml 倒入雾化罐内，将盖旋紧。

3. 携带用物到病床旁，核对病人并做解释，协助患儿取合适体位。

4. 系毛巾于颌下。

5. 接通电源，先打开电源开关，根据需要调节雾量。

6. 协助患儿将口含嘴或面罩放置好，指导年长患儿紧闭口唇深呼吸。

7. 治疗毕，取下口含吸嘴或面罩关闭电源。

8. 帮助患儿擦净面部，取舒适体位；清理用物，螺纹管消毒处理。

9. 观察并记录治疗效果与反应。

三、氧气驱动雾化吸入法

氧气雾化吸入法是利用高速氧气流使药液形成雾状，随吸气进入呼吸道而产生疗效。

【目的】

同压缩雾化吸入法。

【适应证】

同压缩雾化吸入法。

【操作准备】

用物准备：氧气雾化吸入器、氧气装置、根据医嘱备药物、口含嘴或面罩、毛巾、弯盘、电源插座。

环境准备：无明火，无吸烟。

病人准备：参阅压缩雾化吸入法的有关内容。

【操作程序】

1. 洗手，把所需药液注入储药瓶内，将 T 形管、吸嘴安装好，连接氧气输气管与雾化器底部的进气口。

2. 氧气装置上的湿化瓶内勿装水，调整氧气流量为 6~8L/min；若以空气作气源，宜调整气压在 147~196kPa。

3. 协助患儿取舒适体位，口含吸嘴深吸气或将面罩罩住口鼻吸入药雾，指导年长儿用鼻呼气，直至药液雾化吸入完毕。

4. 治疗结束，移去雾化器，关闭氧气；协助患儿漱口、取舒适体位；整理物品，雾化器消毒处理。

5. 观察并记录治疗效果与反应。

【操作流程】

操作流程框图如图 8-2 所示。

【要点分析】

1. 操作前评估内容（每个操作前均需评估）：

（1）病情、治疗情况、用药史、所用药物的药理作用。

（2）意识状态，对治疗计划的了解，心理状态及合作程度。

（3）呼吸道是否感染、通畅，有无支气管痉挛、呼吸道黏膜水肿、痰液等；患儿面部及口腔黏膜有无感染、溃疡等。

2. 雾化吸入治疗是使用雾化吸入装置，将药物或水分分散成物雾粒或微粒悬浮于气体中，通过吸入的方法进入呼吸道和肺部，以达到促进呼吸道分泌物的排出，稀释痰液，解除痉挛，改善通气的目的。雾化吸入是呼吸道疾病综合治疗的方法之一。为保证雾化吸入治疗的安全、有效，在雾化吸入治疗中，需严格按照患儿病情选择使用不同类型的雾化吸入治疗，注意防范不良反应。雾化治疗注意事项如下：

（1）雾化吸入器需插电源，使用前应检查各管道有无破损，连接是否通畅。告知家属及患儿勿随意牵扯电源以免发生意外。

（2）雾化器宜放置平稳，以免震动时发生噪音及雾化器跌落造成意外伤害。

（3）1 岁以下的小婴儿喉组织发育不完善，喉腔及鼻毛缓冲作用小，对接受咽部有一定刺激的雾化吸入治疗有时不能配合，有可能引起刺激性咳嗽、憋气、呼吸困难而影响吸入效果，因此对该类患儿应谨慎使用并注意观察患儿反应，如出现刺激性咳嗽、憋气、呼吸困难，应立即停止雾化吸入，并对症处理。

（4）重症肺炎患儿在原来吸氧的基础上，相应提高氧流量 1~2L/min 约 5~10min，

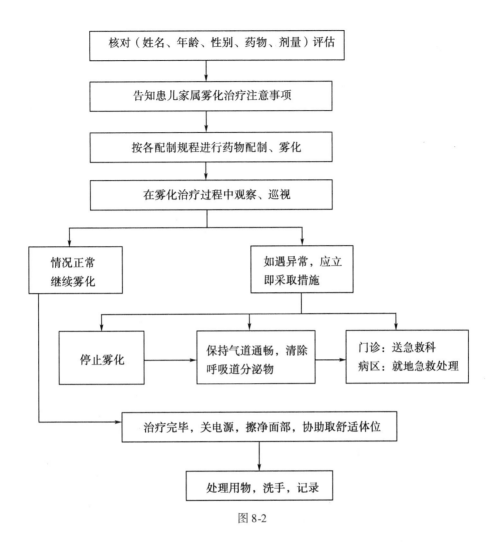

图 8-2

在进行雾化治疗时，可应用间隙雾化法，即一次雾化分 2~3 次完成。如雾化时，患儿咳嗽、气促，可暂时停止雾化，进行拍背、吸痰，待咳嗽、气促缓解后视患儿病情考虑是否继续实施雾化吸入治疗。

（5）原则上每次吸入不超过 10min。

【知识拓展】

1. 雾状药物常常首选管状的口含嘴吸入，尽管面罩容易使雾气在鼻腔内丢失导致进入肺部的有效药量减少，但面罩在小儿雾化中更方便应用。

2. 常用雾化药物：

1）布地奈德混悬液（普米克）：

（1）适应证：治疗支气管哮喘及各种喘息性疾病、咽喉水肿、喉咽水肿、喉炎、支气管炎、过敏性鼻炎等。

（2）配制方法：重症或首次剂量为 500μg 加生理盐水至 2ml，维持剂量为 250μg 加生理盐水至 2ml。依病情可用原液和上述剂量。

（3）吸入时间：3~10min。

（4）间隔时间：每天 2 ~ 3 次，每次间隔时间为 4 ~ 6h。

（5）注意事项：

①可能的不良反应包括：声嘶、舌部和口腔刺激、口干、口咽链球菌感染。

②不良反应的干预：布地奈德混悬液（普米克）为脂溶性药物，雾化时最好不在脸上擦护肤品，以免局部吸收。

2）硫酸沙丁胺醇（万托林）：

（1）适应证：可用于解除喘息性疾病的支气管痉挛及分泌物排出。

（2）配制方法：硫酸沙丁胺醇（万托林）每次每公斤体重 0.03ml，最大为 0.5ml。即硫酸沙丁胺醇（万托林）量加生理盐水至 2ml。

（3）吸入时间：3 ~ 10min。

（4）间隔时间：间隔时间为 4 ~ 6h。重症哮喘的病人入院后应立即给予硫酸沙丁胺醇（万托林），1h 内连用 3 次，同时给予布地奈德混悬液（普米克）。

（5）注意事项：

①最大量不超过 0.5ml/次。过量时有肌肉颤动。

②勿让药液或雾化溶液进入眼中，因为有发生闭角青光眼的报道。

③年龄较大的儿童有心悸反应。

④心脏病患儿慎用。

（肖翠萍）

第二节　吸　痰

吸痰是指经口、鼻腔人工将呼吸道的分泌物吸出，以保持呼吸道通畅，预防吸入性肺炎、肺不张、窒息等并发症的一种方法。

【目的】

清除呼吸道分泌物，保持呼吸道通畅；促进呼吸功能，改善通气；预防并发症。

【适应证】

危重、昏迷、麻醉未清醒前等各种原因引起的不能有效咳嗽、排痰者。

【操作准备】

用物准备：一次性合适型号的吸痰管数根、清洁手套、治疗巾、移动或中心吸引器、口罩或面罩、水溶性润滑剂、无菌碗一个、无菌生理盐水（约 100ml）、弯盘、如需要备鼻或口腔气道。

【操作程序】

1. 核对医嘱，备齐用物。

2. 核对床号、姓名及住院号，评估患儿，检查患儿口、鼻腔。

3. 向患儿家属解释操作过程，告知家属该操作可以帮助呼吸道通畅，减轻呼吸困难。出现暂时的咳嗽、喷嚏、气短是正常现象。鼓励年长患儿咳出分泌物。解释咳嗽的重要性并鼓励操作中咳嗽。

4. 指导家长协助患儿取舒适体位，嘱家属将患儿头固定好，昏迷者可使用压舌板等。

5. 必要时测经皮氧饱和度。

6. 铺治疗巾于颌下。洗手，戴口罩。

7. 必要时提高供氧浓度至100%或根据医嘱调节。鼓励年长患儿深呼吸。

8. 准备执行各类吸痰操作：

（1）用无菌方法打开所需的吸痰包或吸痰管，吸痰管不可触及非无菌区。

（2）打开无菌碗，放置于床头柜上，将100ml左右生理盐水倒入碗中。

（3）将连接管道连接于吸引装置上，打开吸引器开关，试吸少量生理盐水，检查仪器是否正常工作。

打开开关，调节适宜的负压13.3~26.6kPa（100~150mmHg）。

9. 吸痰：

（1）口咽吸痰：

①主要负责操作的手戴清洁手套。

②如有氧气面罩将其取下，如口腔内有管道可不用去除。

③将吸痰管插入口咽部，吸引咽部及牙龈线直至无分泌物。

④鼓励年长儿咳嗽，根据需要重复吸引。必要时重新戴上氧气面罩。

⑤在无菌碗中吸取生理盐水冲洗管道直至管道中无分泌物。

⑥关闭吸引器，将吸痰管放置于清洁、干燥的地方以便重复使用。

（2）鼻咽和鼻气管吸痰：

①打开润滑剂，挤出少量于打开的无菌吸痰管内包装上，不可触及包装。

②双手戴无菌手套，或辅助操作的手戴清洁手套，主操作的手戴无菌手套。

③操作者用主手拿起吸痰管，不可触及非无菌区。次手拿起连接管道，连接好吸痰管。

④试吸少量生理盐水，检查吸引装置是否工作正常。

⑤轻轻润滑吸痰管末端6~8cm。

⑥如有氧气面罩用次手将其取下。不开负压状态下利用主手的拇指和食指轻柔地将吸痰管随着患儿的吸气置入鼻孔。

⑦鼻咽：沿鼻腔的自然形态轻轻将吸痰管下至咽后壁。年长儿童，8~12cm；婴幼儿，4~8cm。利用次手的拇指，通过开放或关闭吸痰管负压控制口，间断吸引10~15秒。利用主手的拇指和食指缓慢旋转吸痰管前进或后退吸痰。

⑧鼻气管：沿鼻腔的自然形态轻轻将吸痰管下至气管的入口处。允许患儿做一次深呼吸，迅速将吸痰管插入气管，年长儿童，14~20cm；婴幼儿，8~14cm，患儿随即会出现咳嗽。利用次手的拇指通过开放或关闭吸痰管负压控制口，间断吸引10~15秒。利用主手的拇指和食指缓慢旋转吸痰管前进或后退（见图8-3）。拔出吸痰管后吸入生理盐水冲洗吸痰管，以免堵塞。

10. 评估是否需要再次吸痰。吸痰间歇期提供足够通气和吸氧时间。

11. 操作结束：

（1）分离管道，将吸痰管绕在主手上。将手套由内向外翻转脱下并将吸痰管包裹于手套内，然后用相同的方法脱另一个手套并包裹住第一个手套，弃于适当容器内。关闭吸引器。

（2）取下治疗巾弃于适当容器内。

（3）根据需要指导家长协助患儿取合适体位。

（4）根据医嘱设置给氧浓度或维持原给氧浓度。

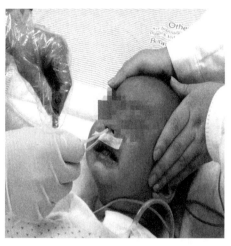

图 8-3　鼻气管吸痰

（5）清理用物取下口罩，洗手。

12. 比较吸痰前后的生命体征和氧饱和度变化。

13. 观察患儿呼吸是否改善，听诊肺部呼吸音有无改变。

14. 观察呼吸道分泌物，并记录。

【操作流程】

操作流程框图如图 8-4 所示。

【要点分析】

1. 在吸痰过程中或吸痰后如果出现 SpO_2 下降或呼吸窘迫，立即重新戴上氧气面罩。

2. 插吸痰管时宜在吸气时进行，因为此时的会厌是开放的。不能在吞咽时插管，否则管道容易进入食管。插管时严禁使用负压。插入气管时患儿会出现咳嗽。如果患儿恶心或作呕，管道很可能误入食管，需立即取出重置。

3. 摄入充足的水分有利于稀释呼吸道分泌物，机体更容易通过咳嗽清除分泌物。

4. 经鼻实施吸痰时，尽可能先吸气管，然后吸咽部，因为口腔和咽部的细菌比气管多。如果在进行吸痰前口腔已经有大量分泌物，使用口腔吸引装置进行吸痰。

5. 吸痰过程中监测患儿生命体征和氧饱和度变化。注意心率、经皮氧饱和度的变化，如心率波动在 20 次/分以上或经皮氧饱和度降至 90% 以下或较吸痰前波动 5% 应立即停止吸痰操作。

6. 如果在吸痰过程中患儿出现呼吸窘迫，立即拔出吸痰管给予吸氧。紧急情况下，也可以直接将吸痰管连接于氧气装置，根据医嘱调节恰当的流量通过吸痰管给氧。

【知识拓展】

1. 评估缺氧和高碳酸血症有关的症状体征：SpO_2 下降、心率增快及血压增高、呼吸加快、恐惧、焦虑、注意力下降、嗜睡意识水平下降（尤其急性时）、疲惫、昏昏欲睡、行为改变（尤其是激惹）、心率不齐、面色苍白或紫绀。

2. 鼻气管吸痰的禁忌证：鼻腔异物堵塞、鼻出血、会厌炎、头面颈急性损伤或手术、凝血功能障碍、呼吸道或喉痉挛、气管痉挛、胃部手术高位吻合者等。

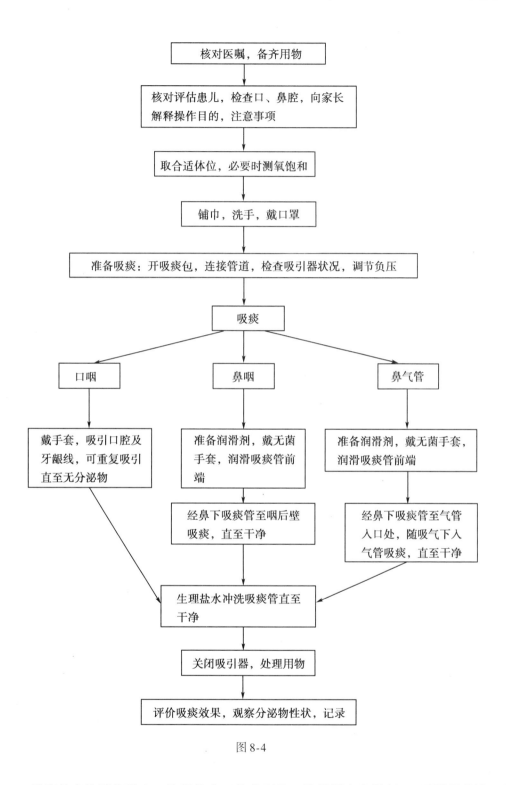

图 8-4

3. 吸痰前实施雾化吸入，胸部体疗（体位引流、胸部叩击和震颤），可稀释痰液，更有利于分泌物的吸出。

4. 儿童体位引流的体位：

（1）双侧肺尖部：让患儿坐于护士或家长大腿上，身体略微前倾靠于胸前的软枕上。

（2）双侧肺前中部：让患儿坐于护士或家长大腿上，背靠于护士或家长身上。

（3）双侧肺叶前部：仰卧于护士或家长大腿上，背部垫软枕。

（肖翠萍）

第三节　气管插管气管内吸痰

【目的】

协助机械通气中的患儿排痰，保持患儿呼吸道畅通，保证有效的通气。

【适应证】

带气管插管且病情尚稳定，需要吸痰的患儿。

【操作准备】

物品准备：

1. 治疗盘：一次性无菌吸痰管、一次性无菌手套、无菌小药杯内盛冲管用生理盐水、一次性注射器一支（抽有湿化液）、听诊器、弯盘。

2. 负压吸引源。

3. 氧气源，氧气管道。

了解患儿病情及意识情况，向清醒的、年龄较大患儿做好适当的解释工作，取得配合。了解呼吸机参数情况，根据具体情况适时调整。

【操作程序】

1. 备齐用物至床旁，核对。

2. 听诊两肺，评估患儿双肺情况，确定有痰需气管内吸痰（见图8-5）。观察患儿 SpO_2 情况，如病情需要可调整呼吸机氧浓度至100%，给予纯氧2min，以防吸痰造成的低氧血痰。

3. 打开吸引器开关，检查吸引器性能是否良好，调节好压力（婴儿8～13.3kPa、儿童13.3～20kPa）。

4. 洗手、戴口罩。

5. 选择合适的吸痰管（婴幼儿6#，小儿8～10#），用戴无菌手套的手，将吸痰管与吸引器相连。

6. 两人合作，助手脱机，连接皮囊加压数下（小婴儿20次/分钟，年长儿8～10次/分钟）。

7. 助手脱开加压皮囊，操作者次手固定插管及吸引皮条与吸痰管接口处，主手将一次性吸痰管轻轻伸入插管内到达气管分杈处向上退回少许（见图8-6）。

8. 操作者次手拇指按住吸痰管侧面气孔，主手缓慢旋转吸痰管并提拉吸痰管，吸痰。

9. 生理盐水冲洗吸痰管。

10. 根据需要重复6～9步骤。

11. 吸痰完毕，冲洗吸引皮条，关闭负压开关，将手套包裹吸痰管放置于弯盘。

12. 再次听诊，评估吸痰效果及肺部情况。

13. 整理床单位，处理用物。

14. 洗手，取口罩，记录。

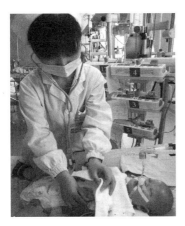

图 8-5 评估患儿双肺情况

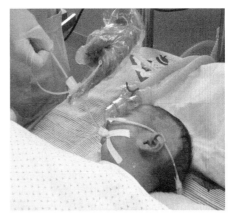

图 8-6 一次性吸痰管伸入插管内到
达气管分权处向上退回少许

【操作流程】

操作流程框图如图 8-7 所示。

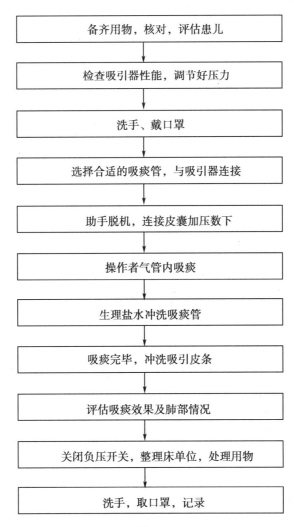

备齐用物，核对，评估患儿

↓

检查吸引器性能，调节好压力

↓

洗手、戴口罩

↓

选择合适的吸痰管，与吸引器连接

↓

助手脱机，连接皮囊加压数下

↓

操作者气管内吸痰

↓

生理盐水冲洗吸痰管

↓

吸痰完毕，冲洗吸引皮条

↓

评估吸痰效果及肺部情况

↓

关闭负压开关，整理床单位，处理用物

↓

洗手，取口罩，记录

图 8-7

【要点分析】

1. 进食 1h 内避免吸痰，以防刺激引起食物反流（抢救除外）。痰液黏稠者，气管插管内缓慢注入湿化液，婴幼儿 0.5～1ml，小儿 1～2ml，并再次加压给氧。

2. 操作中严格无菌原则，防止感染。气管内吸痰和口、鼻腔内吸痰用物严格分开，保持戴无菌手套的主手不被污染。膨肺用加压皮囊应每人专用；操作应轻柔、准确、快速，每次吸痰不超过 15s；吸痰间隔予以膨肺。

3. 吸痰过程中，调整头部位置，使插管位置改变，有利于吸净气道各个位置的痰液。

4. 吸痰时，严密观察生命体征变化，如心率明显增快或减慢，血压下降严重应立即停止吸痰，对烦躁不安的患儿，要严防插管脱出。

5. 每次吸痰后进行肺部听诊，评价吸痰效果，注意观察吸出痰液的颜色、量及气味。

【知识拓展】

1. 气管插管对正常气道黏膜纤毛的转运功能有很大的干扰。不仅导管本身使接触的气管纤毛柱状上皮脱落，而且超出导管尖端几毫米甚至更远范围内的上皮纤毛活动也麻痹。低温干燥的吸入气体进一步抑制纤毛功能，破坏上皮细胞的完整性，并增加黏液的黏滞度。吸入气应当被湿化以使气管内在 37℃时每升气流所含水蒸气达到 35～44mg（相对湿度 80%～100%）。

2. 气管插管患儿在病情允许情况下，应每 1～2h 翻身一次，轻拍胸部使小支气管和细支气管内的分泌物能流动并移向气管内。

3. 气管导管梗阻的临床征象包括出现胸骨上和肋骨下凹陷，吸气时胸廓不扩张，鼻翼扇动，烦躁，心动过缓，发绀，吸痰管不容易通过气管导管。气管导管梗阻是一种必须立即处理的紧急状况，处理包括用吸痰管做口咽部吸引，拔出气管导管，呼吸囊和面罩吸入 100% 的氧，重新插入气管内导管。

（张　华）

第四节　简易呼吸气囊

简易呼吸气囊又称人工呼吸器或加压给氧气囊，是进行人工通气的简易工具。与口对口呼吸比较供氧浓度高，且操作简便。

【目的】

病情危急，来不及气管插管时，可利用加压面罩直接给氧，使病人得到充分氧气供应，改善组织缺氧状态。

【适应证】

无自主呼吸或自主呼吸微弱病人的紧急抢救。

【操作准备】

物品准备：

1. 简易呼吸气囊一套，检查简易呼吸气囊各配件性能并连接（a. 面罩完好无漏气；b. 单向阀工作正常；c. 气囊及贮氧袋完好无漏气）（见图 8-8）。

2. 开口器、口咽通气道、氧气、氧气连接管、吸痰管。

【操作程序】

1. 根据患儿年龄大小，选择简易呼吸气囊及面罩。

2. 连接呼吸气囊与氧气连接管，检查有无漏气。

3. 评估：呼吸情况及气道是否通畅，操作时以导管尽量吸尽患儿口腔及上呼吸道之

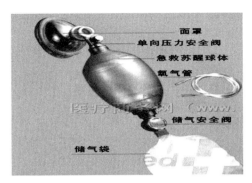

图 8-8　简易呼吸气囊各配件

分泌物、呕吐物或其他异物。

4. 患儿呈去枕仰卧位，操作者位于病人的头侧，左手托起患儿下颌，尽量使其头部后仰，以开放气道（双下颌上提法开放气道）。

5. 将面罩与皮囊连接，面罩紧扣患儿的口鼻部，操作者一手以 CE 手法（CE 手法：左手拇指和食指将面罩紧扣于患者口鼻部，中指、无名指和小指放在病人耳垂下方下颌角处，将下颌向前上托起，用右手挤压气囊）保持气道打开及固定面罩，另一手挤压皮囊，继而放松，如此一挤一松有节奏地反复进行（见图 8-9）。

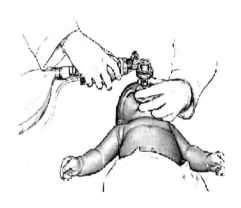

图 8-9　EC 手法保持气道打开及固定面罩

6. 给予正确的按压频次、按压强度。

7. 按压同时评估生命体征、面色、SaO_2、末梢循环。

8. 操作完毕后用物消毒。

9. 洗手，记录抢救过程。

【操作流程】

操作流程框图如图 8-10 所示。

【要点分析】

1. 呼吸气囊及面罩的选择：面罩以遮住患儿口鼻为准。新生儿及婴儿（<7kg）选用小面罩，使用 240ml 皮囊，600ml 储气囊；1～8 岁（7～30kg）选用中面罩，使用 1600ml 皮囊，2000ml 储气囊；>8 岁儿童（>30kg）选用大面罩，使用 1600ml 皮囊，2000ml 储气囊。

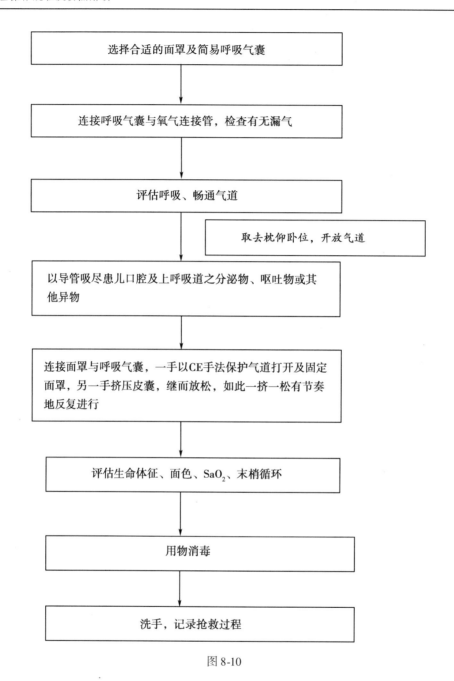

图 8-10

2. 检查简易呼吸气囊漏气方法：用左手掌接住输出口，左手指按住单向阀，右手皮囊加压，感觉有阻力为不漏气。反之为漏气。打开氧气开关，检查储气囊有无漏气。

3. 应用简易呼吸气囊时，氧气湿化瓶内无需加蒸馏水。

4. 按压频率及按压强度：新生儿：30 次/分钟、<1 岁：20 次/分钟、1~8 岁：20 次/分钟、>8 岁：10~12 次/分钟。按压强度依据潮气量，一般为：公斤体重×潮气量（10~15L/kg）。

【知识拓展】

1. 简易呼吸囊构造简单，携带方便，通过挤压橡皮囊帮助患儿进行正压呼吸。插管与未插管患儿皆可使用。压入气体时间不易过短，需等于或大于呼吸周期的1/3，以使患儿肺泡充分扩张。按压次数和力量视患儿年龄而异。入气量过少不能有效通气；入气量过多可致肺泡破裂。此外，过强的正压呼吸反而会抑制肺反射，不利患儿自主呼吸恢复。观察胸廓起伏及呼吸音强弱，可初步判断给气量是否适当。

2. 开通气道的方法：儿童（1～8岁）：下颌角和耳垂连线与身体长轴成60°角；婴儿（1岁以内）：下颌角和耳垂连线与身体长轴成30°角。

3. 简易呼吸囊的缺点为不能监测每分钟通气量；捏皮囊的压力不易控制；缺乏湿化装置；吸入氧浓度也不恒定，氧流量10L/min时，氧浓度一般为30%～40%，即使空气进口处加一延长管，亦很少超过60%。又需不断由人工操作，故不宜长期使用。

（张　华）

第五节　氧　气　疗　法

氧气疗法是指通过给氧，提高动脉血氧分压（PaO_2）和动脉血氧饱和度（SaO_2），增加动脉血氧含量（CaO_2），纠正各种原因造成的缺氧状态，促进组织的新陈代谢，维持机体生命活动的一种治疗方法。

一、中心供氧氧气吸入法
【目的】
纠正各种原因造成的缺氧状态，提高动脉血氧分压（PaO_2）和动脉血氧饱和度（SaO_2），增加动脉血氧含量（CaO_2），促进组织的新陈代谢，维持机体生命活动。
【适应证】
适用于各种类型的缺氧（除静脉血分流入动脉外）。对心功能不全、心排出量严重下降、大量失血、严重贫血及一氧化碳中毒，也有一定治疗作用。
【操作准备】
环境准备：无明火，无吸烟，房间内电路无故障。
物品准备：治疗盘、氧气装置1套（流量表、湿化瓶内盛1/3～1/2无菌水、通气导管）、一次性鼻塞管、小杯内盛冷开水、棉签、胶布、用氧记录卡、手电筒、笔、"四防卡"。
【操作程序】
1. 核对床号、姓名及住院号，评估病人，向患儿家属解释吸氧的目的、方法、注意事项及配合要点。
2. 备齐用物，洗手，携用物至病人床前。
3. 将氧流量表、通气导管及湿化瓶安装在墙壁的中心氧气装置上。
4. 备胶布2根，协助患儿取舒适卧位。
5. 检查鼻腔有无分泌物、堵塞及异常，用湿棉签清洁鼻腔。
6. 检查一次性鼻塞管有效期，将鼻塞管与氧流量表连接。
7. 开流量表开关，检查有无漏气（将鼻塞置入小杯的水中看有无气泡溢出）、氧气流出是否通畅，根据病情调节氧流量。
8. 将鼻塞塞入鼻孔，调节固定管道于耳后。用胶布将输氧管妥善固定于患儿衣服恰当处（见图8-11）。
9. 记录用氧时间及流量，签名，将输氧单及"四防卡"挂于适当处，向患儿家属交代用氧注意事项。

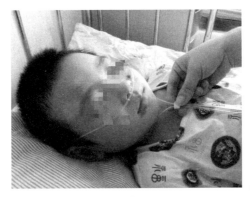

图 8-11　鼻塞给氧

10. 整理床单位，询问患儿、家属需要。

11. 经常巡视病房，观察病情和给氧效果。

12. 洗手，处理用物。

13. 在护理记录单上记录。

14. 停止用氧时先取下鼻塞，再关氧气流量开关。

15. 处理用物，记录。

【操作流程】

操作流程框图如图 8-12 所示。

二、氧气筒氧气吸入法

【目的】

参阅中心供氧氧气吸入法。

【适应证】

参阅中心供氧氧气吸入法。

【操作准备】

环境准备：无明火，无吸烟。

物品准备：治疗盘、氧气装置 1 套（氧气筒、流量表、湿化瓶内盛 1/3～1/2 无菌水、通气导管）、一次性鼻塞管、小杯内盛冷开水、棉签、胶布、用氧记录卡、手电筒、笔、"四防卡"、必要时备扳手。

【操作程序】

1. 核对床号、姓名及住院号，评估病人，向患儿家属解释吸氧的目的、方法、注意事项及配合要点。

2. 准备氧气装置：开氧气总开关冲净瓶口灰尘后关总开关。将氧流量表安装于氧气筒上用扳手拧紧；安装通气导管及湿化瓶于氧流量表上；检查氧气流出是否通畅，有无漏气，关紧流量开关，推至病房待用。

3. 备齐用物，洗手，携用物至病人床前。

4. 备胶布 2 根，协助患儿取舒适卧位。

5. 检查鼻腔有无分泌物、堵塞及异常，用湿棉签清洁鼻腔。

6. 检查一次性鼻塞管有效期，将鼻塞管与氧流量表连接。

7. 开氧气总开关，开流量表开关，检查有无漏气（将鼻塞置入小杯的水中看有无气泡溢出）、氧气流出是否通畅，根据病情调节氧流量。

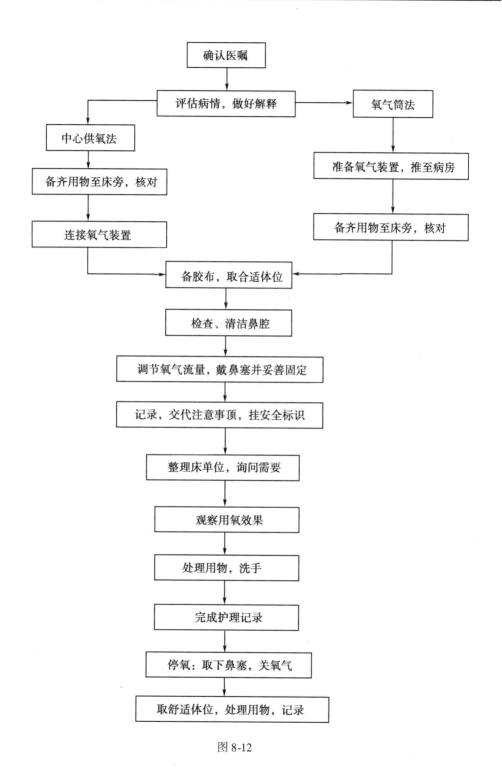

图 8-12

8. 将鼻塞塞入鼻孔,调节固定管道于耳后。用胶布将输氧管妥善固定于患儿衣服恰当处。

9. 记录用氧时间及流量,签名,将输氧单及"四防卡"挂于适当处,向病人家属交代用氧注意事项。

10. 整理床单位，询问患儿、家属需要。

11. 经常巡视病房，观察病情和给氧效果。

12. 洗手，处理用物。

13. 在护理记录单上记录。

14. 停止用氧时先取下鼻塞，协助患儿取舒适体位。

15. 关氧气流量表开关，关氧气筒总开关，放出余气后，再关流量开关后卸表。

16. 处理用物，记录。

【要点分析】

1. 操作前评估患儿年龄、病情、意识、鼻部情况、治疗情况、心理状态及合作程度。注意患儿有无缺氧和呼吸道分泌物的症状与体征。

2. 预防皮肤的损伤：固定吸氧管道时要松紧适宜，以方便患儿头部运动时不会引起氧管移位，或无需移动面罩。面罩吸氧时经常更换固定用的弹力带的部位。经常观察受压皮肤及弹力带压迫的皮肤情况。

3. 使用氧气时，应先调节流量后再应用。停用氧气时，应先拔除氧管，再关闭氧气开关。中途改变流量，先分离鼻导管与湿化瓶连接处，调节好流量表再连接上。以免一旦开关出错，大量氧气进入呼吸道而损伤肺组织。

4. 常用湿化液为蒸馏水。急性肺水肿用 20%～30% 乙醇，具有降低肺泡内泡沫的表面张力，使肺泡泡沫破裂、消散，改善肺部气体交换，减轻缺氧症状的作用。

5. 氧气筒内氧气勿用尽，压力表至少要保留 0.5mPa（5kg/cm^2），以免灰尘进入筒内，再充气时引起爆炸。对未用完或已用尽的氧气筒，应分别悬挂"满"或"空"的标志，既便于及时抢救，也便于急用时搬运，提高抢救速度。

【知识拓展】

1. 缺氧的分类：

（1）低张性缺氧：主要特点为动脉血氧分压降低，动脉血氧含量减少，组织供氧不足。由于吸入气氧分压过低，外呼吸功能障碍，静脉血分流入动脉血引起。常见于高山病、慢性阻塞性肺部疾病、先天性心脏病等。

（2）血液性缺氧：由于血红蛋白数量减少或性质改变，造成血氧含量降低或血红蛋白结合的氧不易释放所致。常见于贫血、一氧化碳中毒、高铁血红蛋白血症等。

（3）循环性缺氧：由于组织血流量减少使组织供氧量减少所致。其原因为全身性循环性缺氧和局部性循环性缺氧。常见于休克、心力衰竭、大动脉栓塞等。

（4）组织性缺氧：由于组织细胞利用氧异常所致。其原因为组织中毒、细胞损伤、呼吸酶合成障碍。常见于氰化物中毒、大量放射线照射等。

（5）呼吸困难的测量和治疗并非易事，治疗因人而异且通常需要不只一种方法治疗，应首先处理引起呼吸困难的原因，然后进行其他的治疗（如药物治疗、氧疗、体疗、心理支持疗法）。药物包括支气管扩张药、吸入类固醇等。氧疗可以减少呼吸困难引起的做功。体疗如锻炼、呼吸技巧和控制咳嗽可以帮助减轻呼吸困难。

2. 给氧系统如表 8-1 所示。

表 8-1

类型	适应证	氧浓度（流量）	注意事项
鼻塞	简单、舒适的提供低浓度氧的给氧方式（<6L/min）	24%（1L/min） 28%（2L/min） 32%（3L/min） 36%（4L/min） 40%（5L/min） 44%（6L/min）	用氧常会导致黏膜干燥，需要湿化。
简易面罩	短期的氧疗	40%～60%（5～8L/min）	有二氧化碳潴留的病人忌用；用口呼吸者有效。
戴储气袋的面罩	高浓度给氧	60%～95%（6～10L/min）	使用时要经常观察储气袋是否充气。
流量可控面罩	提供精确、高流量氧；可增加适配器以提高湿度	24%～28%（4L/min） 35%～40%（8L/min） 50%～60%（12L/min）	患儿进食时必须取下面罩。

（肖翠萍）

第六节　呼吸机管理

【目的】

（1）维持适当通气气量，使肺泡通气量满足机体需要。

（2）改善肺部气体交换功能，维持有效气体交换。

（3）减少呼吸肌做功。

（4）预防性机械通气，用于开胸术后或败血症、休克、严重创伤等情况下的呼吸衰竭作预防性治疗。

【适应证】

1. 各种原因引起的急性呼吸衰竭，包括呼吸窘迫综合征（ARDS）。

2. 慢性呼吸衰竭急性加剧。

3. 重度急性肺水肿和哮喘持续状态。

4. 小儿心胸外科的术中、术后通气支持。

5. 呼吸功能不全者纤维支气管镜检查，颈部和气管手术，通常采用高频通气支持。

【操作准备】

用物准备：呼吸机、呼吸管道、湿化器、各种呼吸机接口、模拟肺。

治疗盘：无菌剪刀/刀片、棉球、无菌蒸馏水 500ml、0.5% 活力碘。

【操作程序】

1. 插管患儿根据年龄、病种选择合适的呼吸机。

2. 根据体重选择管道：大于10kg用粗管道；小于10kg用细管道；选择合适的简易加压呼吸球囊。

3. 洗口、戴口罩。

4. 在仪器装备房间内正确安装呼吸机，接模拟肺，根据各种机器要求，连接附件。

5. 安装湿化器，加无菌蒸馏水。活力碘棉球擦拭无菌蒸馏水袋口，用无菌剪刀剪开，将蒸馏水倒入，至上下限警戒线之间。各连接处旋紧。

6. 接管道。

7. 呼吸机推至病床左侧为宜，按以下次序安置插头：主机电源、湿化器电源、氧气插头、空气插头。

8. 固定呼吸机，打开主机开关和湿化器开关。

9. 湿化器打开5min后方可给患儿使用，湿化温度以32~35℃为宜，24h湿化耗水量要在250ml以上。

10. 调节呼吸机工作参数（见图8-13）：

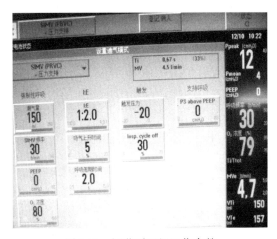

图8-13 调节呼吸机工作参数

（1）选择通气方式：根据需要设定呼吸模式，所有通气模式分为两大类：

①全通气支持（呼吸机提供患儿的整个分钟通气量）：IPPV、A/C、CMV、高频率的SIMV、PRVC等。

②部分通气支持（分钟通气量由呼吸机和患儿自主呼吸两部分组成）：低频率的SIMV、PSV、APRV、BiPAP、CPAP等。

（2）初始通气参数：

设定潮气量（VT）：按7~10ml/kg计算，可直接设置或通过流速（FLOW）乘以吸气时间设置。

设定吸入氧浓度（FiO_2）：设定在30%~50%。

设定呼吸频率：小于1岁为25~30次/分；1~12岁为18~20次/分；成人为10~15次/分。

吸呼比（I/E）：调节在1:1.5~1:3之间。

气道压力（PaW）：设定在15~20cmH$_2$O。

根据需要设定其他参数：如旁路气流（BLAS FLOW）、触发灵敏（SENSITIVIT）等，设定在安全范围或安全绿区内。

设定报警上下线范围：包括气道压力、每分通气量、气道阻力等。

11. 检查面板窗口的各项指标，确定呼吸机是否正常工作，同时查看模拟肺工作情况。

12. 请主管医生核查。

13. 呼吸机工作参数记录在重症监护记录单上；使用中参数改变时，及时记录。

14. 呼吸机消毒和终末处理：

（1）关机顺序：主机开关—湿化器开关—氧气插座—空气插座—湿化器电源。

（2）将机器推至呼吸机安装室。

（3）呼吸机管道和零件送供应室统一消毒。

（4）每班用 1000mg/L 含氯消毒液或 75% 乙醇擦拭呼吸机表面。

【操作流程】

操作流程框图如图 8-14 所示。

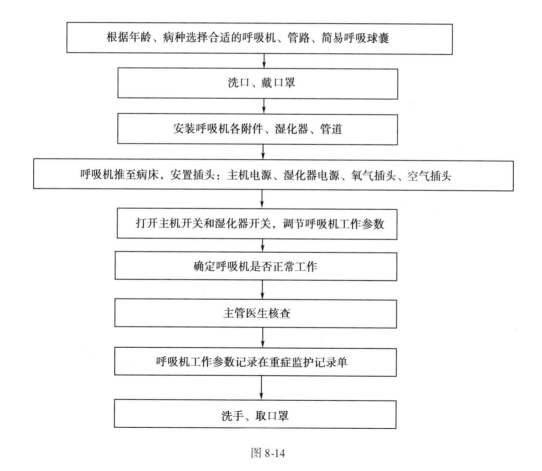

图 8-14

【要点分析】

1. 管道连接合理，注意进路、出路方向，各零件连接处应旋紧，湿化器内芯箭头朝上，瓶盖要平行向下按。

2. 呼吸机湿化罐内应添加蒸馏水，禁止加入生理盐水，并保持水温 28～32℃，避免过分干燥或出现干烧。

3. 装机后应检查管道连接是否正确及紧密，管道连接处有无漏气，测试各旋钮功能。应用模拟肺试机后，如一切运行正常，方可与患儿相接。

4. 上呼吸机后严密监测生命体征、皮肤颜色、血气分析结果，并做好记录，同时观察呼吸机运行情况，如有报警发生，应及时处理，解除引起报警的原因。

【知识拓展】

1. 呼吸机使用禁忌证：

(1) 气胸与纵隔隔膜积气。

(2) 大量胸腔积液。

(3) 肺大泡。

(4) 低氧血症。

(5) 急性心梗伴有心功能不全者。但气胸、支气管胸膜瘘、急性心肌梗塞、心功能不全者，必要时可使用高频通气。

2. 应用呼吸机常见合并症：压力损伤、循环障碍、呼吸道感染、肺不张、喉、气管损伤。

3. 呼吸机的基本类型及性能：

(1) 定容型呼吸机：吸气转换成呼气是根据预调的潮气量而切换。

(2) 定压型呼吸机：吸气转换成呼气是根据预调的压力峰值而切换（与限压不同，限压是气道压力达到一定值后继续送气并不切换）。

(3) 定时型呼吸机：吸气转换为呼气是通过时间参数（吸气时间）来确定。这种呼吸机保留了定时型及定容型能在气道阻力增加和肺顺应性下降时仍能保证通气量的特点，又具有由于压力峰值受限制而不容易造成气压伤的优点，吸气时间、呼气时间、吸呼比、吸气平台的大小、氧浓度大小均可调节，同时还可提供 IMV（间歇指令通气）、CPAP（气道持续正压通气）等通气方式，是目前最适合婴儿、新生儿、早产儿的呼吸机。

4. 常用的机械通气方式：

(1) 间歇正压呼吸（intermittent positive pressure ventilation，IPPV）：最基本的通气方式。吸气时产生正压，将气体压入肺内，靠身体自身压力呼出气体。

(2) 呼气平台（plateau）：也叫吸气末正压呼吸（end inspiratory positive pressure breathing，EIPPB），吸气末，呼气前，呼气阀继续关闭一段时间，再开放呼气，这段时间一般不超过呼吸周期的 5%，能减少 VD/VT（死腔量/潮气量）。

(3) 呼气末正压通气（positive end expiratory pressure，PEEP）：在间歇正压通气的前提下，使呼气末气道内保持一定压力，在治疗呼吸窘迫综合征、非心源性肺水肿、肺出血时起重要作用。

(4) 间歇指令通气（intermittent mandatory ventilation，IMV）、同步间歇指令通气（synchronized intermittent mandatory ventilation，SIMV）：属于辅助通气方式，呼吸机管道中有持续气流，可自主呼吸，若干次自主呼吸后给一次正压通气，保证每分钟通气量，IMV 的呼吸频率成人一般小于 10 次/分，儿童为正常频率的 1/2～1/10。

(5) 呼气延迟：也叫滞后呼气（expiratory retard），主要用于气道早期萎陷和慢性阻塞性肺疾患，如哮喘等，应用时间不宜太久。

（6）深呼吸或叹息（sigh）。

（7）压力支持（pressure support）：自主呼吸基础上，提供一定压力支持，使每次呼吸时压力均能达到预定峰压值。

（8）气道持续正压通气（continue positive airway pressure，CPAP）：除了调节 CPAP 旋钮外，一定要保证足够的流量，应使流量加大 3～4 倍。CPAP 正常值一般 4～12cm 水柱，特殊情况下可达 15cmH$_2$O。（呼气压 4cmH$_2$O）。

5. 呼吸机工作参数的调节：四大参数：潮气量、压力、流量、时间（含呼吸频率、吸呼比）。

（1）潮气量：潮气输出量一定要大于人的生理潮气量，生理潮气量为 6～10ml/kg，而呼吸机的潮气输出量可达 10～15ml/kg，往往是生理潮气量的 1～2 倍。还要根据胸部起伏、听诊两肺进气情况、参考压力二表、血气分析进一步调节。

（2）呼吸频率：接近生理呼吸频率。新生儿 40～50 次/分，婴儿 30～40 次/分，年长儿 20～30 次/分，成人 16～20 次/分。潮气量×呼吸频率＝每分通气量

（3）吸呼比：一般 1∶1.5～1∶2，阻塞性通气障碍可调至 1∶3 或更长的呼气时间，限制性通气障碍可调至 1∶1。

（4）压力：一般指气道峰压（PIP），当肺部顺应性正常时，吸气压力峰值一般为 10～20cmH$_2$O，肺部病变轻度：20～25cmH$_2$O；中度：25～30cmH$_2$O；重度：30cmH$_2$O 以上，ARDS、肺出血时可达 60cmH$_2$O 以上。但一般在 30 以下，新生儿较上述压力低 5cmH$_2$O。

（5）PEEP：使用 IPPV 的患儿一般给 PEEP2～3cmH$_2$O 是符合生理状况的，当严重换气障碍时（ARDS、肺水肿、肺出血）需增加 PEEP，一般在 4～10cmH$_2$O，病情严重者可达 15cmH$_2$O 甚至 20cmH$_2$O 以上。当吸氧浓度超过 60%（FiO$_2$ 大于 0.6）时，如动脉血氧分压仍低于 80mmHg，应以增加 PEEP 为主，直到动脉血氧分压超过 80mmHg。PEEP 每增加或减少 1～2cmH$_2$O，都会对血氧产生很大影响，这种影响数分钟内即可出现，减少 PEEP 应逐渐进行，并注意监测血氧变化。PEEP 数值可从压力二表指针呼气末的位置读出。

（6）流速：至少需每分种通气量的 2 倍，一般 4～10 升/分。

6. 湿化问题：加温湿化效果最好，小儿气管插管口径通常较小，为避免管道阻塞、气管黏膜和分泌物干燥，吸入气体应持续加湿（相对湿度100%）、加温（32～35℃），并注意病室的温湿度。呼吸机管道内的冷凝水应及时清除，以免逆流入气管引发感染。当发现患儿呛咳或呼吸机气道压力升高时应检查是否为冷凝水过多所致。

7. 吸氧浓度（FiO$_2$）：一般机器氧浓度从 21%～100% 可调。既要纠正低氧血症，又要防止氧中毒。一般不宜超过 0.5～0.6，如超过 0.6 时间应小于 24h。目标是以最低的吸氧浓度使动脉血 PaO$_2$ 大于 60mmHg（8.0kPa）。如给氧后紫绀不能缓解可加用 PEEP。复苏时可用 1.0 氧气，不必顾及氧中毒。

8. 防止意外发生：呼吸机旁应备有复苏器，或者其他简易人工气囊，气囊和气管导管之间的接头也应备齐。

（张　华）

第九章　心血管系统护理技术

第一节　十二导联心电图操作

十二导联心电图操作是通过心电图机使用国际标准十二导联体系将每一次心动周期产生的心电流放大，并描记成曲线的检查方法。它对诊断心脏疾病，尤其是心律失常具有重要意义。

【目的】

利用体表心电图无创性检查手段，了解心电图各波段情形，提供诊断依据。

【操作准备】

环境要求：

1. 室内要求保持温暖（不低于18℃），以避免因寒冷而引起的肌电干扰。

2. 使用交流电源的心电图机必须接可靠的专用地线（接地电阻应低于0.5Ω）。

3. 放置心电图机的位置应使其电源线尽可能远离诊察床和导联电缆，床旁不要摆放其他电器（不论通电否）及穿行电源线。

4. 诊床的宽度不应窄于80cm，以免肢体紧张而引起肌电干扰，如果诊床的一侧靠墙，则必须确定墙内无电线穿过。

用物准备：

1. 心电图仪及附件（见图9-1）。

2. 心电图用纸。

3. 电极。

4. 等渗氯化钠注射液棉球、酒精棉球。

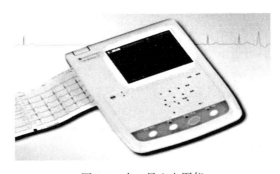

图9-1　十二导心电图仪

【操作程序】

1. 备齐用物。

180

2. 接通电源，打开开关，安装心电图纸，关闭开关。

3. 洗手。

4. 患儿准备：核对患儿，了解病情，并使患儿取平卧位，上肢平行放于身体两侧，勿用力，下肢自然伸直勿弯曲。

5. 暴露两手腕内侧，两下肢内踝及胸口，用等渗氯化钠注射液棉球/酒精棉球擦拭（见图9-2）。

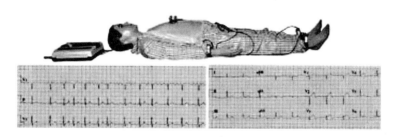

图 9-2　肢体导联

6. 正确连接导线，打开开关，检查定标键，指针放中间，以调节机线，设置走速、敏感度、抗干扰；依次按下检查键，描记各导联心电图，根据病情需要延长记录相关导联。

7. 关闭开关，去除导联线。

8. 安置患儿，给予舒适体位并做好安慰。

9. 记录。

【操作流程】

操作流程框图如图9-3所示。

【要点分析】

1. 对初次接受心电图检查者，必须事先作好解释工作，消除紧张心理。

2. 在每次作常规心电图之前受检者应经充分休息，解开上衣，在描记心电图时要放松肢体，保持平静呼吸。

3. 如果放置电极部位的皮肤有污垢或毛发过多，则应预先清洁皮肤或剃毛。

4. 不应将接左、右下肢的电极都放在一侧下肢，因为目前的心电图机都放在一侧下肢，原因是目前的心电图机都装有"右下肢反驱动"电路，它能有效地抑制交流电干扰，上述做法等于取消了此项功能，从而降低了抗交流电干扰的性能。此时操作者虽然可以用"交流电滤波"来减轻干扰，但是却同时导致心电图波形失真。

【知识拓展】

1. 心电图导联：

心电图导联：即心电图机上的一些线路装置，肢导联的导线有红、黄、绿、黑4种颜色。红色连接右上肢；黄色连接左上肢；绿色连接左下肢；黑色连接右下肢。目前临床上常用的有：

（1）肢导联：有双极肢导联和加压单极肢导联两种。双极肢导联（标准导联）：有Ⅰ、Ⅱ、Ⅲ三个；加压单极肢导联：有 avR、avL、avF 三个。

（2）胸导联：有 V1 ~ V6 共六个。即：

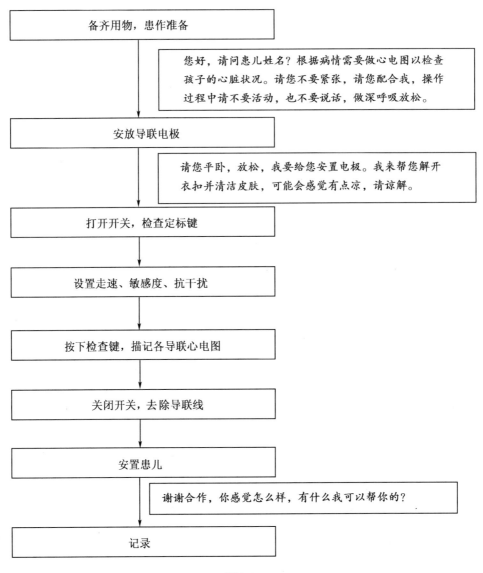

图 9-3

V1：在胸骨右缘第四肋间隙；

V2：在胸骨左缘第四肋间隙；

V3：在 V2 与 V4 连线的中点；

V4：在左锁中线与第五间隙的交点；

V5：在左腋前线与 V4 同一水平上的交点；

V6：在左腋中线与 V4 同一水平上的交点。

有的导联体系电极数目太少，容易造成心电信息的遗漏。目前广泛应用并已经得到认可的是国际标准十二导联体系，分别记为Ⅰ、Ⅱ、Ⅲ、avR、avL、avF、V1～V6。Ⅰ、Ⅱ、Ⅲ导联为双极导联，avR、avF、avL，V1～V6 单极导联。

2. 描记心电图：

（1）心电图机的性能必须符合标准。若使用热笔式的记录纸，其热敏感性和储存性应符合标准。单通道记录纸的可记录范围不窄于 40mm。

（2）在记录纸上注明日期、姓名，并标明导联。

（3）按照心电图机使用说明进行操作，常规心电图应包括肢体的Ⅰ、Ⅱ、Ⅲ、avR、avL 和胸前导联的 V1～V6 共 12 个导联。

（4）不论使用哪一种机型的心电图机，为了减少心电图波形失真，应该尽量不使用交流电滤波或"肌滤波"。

（5）用手动方式记录心电图时，要先打标准电压，每次切换导联后，必须等到基线稳定后再启动记录纸，每个导联记录的长度不应少于 3～4 个完整的心动周期（即需记录 4～5 个 QRS 综合波）。

（6）遇到下列情况时应及时作出处理：①如果发现某个胸壁导联有无法解释的异常 T 或 U 波时，应检查相应的胸壁电极是否松动脱落，若该电极固定良好而部位恰好在心尖搏动最强处，则可重新处理该处皮肤或更换质量较好的电极，若仍无效，则可试将电极的位置稍微偏移一些，此时若波形变为完全正常，则可认为这种异常的 T 波或 U 波是由于心脏冲撞胸壁，使电极的极化电位发生变化而引起的伪差。②如果发现Ⅲ和/或 avF 导联的 Q 波较深，则应在深吸气后屏住气时，立即重复描记这些导联的心电图。若此时 Q 波明显变浅或消失，则可考虑横膈抬高所致，反之若 Q 波仍较深而宽，则不能除外下壁心肌梗塞。③如发现心率>60 次/分而 PR>0.22s 者，则应取坐位时再记录几个肢体导联心电图，以便确定是否有房室阻滞。

3. 心电图机的维护：

（1）每日做完心电图后必须洗净电极。如发现有锈斑，可用细砂纸擦掉后，再用生理盐水浸泡一夜，使电极表面形成电化性能稳定的薄膜，镀银的电极用水洗净即可，使用时应避免擦伤镀银层。

（2）导联电缆的芯线或屏蔽层容易损坏，尤其是靠近两端的插头处，因此使用时切忌用力牵拉或扭转，收藏时应盘成直径较大的圆盘，或悬挂放置，避免扭转或锐角折叠。

（3）交直流两用的心电图机，应按说明书的要求定期充电，以利延长电池使用寿命。

（4）心电图主机应避免高温、日晒、受潮、尘土或撞击，盖好防尘罩。

（5）由医疗仪器维修部门定期检测心电图机的性能。热笔记录式心电图，应根据记录纸的热敏感性和走纸速度而调整热笔的压力和温度。

（祁燕　张华）

第二节　除颤仪（电击复律）操作

除颤仪是急救和监护病房必备的重要抢救设备之一。性能好的除颤仪，还可以附带体表起搏功能。

【目的】

应用高能短时限的脉冲电流通过心脏，使所有心肌在瞬间全部除极，清除异位兴奋灶，重新建立心肌纤维的同一性，恢复窦性节律。

【适应证】

1. 室颤、室扑。

2. 无法识别 R 波的快速室性心动过速。

【操作准备】

用物准备：除颤仪、导电胶或等渗氯化钠注射液纱布。

【操作程序】

1. 备齐用物。

2. 插上电源，打开除颤仪开关，检查除颤仪各项功能。

（1）检查监护部分：连接导线和电极板、调节开关从 OFF→ON、选择监护档（leads）、调节振幅（SIZE）、调节报警开关。

（2）检查记录、除颤部分：检查走纸 STOP/RUN、调节开关从 OFF→ON、选择除颤档 PADDLES，屏幕上出现 P、调节同步/非同步，SYNC/DEFIB、调节振幅至清晰的 R 出现。

3. 患儿准备：

（1）患儿卧硬板床或背部垫急救板。

（2）吸氧、建立静脉通路。

4. 选择合适电极板：10kg 以下患儿选择小号电极板；10kg 以上患儿选择大号电极板。若有心肺监护，除颤或转律时应除去。涂导电糊（或用等渗氯化钠注射液纱布包裹电极板）。

5. 调节合适能量（见图 9-4）。

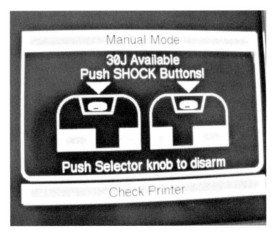

图 9-4 除颤能量调节

6. 充电（打开电能开关）。

7. 电极板放置位置：

（1）胸骨右缘第二肋间及左腋前线第五肋间（见图 9-5）。

（2）适用于小婴儿：胸前（在心脏上方），后背（心脏远部）。

8. 除颤时通知所有人员远离病人及病床。

9. 除颤、放电：两大拇指同时按压握柄上的黄色放电按钮。

10. 清理用物，归还原处。

11. 记录。

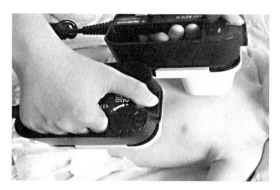

图 9-5　除颤电极板放置位置

【操作流程】

操作流程框图如图 9-6 所示。

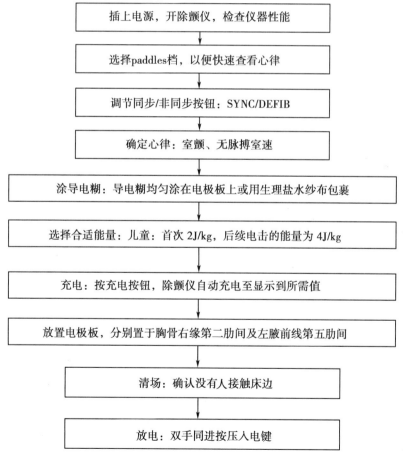

插上电源，开除颤仪，检查仪器性能

↓

选择 paddles 档，以便快速查看心律

↓

调节同步/非同步按钮：SYNC/DEFIB

↓

确定心律：室颤、无脉搏室速

↓

涂导电糊：导电糊均匀涂在电极板上或用生理盐水纱布包裹

↓

选择合适能量：儿童：首次 2J/kg，后续电击的能量为 4J/kg

↓

充电：按充电按钮，除颤仪自动充电至显示到所需值

↓

放置电极板，分别置于胸骨右缘第二肋间及左腋前线第五肋间

↓

清场：确认没有人接触床边

↓

放电：双手同进按压入电键

图 9-6

【要点分析】

1. 除颤仪到位前，持续有效的 CPR。

2. 除颤后紧接着 5 个循环的 CPR，再评估节律，按需要决定是否再除颤。

3. 操作者的手应保持干燥，不能用湿手握电极板。

4. 电极与皮肤要紧密接触。放电时在电极板上应施加一定的力量，使电极板与病人皮肤密合，以保证较低的阻抗，有利于除颤成功，同时也避免烧伤病人皮肤。

5. 电极板上要涂导电糊或用等渗氯化钠注射液纱布包裹（不可过湿，以防电流短路）。导电糊不应涂在两电极之间的皮肤上，以免除颤无效。

6. 胸部有植入性的装置时，电极板应放在距该装置 2.5cm 的位置，除颤后应检查其功能。

7. 切忌将电极板直接放在治疗性贴片、监护仪贴片、导电线的上面。

8. 宜用直流电除颤，因其放能较强、放电时间短、心肌损害小，可以反复应用。

9. 密切观察心率、心律、呼吸、血压、面色、神志等变化，如无恢复窦性心律，可重复电击。持续室颤时，3 次连续除颤后无效可先予 100% O_2 通气、胸外按压、输注肾上腺素。30～60s 后再次除颤。

【知识拓展】

1. 电除颤的方式主要有非同步和同步两种：

（1）非同步除颤常用于室颤、急救初期没有时间分析心律失常性质时、低 F 波的室性心动过速、同步除颤无效时。使用非同步除颤的初始能量，成人为 150J；儿童根据体重：首次 2J/kg，后续电击的能量为 4J/kg。当第一次除颤无效时，可重复进行或加大除颤能量。

（2）同步除颤常用于能够确定的室性心动过速。此时，多伴有较低的动脉压（有创压力检测显示）。同步除颤与非同步除颤的放电机制不同，它不是即刻放电，而是机器根据电极板所监测到的心律，在心电图的复极期放电，使室速心律逆转。因此，在按电钮后，电极板不能离开病人，要等到放电后，才能松开。否则，不能完成除颤放电。同步房颤的首次能量设定，成人 70J；儿童：根据体重，首次 1J/kg，后续电击的能量为 2J/kg。一次不成功，重复进行或加大能量。如同步除颤后，室速转为室颤，要立即改为非同步除颤，重复进行，并调整能量。

2. 电除颤同时的治疗措施：电除颤的效果和除颤后心律的维持，一定要用药物辅助治疗并在救治的过程中，根据病人心律失常的性质、血压及呼吸等情况，用药物调整病人的状态。有时，要非常耐心地进行连续的胸部或心脏按压，以提高和实现良好的除颤效果。

3. 当发现心电监护仪显示心电异常时，不应马上就对病人实施电除颤。要根据病人的意识、血压波形（有创）、末梢氧饱和度等监测指标，排除心电监测电极脱落或心电波型受到干扰而误认为是发生室颤，避免不必要的电除颤给病人造成的伤害。

（祁　燕）

第三节　心电监护仪操作

心电监护仪是指通过连续监测病人的心电图信号，及时了解病人的心脏状况的一种精密仪器。

【目的】

监测患者心率、心律变化，动态评价病情变化，为临床治疗提供依据。

【适应证】

适用于病情危重，需监测心率，心律的患儿。

【操作准备】

环境准备：周围环境安静，光照柔和，无电磁波干扰，调节适宜温湿度。

物品准备：电极片、酒精、松节油、棉签、心电监护仪及导线。

【操作程序】

1. 核对医嘱，准备用物。

2. 核对患儿床号、姓名，评估患儿，向患儿及家属解释心电监护的目的。

3. 洗手，戴口罩。

4. 检查仪器，使仪器处于良好的使用状态，全部导线正确连接。

5. 备齐用物至患儿床旁，再次核对患儿床号、姓名。

6. 让病人舒适平卧于检查台或床上，防止患儿身体接触导电物品。

7. 开机，设置报警范围，将电极片与导联线连接。

8. 解开患儿胸前衣扣，检查胸腹部皮肤是否清洁，有污垢者用酒精棉签擦拭干净。

9. 将电极片按照正电极位于左锁骨下（黑），负电极位于右锁骨下（白），接地电极位于左腋前线与左肋缘交点（红），贴于患儿相应部位（见图9-7）。

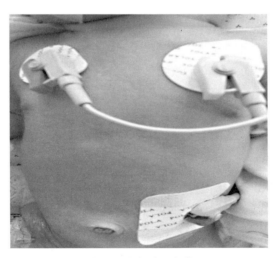

图 9-7 电极放置部位

10. 观察监护仪显示器显示出所测心率的波形与数值。

11. 指导患儿及陪护人员，告知使用期间注意事项。

12. 为患儿穿好衣服，盖好被子。

13. 洗手、取口罩，详细记录患儿的各监测指标。

【操作流程】

操作流程框图如图9-8所示。

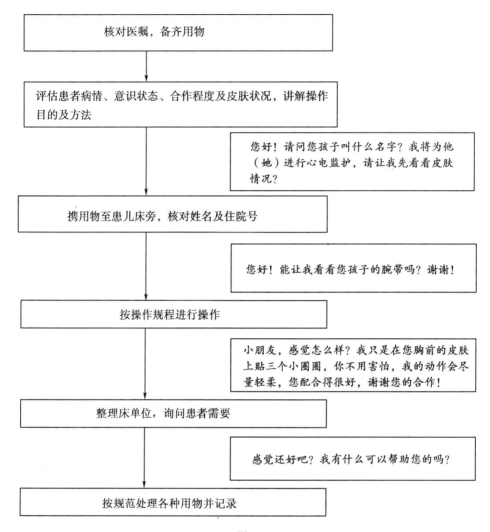

核对医嘱，备齐用物

评估患者病情、意识状态、合作程度及皮肤状况，讲解操作目的及方法

您好！请问您孩子叫什么名字？我将为他（她）进行心电监护，请让我先看看皮肤情况？

携用物至患儿床旁，核对姓名及住院号

您好！能让我看看您孩子的腕带吗？谢谢！

按操作规程进行操作

小朋友，感觉怎么样？我只是在您胸前的皮肤上贴三个小圈圈，你不用害怕，我的动作会尽量轻柔，您配合得很好，谢谢您的合作！

整理床单位，询问患者需要

感觉还好吧？我有什么可以帮助您的吗？

按规范处理各种用物并记录

图 9-8

【要点分析】

1. 正确设定报警界限，不能关闭报警声音。报警声音调节至合适分贝，避免过高或过低，过高影响病人休息，过低会让护士疏忽。最重要的是告知病人有不适及时通知护士，切不可自行处理。

2. 嘱患儿及家属不要自行移动或者摘除电极片，避免在监测仪附近使用手机，其他电器要与心电监护保持一定距离，以免干扰监测波形。

3. 放置电极片时，应避开乳头、乳晕、伤口、瘢痕、中心静脉插管、起搏器及电除颤时电极板的放置位置。

4. 定期观察患儿粘贴电极片处的皮肤，定时更换电极片和电极片位置。

5. 密切观察心电图波形，及时处理异常情况。

6. 对躁动患者，应当固定好电极和导线，避免电极脱位以及导线打折缠绕。

7. 心电监护不具有诊断意义，如需要详细了解心电图变化，需做常规导联心电图。

8. 停用时，先向患儿及家属说明，取得合作后关机，断开电源。

【知识拓展】

1. 使用中常见问题及处理：

（1）无波形：检查电极片是否有脱落，导联线是否有断裂；导联模式将五导模式只用了三导的接法，也可导致无波形。

（2）心电波形杂乱：将滤波模式打到"监护"或者"手术"。排除来自信号输入端的干扰：如患儿活动、心电极片失效、心电导联线老化、接触不好等情况。

（3）不准确的心率和心电、呼吸波形：保持皮肤干燥，用酒精、中性肥皂或水溶液彻底清洁放置电极部位皮肤表面。在正确的导联位置上重新更换电极片。

（4）使用中出现自动关机：检查电源线与机器连接处及电源插座是否松动、电源插座开关是否打开。在使用监护仪的同时应尽可能关闭移动电话、小型无线设备以及其他可以产生强电磁干扰的设备。

2. 监护仪的保养：

（1）心电监护仪在每次使用后均应清洁干净，使用无绒布或海绵进行清洗。仪器机壳、开关、接口及通风口不得进入任何液体。

（2）心电监护仪各连接导线可用清水擦拭后晾干，若有分泌物污染，可先用含氯消毒液擦拭，再用清水擦拭、晾干。

（3）心电监护仪及附件避免高温、高压及浸泡消毒，避免接触酸碱等腐蚀性气体和液体。

（4）处于备用状态的监护仪应放在通风干燥处，避免潮湿，并应定期充电，一般每周一次，由专人负责保管，每6~12个月请专业维修人员进行性能检查，以保证其正常使用。如长期不使用，应定期开机，使其加热达到防潮目的。

3. 儿童各年龄组心率、呼吸正常范围如表9-1所示。

表9-1

年龄	体重/（kg）	心率/（次/min）	呼吸/（次/min）
新生儿	1	145	<40
新生儿	2~3	125	<40
1个月	4	120	24~25
6个月	7	130	24~25
1岁	10	130	20~30
2~3岁	12~14	120	20~30
4~5岁	16~18	100	20~30
6~8岁	20~26	100	12~25
10~12岁	32~42	75	12~25
>14岁	>50	70	12~18

（丁雪芹）

第四节　动脉测压

动脉测压（动脉压力直接监测）是将动脉导管置入动脉内，通过压力监测仪直接测量动脉压力的方法。

【目的】

1. 为及时准确地调节补血量、补液量及血管活性药物的用量提供依据。

2. 做血气分析和其他化验检查。

【适应证】

1. 各类危重、大手术及术中血流动力学波动大、需要血液稀释、控制性降压的患儿。

2. 需随时抽取动脉血行血气分析的患儿。

【操作准备】

物品准备：监护仪、压力监测模块、一次性有创压力监测传感器、一次性测压管组套、微量泵、一次性无菌治疗巾、60ml注射器、1ml注射器、10ml注射器、延长管、肝素1支、0.9%氯化钠溶液500ml、手套、胶布、夹板。

【操作程序】

1. 核对医嘱，准备用物。

2. 核对患儿床号、姓名，评估患儿，如为年长儿向其解释动脉测压的目的及注意事项。

3. 洗手，戴口罩。

4. 配制淡肝素盐水，抽取60ml肝素盐水。在针筒上做标签，注明床号、姓名、药物稀释浓度、用药时间，签名。

5. 备齐用物至患儿床旁，再次核对患儿床号、姓名。

6. 安装动脉测压模块，连接导联线，调整监护仪至动脉血压监测，调整报警范围。

7. 打开一次性测压管套装，接淡肝素盐水，排气。铺一次性无菌治疗巾垫于换能器下（见图9-9）。

8. 戴手套，将一次性无菌治疗巾垫于动脉穿刺部位以下，排气，连接动脉测压装置与动脉导管。

9. 三通接口处抽回血，再次排气，视情况将回抽的血推回动脉内，脱手套。

10. 校正零点：将压力感受器置于右心房水平，即患儿腋中线与第4肋交点处，关闭动脉导管，开放三通开关，使压力传感器与大气相通，启动模块上ZERO键，当监护仪数字显示"0"时，提示调试零点成功（见图9-10）。

11. 测压：调试完毕，关闭三通开关，开放动脉导管，使压力传感器与大气隔绝而与动脉导管相通，显示器即可显示出所测压力的波形与数值。

12. 妥善固定，若患儿躁动，插管处可用夹板固定，另一只手用约束带约束。

13. 将60ml肝素盐水注射器安装在微量泵上，开启微量泵，用淡肝素持续冲管，速率为1ml/h或2ml/h，以防管道阻塞。

14. 整理床单位，处理用物。询问患儿需要。

15. 动态观察患儿血压，压力波形并准确记录。

16. 洗手，取口罩。

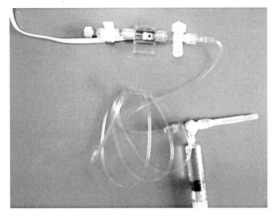

图 9-9　一次性测压管套装

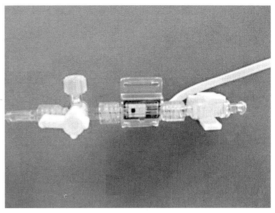

图 9-10　压力感受器校正零点：开放三通使压力传感器与大气相通

【操作流程】

操作流程框图如图 9-11 所示。

【要点分析】

1. 1u/ml 淡肝素盐水的配制：抽取 12500u/2ml 的肝素液 0.08ml，注入生理盐水 500ml 中，此时 1ml 生理盐水含 1u 肝素。

2. 动脉测压管各连接处要紧密衔接，要仔细排除测压管道系统内的气体。

3. 动脉测压管长度要适宜，过长可因反复抽血及冲洗引起血液感染。

4. 留取血标本、测压及冲洗管道操作时，应严格遵守无菌操作原则。

5. 在测压、取血样、冲洗管道或调零操作时，要严防血管内进气而造成空气栓塞。

6. 测压系统应完全暴露，便于观察。

7. 固定置管肢体时，切勿行环形包扎或包扎过紧。

8. 针头、管道、三通接头均为一次性使用，测压管道系统始终保持无菌状态。有血渍时，及时更换。肝素帽每周更换 1 次，抽取血标本后的肝素帽应立即更换；三通测压连接管每天更换 1 次，并将三通及压力感受器用无菌纱布包裹，无菌纱布每 8h 更换 1 次。

9. 皮肤进针处用透明无菌膜覆盖，每日进行无菌换药，防止感染，如有渗血，应立即消毒，更换贴膜，以保持局部清洁干燥。

10. 常规每班调定零点，患儿体位改变及对监测数据、波形有异议时随时调零。

11. 监护仪波形显示异常时，及时查找原因并处理。

12. 严密观察穿刺部位及其远端皮肤颜色和温度有无异常，如怀疑有动脉血运受到影响，应立即拔除动脉测压管，进行处理。

13. 如管道内有凝血而发生部分堵塞时，应抽出血块加以疏通或用肝素稀释液疏通，千万不可用力推注，以免造成血栓。对婴幼儿取血样时应注意减少失血。

14. 循环稳定后，应尽早拔除动脉插管，防止感染。一般保留 3d，如需要可延长至 5～7d，疑有感染，应立即拔除。拔除动脉导管后，局部压迫 20min 止血。

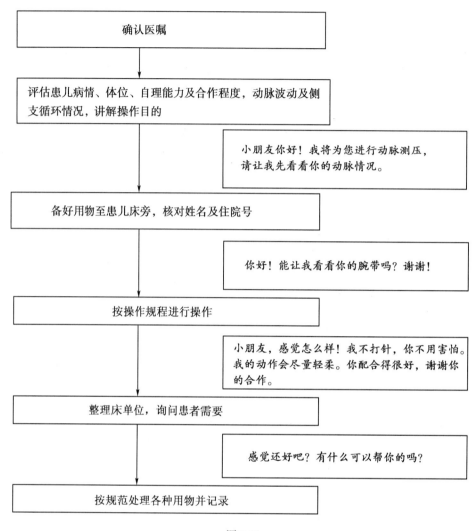

图 9-11

【知识拓展】

1. 动脉穿刺途径的选用原则是即使由于插管引起局部动脉阻塞，其远端也不会发生缺血性损害，因此临床上首选桡动脉来进行有创测压，还可选腋、肱、尺、股和足背动脉。

2. 正常情况下经由动脉导管内测量的血压比通过袖带测量的血压高出 2 ~ 8mmHg。

3. 有创血压监测时测压管堵塞的主要原因是测压管打折或没有及时冲管。堵塞后主要表现为：完全堵塞即有创血压波形消失，呈直线；不完全堵塞时，有创血压波形可正常或波幅减低，但血块已成为活塞状，抽回血或冲洗时血块可以打折，但液体向相反方向流动时血块闭合，此时应及时拔管。

4. 儿童各年龄组血压正常范围如表 9-2 所示。

表 9-2

年龄	收缩压/（mmHg）	舒张压/（mmHg）
新生儿	70～82	30～38
1～6 月	70～100	30～45
6～12 月	90～105	35～45
1～2 岁	85～105	40～50
2～7 岁	85～105	55～65
7～12 岁	90～110	60～75

（丁雪芹）

第五节　更换封闭式胸腔引流瓶护理

胸腔闭式引流是以重力引流为原理，是开胸术后重建、维持胸腔负压、引流胸腔内积气、积液，促进肺扩张的重要措施。

【目的】

排除胸腔内积气、积液，恢复胸腔内负压，以利扩张。

【适应证】

脓胸、气胸、血胸、胸外伤、肺及其他胸腔大手术后的患儿。

【操作准备】

护士准备：衣帽整洁，洗手、戴口罩。

物品准备：无菌胸腔引流瓶、无菌生理盐水、夹管钳 2 把、无菌镊、无菌纱布罐（内盛无菌纱布）、0.5％ 活力碘、棉签、弯盘、启瓶器、剪刀、胶布、治疗巾、一次性清洁手套、医用垃圾袋、记录单。

【操作程序】

1. 评估患儿病情及胸腔引流情况。

2. 洗手、戴口罩。

3. 打开无菌胸腔引流瓶包装袋，正确连接引流管，倒入无菌生理盐水，使长管埋于水下 2～4cm，在引流瓶的水平线上注明日期和水量（见图9-12）。

4. 携用物至患儿床旁，核对，并向患儿及家属解释，取得合作。

5. 协助患儿取合适体位，挤压胸腔引流管，观察是否通畅。

6. 用 2 把夹管钳双重夹闭引流管近心端，将治疗巾垫于引流管下，戴手套。

7. 分离胸腔引流管和接口，将胸腔引流瓶连接管前端向上提起，使引流液全部流入胸腔引流瓶内，将换下的引流瓶放入医用垃圾袋内。

8. 用活力碘棉签消毒胸腔引流管连接口 2 次，并取无菌纱布包裹。

9. 将接口与已准备的引流瓶上的引流管紧密连接，将胸腔引流瓶放于安全处。

10. 松夹管钳，观察引流是否通畅。正常水柱上下波动 4～6cm。

11. 妥善固定引流瓶，保持引流瓶低于胸腔 60～100cm（见图9-13）。

12. 撤治疗巾，脱手套。

13. 整理床单位，处理用物。

14. 洗手，取口罩，记录引流液性质、颜色及量。

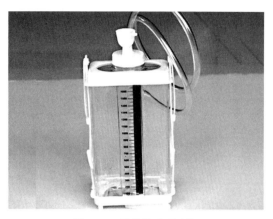
图 9-12　无菌胸腔引流瓶

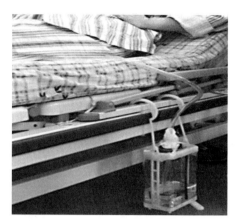
图 9-13　胸腔引流瓶放置低于胸腔

【操作流程】

操作流程框图如图 9-14 所示。

【要点分析】

1. 术后患儿若血压平稳，应取半卧位，以利引流。

2. 胸腔引流瓶应位于胸部以下，不可倒转，维系引流系统密闭，接头牢固固定。

3. 保持引流管长度适宜，翻身活动时防止受压、打折、扭曲、脱出。

4. 搬动患儿时，应注意保持引流瓶低于胸膜腔。

5. 更换引流瓶时，应用 2 把夹管钳双重夹闭引流管，防止空气进入。注意保证引流管与引流瓶连接的牢固紧密，切勿漏气。

【知识拓展】

1. 检查引流管是否通畅最简单的方法是观察引流管是否继续排出气体和液体，以及长管中的水柱是否随呼吸上下波动，必要时请患儿深呼吸或咳嗽时观察。水柱波动的大小反映残腔的大小与胸腔内负压的大小。如水柱无波动，患儿出现胸闷气促，气管向健侧偏移等肺受压的症状，应疑为引流管堵塞，需设法挤捏或使用负压间断抽吸引流瓶短管，促使其通畅。

2. 咳嗽有利于引流，鼓励患儿咳嗽，以尽早排出肺内痰液和陈旧性血块，使肺复张，肺复张有利于胸腔内积气和积液的排出。

3. 经常挤压胸腔引流管，是保证引流通畅的有效方法。具体挤压方法如下：

（1）护士站在患儿术侧，双手握住引流管距插管处 10 ~ 15cm，太近易使引流管牵拉引起疼痛，太长则影响挤压效果。挤压时两手前后相接，后面的手用力捏住引流管，使引流管闭塞，用前面手的食指、中指、无名指、小指指腹用力、快速挤压引流管，使挤压力与手掌的反作用力恰好与引流管的直径重叠，频率要快，这样可使气流反复冲击引流管口，防止血凝块形成而堵塞管口，然后两只手松开，由于重力作用胸腔内积液可自引流管中排出，反复操作。

（2）双手各拿 1 把夹管钳自上而下依次交替夹闭引流管，然后松钳，使引流液流出。

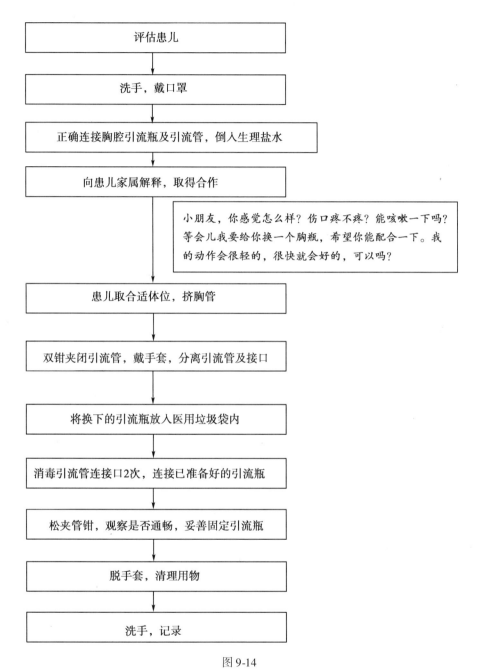

图 9-14

遇到特殊情况时，如病人发生活动性出血，应不停地挤压引流管，以防血块堵塞。

4. 正常情况下引流量每小时应少于 3～5ml/kg，开始为血性，24h 后颜色转为浅红色，不易凝血。若引流量多、颜色为鲜红色或暗红色，性质较黏稠、易凝血则疑为胸腔内活动性出血。若引流量每小时超过 5ml/kg，持续观察 4～6h 未见减少，床边胸部 X 线显示凝固性血胸阴影，有呼吸循环障碍，心率呼吸增快，则需再次开胸止血。

5. 脱管处理：若引流管从胸腔滑脱，立即用手捏闭伤口处皮肤，消毒后用凡士林纱布封闭伤口，协助医生做进一步处理。如引流管连接处脱落或引流瓶损坏，立即双钳夹闭胸壁导管，按无菌操作更换整个装置。

6. 拔管指征：

（1）生命体征稳定。

（2）引流瓶内无气体逸出。

（3）引流液少，24h 内引流量<1~3ml/kg。

（4）听诊余肺呼吸音清晰，胸片示伤侧肺复张良好。

拔除引流管后24h 内要密切观察患儿有无胸闷、憋气、呼吸困难、气胸、皮下气肿等。观察局部有无渗血、渗液，如有变化，及时报告医师处理。

7. 胸腔引流术后并发症：除胸腔内出血外，还可能出现乳糜胸，原因是胸导管或其某一主要分支的破裂所致，胸导管的损伤几乎发生于所有胸部外科手术之后，从损伤到临床上出现明显的乳糜胸约有 2~10d 的潜伏期，表现为：引流液为淡黄色或黄白色不凝液体，进食后引流量增多。

（朱卉敏）

第十章 消化系统护理

第一节 胃肠减压

胃肠减压是利用负压吸引和虹吸的原理，将胃管自口腔或鼻腔插入，通过胃管将积聚于胃肠道内的气体及液体吸出。

【目的】

1. 解除或者缓解肠梗阻所致的症状。

2. 进行胃肠道手术的术前准备，以减少胃肠胀气。

3. 术后吸出胃肠内气体和胃内容物，减轻腹胀，减少缝线张力和伤口疼痛，促进伤口愈合，改善胃肠壁血液循环，促进消化功能的恢复。

4. 通过对胃肠减压吸出物的判断，可观察病情变化和协助诊断。

【适应证】

机械性肠梗阻、麻痹性肠梗阻、较大的胃肠道手术、急性胃扩张、上消化道穿孔、胆道疾病等。

【操作准备】

环境准备：调节适宜室温。

物品准备：治疗盘、治疗碗两个（分置纱布数块及石蜡油纱布一块）、一次性胃管、一次性手套、棉签、弯盘、别针、听诊器、50ml 注射器一副、一次性垫巾、手电筒、水杯、一次性负压引流器、必要时备压舌板。

【操作程序】

1. 核对医嘱，评估患儿：

（1）询问患儿身体情况，了解其有无插管经历。

（2）询问有无鼻咽部疾病史，观察鼻腔有无红肿、炎症、鼻中隔弯曲等，询问有无义齿。

（3）向患儿解释胃肠减压目的，取得其配合。

2. 洗手、戴口罩，携用物至患儿床前，再次核对。

3. 备胶布，协助患儿取半卧位或仰卧位，铺一次性治疗巾于患儿颌下，置弯盘于口角旁，检查并清洁鼻腔。

4. 检查并打开胃管包装袋，戴无菌手套，检查胃管是否通畅，石蜡油纱布润滑胃管前端。

5. 一手持纱布托住胃管，一手持胃管前端自鼻腔轻轻插入 10 ～ 15cm，嘱患儿吞咽，顺势将胃管向前推进，直至预定长度，初步固定。

（1）插管过程中，不断观察患儿病情变化，若出现恶心、呕吐，应暂停插入，嘱患儿深呼吸,插入不畅,检查胃管是否盘曲口中;呛咳、呼吸困难甚至发绀时,应立即拔管。

(2)检查胃管是否在胃内:①注射器抽吸,有胃液抽出;②用注射器向胃管内注入10ml空气,同时听诊器听诊上腹部,可听到气过水声;③将胃管末端置入盛水碗内,无气泡逸出。

(3)检查完毕,确认胃管在胃内,撤出弯盘,胶布固定胃管。

(4)检查胃肠减压器,排出负压器内气体,连接胃管,固定于床边适当处,脱手套,观察引流液颜色、性质、量及是否通畅。

6.整理床位,协助患儿取舒适体位,询问患儿需要。

7.处理用物,洗手,取口罩,记录(见图10-1)。

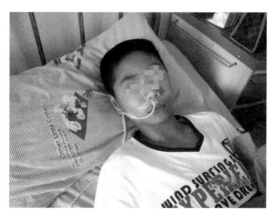

图10-1　胃肠减压

【操作流程】

操作流程框图如图10-2所示。

【要点分析】

1.妥善固定胃肠减压装置,防止体位变换加重对咽部的刺激及压迫,导致胃管脱出。

2.插管时动作要轻柔,通过食管3个狭窄处时避免损伤食管黏膜。

3.为昏迷的患儿插管时,应先协助患儿去枕平卧,头向后仰,当胃管插入约15cm时,左手将患儿头部托起,使胃管到达预先标记的刻度。

4.观察引流液颜色、性状、量,记录24h引流量。

5.注意患儿的口腔卫生,每日口腔护理两次;雾化吸入每日两次,以减少对咽喉的刺激。

6.胃肠减压期间应禁止饮水和进食,注意观察水电解质及为胃肠功能恢复情况。

7.若需从胃管内注入药物,药片应碾碎溶解注入,应夹管2h,以免注入药物被吸出。

【知识拓展】

1.食管的解剖特点:

食管的分段:

颈部:上端前平环状软骨,后平第6颈椎下缘,下端平颈静脉切迹与第1胸椎体上缘。

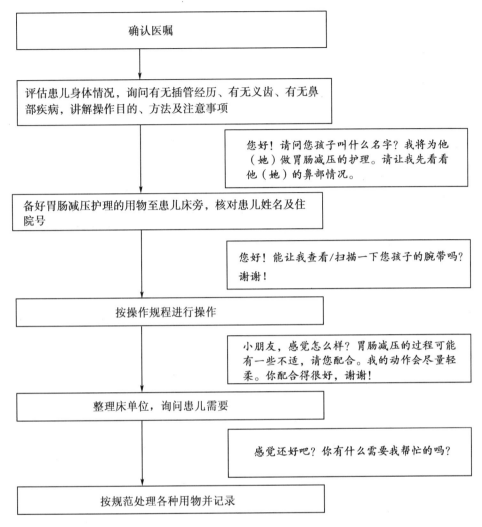

图 10-2

胸部：又分上、中、下三部分。

上段（胸廓上口至主动脉弓平面）。

中段（主动脉弓至肺下静脉平面）。

下段（肺下静脉平面至食管裂孔处）。

腹部：膈肌食管裂孔至食管胃连接处（临床常将腹部包括在下段内）。

食管三个生理性狭窄：

第一个狭窄：咽与食管的交接处。

第二个狭窄：食管入口以下 7cm 处，左支气管跨越食管的部位（该部位为食管内异物易存留处）。

第三个狭窄：食管通过膈肌的食管裂孔处。

2. 加强置管前的告知制度：胃肠减压对患儿来说是一种侵袭性的护理操作，家长及患儿往往比较紧张，不愿接受，在置胃管之前给患儿及家长讲解置管的目的及重要性；置管的简要过程及家长、患儿的配合要点；置管过程中的不适及可能发生的情况；置管成功后的护理要点及注意事项，使患儿不因盲目而恐惧，从而主动接受并防止自行拔出。

3. 置管前的准备：根据患儿年龄大小，选择型号合适的胃管。一般小于1岁用6~8号胃管，1~3岁用8~10号胃管，大于3岁选大于10号胃管；胃管太小，易致引流不畅，甚至堵塞。反之，胃管过粗，患儿会感咽喉部不适，有哽噎感，致患儿拔管，增加反复插管带来的痛苦及损伤，则应更换胃管；插管前用少许温开水或生理盐水清洁鼻腔，清除鼻痂，用棉签蘸石蜡油润滑胃管及鼻腔，可减少胃管及鼻黏膜之间的摩擦，减少黏膜损伤出血，从而减轻患儿不适。

4. 置管成功后的观察：妥善固定，避免脱管及拔管，减少反复插管带来的痛苦及黏膜损伤出血，置好胃管后必须做好标记并妥善固定；固定胃管前擦净口、鼻周及颜面部的分泌物；每班交接标记及固定情况；随时清除鼻腔分泌物及鼻痂并更换固定胶布，避免打喷嚏将胃管打出或胃管慢慢向外滑出；及时倾倒胃液或将负压吸引装置放在患儿看不到的地方，避免引流物影响观感，引起恶心、呕吐等不适导致脱管或拔管；嘱家长患儿翻动时保护好胃管，特别是婴幼儿，可适当约束患儿双手，避免拔管。

维持有效的胃肠减压：持续负压吸引避免负压过大，损伤胃黏膜，特别是新生儿及早产儿。压力不宜过大，一般在5kPa左右即可，即胃肠减压器压下2/3即可，在吸引过程中应待减压盒完全胀起后，再将其压下，这样既能保证气体和液体引出，又不会损伤胃黏膜，防止胃肠道出血，负压引流器存储引流物不易太多，以免坠拉胃管形成胃管脱出。及时倾倒负压器内的胃内引出物，防止反流，并使其处于较为恒定的负压状态，以保持负压吸引有效进行。

5. 冲洗胃管：加强巡视，保持胃肠减压通畅，勿打折、受压、扭曲，冲洗胃管选用10~20ml注射器，注入适量生理盐水后，抽吸时当感有阻力，胃液不能抽出时，不要过度抽吸，应适当调整胃管位置，抽吸胃液无阻力即可。在冲洗胃管后引流管中可见少量血丝或血液，则应调整为低负压吸引，暂停冲洗胃管，继续观察出血情况，可不予止血处理。若出血量多或继续出血则应立即向医生汇报，配合处理。

6. 引流液的观察：注意观察引流液的颜色、性状及量，针对不同疾病患儿，做到心中有数。注意胃液的颜色，一般为无色状，胃手术后胃液呈红色或暗红色，陈旧性血液为咖啡色，胆石症患儿胃液为草绿色，肠梗阻患儿胃液呈淡黄色，如胃内引流出大量鲜红色液体，说明有胃出血，需立即告知医生处理，每天引流情况须详细记录并交班。

7. 维持水、电解质的平衡：胃肠道分泌4300~8500ml/d消化液，这些消化液对机体的体液调节和电解质的平衡起着非常重要的作用。胃肠减压术后，每天将失去大量的消化液，如不适当地加以补充，则会造成患儿的严重脱水、电解质紊乱及营养不良。因此对胃肠减压的患儿每天应补充足够的液体及电解质，对胃肠减压时间较长的患儿要定期抽血做生化检查，根据检查结果调整治疗方案。

8. 拔管的护理：拔出胃肠减压管的指征是肠鸣音恢复，同时有肛门排气或排便，出现这种现象有时比胃肠减压管引流量减少要早，有时在拔管这前，可先试行夹管24h少量饮水，如果患儿没有恶心、呕吐、腹胀，也可考虑拔管。拔管前告诉患儿及家长因胃肠道功能恢复可拔除胃管，并说明拔管步骤以取得患儿合作，拔管前先将胃管反折捏紧，边拔边用纱布擦胃管，拔到咽部处快速拔出，及时清洁患儿口鼻面部。

（蔡　丹）

第二节　注射器洗胃法

注射器洗胃法是将大量溶液通过胃管注入胃内以冲洗胃的方法。

【目的】

消除胃内毒物或刺激物，避免毒物吸收和协助诊断，减轻呕吐并为手术或检查作准备。

【适应证】

幽门梗阻病人，某些胃手术前准备，急性中毒等。

【操作准备】

环境准备：酌情关闭门窗，保持合适的室温，24～26℃。

物品准备：治疗盘、治疗碗两个（分置纱布数块及石蜡油纱布一块）、一次性胃管、一次性手套、棉签、弯盘、别针、听诊器、20ml或50ml注射器一支、一次性中单、胶布、手电筒、水杯、一次性负压引流器、污水桶，标本采集瓶，洗胃液37～38℃（遵医嘱准备）。

【操作程序】

1. 核对医嘱，评估患儿：

（1）了解患儿病情，明确洗胃的目的和洗胃液。

（2）询问患儿神志情况及合作程度，了解其有无插管经历。

（3）询问有无鼻咽部疾病史，观察鼻腔有无红肿、炎症、鼻中隔弯曲等，询问有无义齿。

（4）向患儿及家属解释洗胃的目的、方法、注意事项及配合要点。

2. 洗手，戴口罩。

3. 携用物至患儿床旁，核对患儿床号、姓名。

4. 协助患儿去平卧位，头偏向一侧，铺一次性治疗巾于患者颌下，置弯盘于口角旁，检查并清洁鼻腔。

5. 同胃肠减压法插入胃管，如已置有胃管，应检查胃管是否在胃内。

6. 洗胃：先用注射器抽吸胃液并弃去，需要时留取胃内容物送检，再抽吸洗胃液注入胃管内，每次注入洗胃液量：新生儿5ml，幼儿50～100ml，儿童200ml，如此反复冲洗直至洗净为止。

7. 冲洗完毕，反折胃管拔出，如根据患儿病情及医嘱需留置胃管，应妥善固定胃管，接胃肠减压器，保持引流通畅，

8. 清洁患儿口腔鼻腔，撤去一次性中单及弯盘，脱手套。

9. 整理床单位，协助病人取舒适体位，询问患者需要。

10. 处理用物，洗手，取口罩，记录。

【操作流程】

操作流程框图如图10-3所示。

【要点分析】

1. 先抽取首次胃液立即送检。

2. 毒物不明者，用生理盐水洗胃，毒物明确者用毒物拮抗剂洗胃，强酸、强碱中毒

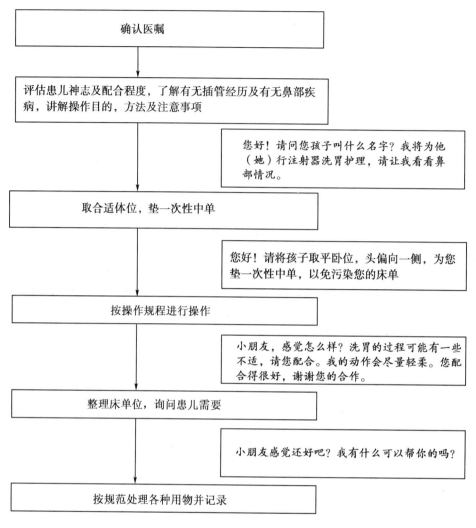

图 10-3

者，严禁洗胃，可用一般解毒剂，如牛奶、豆浆、蛋清、米汤等。

3. 严禁一次注入过多洗胃液，以 300～500ml 为限，以免造成急性胃扩张或液体从胃内溢出引起窒息。

4. 观察洗出液的颜色、性状和量并准确记录。

5. 洗胃同时观察患儿面色、神志、呼吸等情况，发生异常立即停止洗胃，给予对症处理。

6. 幽门梗阻患儿，洗胃时间应选择在饭后 4～6h，在空腹时进行，每次洗胃时应记录胃内潴留量。

7. 注意保暖，洗胃过程中，洗胃液本身温度过低会吸收并带走大量热量、呕吐物，洗胃液沾湿被服或环境温度过低，易导致患儿寒战。因此，要注意保暖，提高环境温度，及时更换已湿被服，洗胃液温度宜控制在 32～38℃。

【知识拓展】

1. 幽门梗阻的疾病知识：

（1）定义：

幽门梗阻：指的是胃的幽门部位，由于溃疡或癌瘤等病变所致的食物和胃液通过障碍。它可分为不完全性梗阻和完全性梗阻两大类。

不完全性梗阻：当幽门附近有溃疡或炎性病变时，便刺激幽门括约肌，引起其痉挛或幽门区水肿，或称部分性梗阻。它是暂时的，但也可有反复发作。

完全性梗阻：由于溃疡愈合后形成的瘢痕组织，或胃部手术后发生的粘连牵拉，或因癌瘤侵犯幽门窦，结果均可造成幽门区狭窄而出现梗阻，这种梗阻是很难或不能缓解的。

（2）症状体征：幽门是消化道最狭窄的部位，正常的直径约 1.5cm，因此容易发生梗阻。由于幽门通过障碍，胃内容物不能顺利入肠，而在胃内大量潴留，导致胃壁肌层肥厚，胃腔扩大及胃黏膜层的炎症、水肿及糜烂。临床上因病人长期不能正常进食，并大量呕吐，导致严重的营养不良，低蛋白血症及贫血，并有严重脱水、低钾及碱中毒等水、电解质紊乱。

①腹疼痛及饱胀感：幽门梗阻多在进食后发生，入晚尤甚，暖气带有臭味。常于餐后上腹疼痛加重，随着胃潴留的出现，变为上腹弥漫性胀痛或饱胀不适。

②呕吐：为幽门梗阻最突出的症状，呕吐多发生在下午和晚间，梗阻程度愈重，呕吐次数愈多。呕吐物含有宿食，又叫隔夜食，故有酸臭味。患儿于呕吐后症状减轻或完全消失，故易自行诱发呕吐。

③上腹膨隆：由于胃内排空障碍，胃内容物潴留过多，致使胃处于扩张状态。所以相当一部分患者可看到呈半球形隆起，即扩大的胃形轮廓。

④蠕动波与振水音：胃内容物通过幽门困难，胃肌强烈收缩，有时可见胃蠕动波，蠕动波由左向右，走向幽门方向，止于该处。在空腹时，轻轻用手扶双侧腰部，然后左右摇动，可听见胃内水的振动声音。一般正常人在空腹时是没有振水音的，而大约 2/3 幽门梗阻患儿可有明显的振水音，这提示胃内积聚液多，排空不畅。

⑤脱水征：由于呕吐过多可致患儿营养不良及脱水，病人表现为皮肤干燥，弹性差，消瘦及衰弱面容。

⑥碱中毒：由于患儿频繁呕吐，丢失大量的水与电解质，而发生脱水及电解质紊乱，引起碱中毒。有时可出现四肢抽搐、嗜睡、肌肉软弱、腱反射消失，以致昏迷。

2. 治疗方案：

①非手术疗法：幽门痉挛或炎症水肿所致梗阻，应以非手术治疗，方法是：胃肠减压，保持水电解质平衡及全身支持治疗。

②手术疗法：瘢痕所致幽门梗阻和非手术治疗无效的幽门梗阻应视为手术适应证。手术的目的是解除梗阻，使食物和胃液能进入小肠，从而改善全身状况。常用的手术方法有：

a. 胃空肠吻合术：方法简单，近期效果好，死亡率低，但由于术后吻合溃疡发生率很高，故现在很少采用。对于老年体弱、低胃酸及全身情况极差的患者仍可考虑选用。

b. 胃大部切除术：患者一般情况好，为最常用的术式。

c. 迷走神经切断术：迷走神经切断加胃窦部切除术或迷走神经切断加胃引流术，对青年患者较适宜。

d. 高选择性迷走神经切断术：高选择性迷走神经切除及幽门扩张术，取得满意效果。

幽门梗阻患儿术前要作好充分准备。术前 2～3d 行胃肠减压，每日用温盐水洗胃，减少胃组织水肿。输血、输液及改善营养,纠正水电解质紊乱。

3. 婴幼儿洗胃的难点:婴幼儿胃内容物排空快,毒物吸收快,因而中毒后应贯彻早洗、彻底洗的原则。另外,婴幼儿神经系统及心理发育不成熟,误服毒物后不能准确诉说。婴幼儿对食物的机械消化能力差,胃内容物颗粒体积大,会给洗胃造成很大的困难。

(1)洗胃液的用量:原则上每次的灌注量不超过胃容量,洗胃液的用量对洗胃的效果有直接影响,液体量过少,达不到全面洗胃的目的;液体量过多,容易造成急性胃扩张,并促使毒物通过幽门进入肠道,加重吸收。一般 5 岁以下的患儿为 1000 ~ 2000ml,5 ~ 10 岁为 2000 ~ 3000ml 为宜。洗胃时间不宜过长,否则容易并发脑水肿和肺水肿。婴幼儿洗胃以温水、生理盐水为佳,最好为生理盐水,因为婴幼儿耐受电解丢失能力差,而温水洗胃又容易造成体内电解质的紊乱。对于生物碱类中毒的选用 1∶5000 的高锰酸钾,敌敌畏中毒可选用2% ~ 4%的碳酸氢钠。

(2)体位:选择合适的洗胃体位是保证洗胃效果,预防和减少并发症的关键所在,一般采用头低臀高(臀部垫高30°~40°),左侧卧位便于洗胃的冲入与吸出,相对明显缩短洗胃全程所需的时间并保证洗胃效果;同时由于口腔低于喉头的位置,可防止洗胃液进入气管,减少窒息、吸入性肺炎的机会。采用这种体位会由于重力的影响,减少洗胃液进入肠腔的机会,减少毒物进入肠腔被吸收并引起继发性中毒的机会。

(3)防止胃内潴留:胃内残留物有纤维食物时,抽吸过程中长纤维食物可缠绕在抽吸孔而引起堵塞,在反冲时可以松脱,但抽吸时再次缠绕,形成吸时堵、冲时松,导致洗胃液在胃内潴留。

(4)防止窒息:洗胃结束,拔管时要先将胃管末端反折或夹紧,以免液体反流入气管引起呛咳、窒息。患儿若出现呛咳,紧急采取负压吸引,防止窒息。

(5)防止水中毒:洗胃过程及洗胃后1 ~ 2h,严密观察病情变化,如意识、瞳孔、呼吸、血压及上腹部是否饱胀等。清醒患儿出现烦躁、嗜睡等,应视为早期水中毒表现,必要时查血钠、钾、氯确诊,球结膜出现水肿,则为严重水中毒标志。

(蔡　丹)

第三节　保留灌肠法

保留灌肠法是自肛门灌入药物,保留在直肠或结肠内,通过肠黏膜吸收,达到治疗目的(见图10-4)。

【目的】
治疗肠道感染;用于镇静、催眠。

【适应证】
溃疡性结肠炎,不全性肠梗阻,阑尾周围脓肿,消化道出血,小儿腹泻,小儿哭闹不配合特殊检查者。

【操作准备】
环境准备:酌情关闭门窗,保持合适的室温,24 ~ 26℃。
物品准备:治疗盘、50ml 注射器、一次性吸痰管、止血钳、治疗碗(遵医嘱备灌肠液、温度 38 ~ 41℃)、水杯(内盛温开水 5 ~ 10ml)、弯盘、液体石蜡、棉签、一次性手套、一次性治疗巾、卫生纸、小垫枕、水温计、必要时备

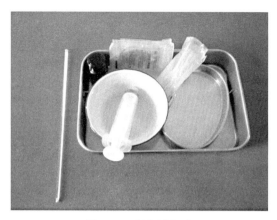

图 10-4 保留灌肠法

便盆、屏风。

【操作程序】

核对医嘱，评估患儿：

（1）询问患儿身体情况、排便情况，嘱患儿排便。

（2）向患儿家属讲解灌肠的目的和注意事项，取得合作。

（3）洗手、戴口罩，携用物至患儿床前，再次核对，酌情关窗。

（4）协助患儿取侧卧位，双膝屈曲，退裤至膝部，臀部移至床沿，用小垫枕抬高臀部 10cm，垫治疗巾于臀下，置弯盘，盖好被子。

（5）检查水温，戴手套，抽取灌肠液。连接肛管，排气，用止血钳夹紧肛管，润滑肛管前端。

（6）一手分开臀裂显露肛门，嘱患儿深呼吸，一手将肛管轻轻插入直肠 15～20cm，松钳，扶住肛管，缓慢注入溶液。

（7）注药完毕，再注入温开水 5～10ml，抬高肛管末端，使管内药物全部流入，随时观察并询问患者有何不适。

（8）返折肛管，用卫生纸包裹肛管轻轻拔出并放入弯盘内，擦净肛门，嘱患儿尽量忍耐，停留药液 1h 以上再排便，以利药物吸收，撤弯盘，将垃圾倒入医用垃圾袋内，撤治疗巾，脱手套。

（9）协助患儿取合适卧位，协助穿裤，整理床单位，嘱患者卧床休息，询问患儿需要。

（10）处理用物，洗手，取口罩，记录

【操作流程】

操作流程框图如图 10-5 所示。

【要点分析】

1. 保留灌肠前对灌肠目的和病变部位应了解清楚，以便掌握灌肠卧位及插入肛管的深度。

2. 灌肠前应嘱患者先排便，肛管须细，插入深，注入速度易慢，量易少，压力要低，以减少刺激，以便更好地保留药液。

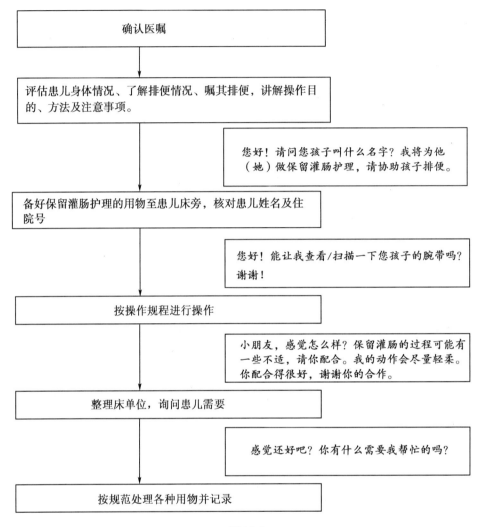

图 10-5

3. 如患者感觉腹胀或有便意，嘱患者张口呼吸，放松腹部肌肉，嘱患者尽量忍耐，保留灌肠液 1h 以上。

4. 肛门、直肠、结肠等才术后的患儿及排便失禁的患儿不宜做保留灌肠。

【知识拓展】

1. 结肠的解剖生理：结肠包括升结肠、横结肠、降结肠和乙状结肠，长约 130cm（升结肠 15cm，横结肠 50cm，降结肠 20cm，乙状结肠 45cm），约为小肠的 1/4。结肠比小肠短而粗，盲肠直径 7.5cm，向远侧逐渐变小，乙状结肠末端直径只有 2.5cm。

结肠的解剖特点有三：①结肠带：为肠壁纵肌纤维形成的 3 条狭窄的纵行带。结肠带在盲肠、升结肠及横结肠较为清楚，从降结肠至乙状结肠逐渐不明显。②结肠袋：由于结肠带比附着的结肠短六分之一，因而结肠壁缩成了许多囊状袋，称结肠袋。③肠脂垂：由肠壁黏膜下的脂肪组织积聚而成。在结肠壁上，尤其是在结肠带附近有多数肠脂垂，在乙状结肠较多并有蒂。肠脂垂的外面为腹膜所包裹，有时内含脂肪量过多，可发生扭转，甚或陷入肠内，引起肠套叠。

结肠的主要功能是吸收水分和电解质，形成、贮存和排泄粪便。结肠可以将 2000ml 的等张性食糜团块，转变为 200ml 的半固体粪便，水分有 90% 被结肠吸收。水和钠的吸收主要在右半结肠，而降结肠和乙状结肠也吸收一些水分，但主要为贮存和排泄粪便。因此，若不及时排便，粪便在结肠内停留时间过久，粪便中的水分会被吸收，粪便变干变硬，引起排便困难。

2. 直肠的解剖生理：直肠是大肠的末端，位于盆腔的后部，上接乙状结肠，下连肛管，全长 12~15cm。直肠中部前方，腹膜返折成为直肠膀胱陷凹或直肠子宫陷凹，若有积脓或转移性癌肿，可经直肠指检触及。直肠下端与肛管相接处有 8~10 个纵行皱襞，称为肛柱。肛柱基底之间形成半月形皱襞，称为肛瓣。肛瓣与肛柱之间形成向上开口的漏斗状间隙，称为肛窦（肛隐窝）。肛门腺开口于此。肛窦易积存粪屑，易于感染而发生肛窦炎。肛管与肛柱连接的部位，有三角形的乳头状隆起，称为肛乳头。肛瓣边缘和肛柱下端共同在直肠与肛管交界处形成一条不整齐的锯齿状环行线，称为齿状线，线以上为直肠，以下为肛管。

直肠有排便、吸收和分泌功能。可以吸收少量的水、盐、葡萄糖和一部分药物；也能分泌黏液以利排便。在正常情况下，直肠内无粪便，肛管呈关闭状态。排便时，结肠蠕动，储存于乙状结肠内的粪便下行进入直肠，使直肠壶腹膨胀，引起便意和肛管内括约肌反射性松弛，机体自主松弛肛管外括约肌，同时屏气增加腹压，粪便排出体外。

3. 溃疡性结肠炎：是一种病因不明的直肠和结肠黏膜及黏膜下层的炎症性溃疡性疾病，发病率为 1∶10000，常于 9~13 岁发病，男女发病率相似。病变通常发生在直肠，逐渐向近侧端弥漫扩展到乙状结肠、降结肠，甚至全结肠。早期黏膜及黏膜下层血管扩张充血，间质水肿，大量单核细胞及多型核细胞浸润，以后形成大小不等的浅表溃疡，融合扩大后即成为不规则的大片溃疡，由于坏死组织和黏膜炎性细胞浸润，将黏膜顶起，形成增生肥厚的多数细小假性息肉。溃疡愈合后黏膜萎缩，纤维组织增生，肠壁肥厚而狭窄。如病变扩展到肌层和浆膜层，使肠壁肌张力消失，可导致中毒性巨结肠，甚至肠穿孔。长期溃疡病变可导致癌变，这种情况虽在成人多见，但年长儿也可发生。由于肠黏膜病变广泛，吸收水及电解质功能减弱，因黏膜充血和肉芽组织形成，随时可出血。

（蔡 丹）

第四节 清洁灌肠法

清洁灌肠法是由肛门经直肠灌入液体，以软化粪便、刺激肠蠕动、促进排便、彻底清除滞留在结肠中的粪便。

【目的】
自肛门经直肠灌入生理盐水至结肠，刺激肠蠕动，软化和清除粪便，以达到清洁肠道，排除肠内积气的目的。

【适应证】
便秘、为肠道手术和检查作准备。

【操作准备】
环境准备：调节适宜室温，一般 24~26℃。

物品准备：球式灌注器、一次性肛管、液体石蜡、灌肠桶、水温计、0.9%生理盐水 2000ml（水温 39～41℃）、橡胶单、一次性治疗巾、便盆。

【操作程序】

1. 评估患儿：

（1）腹胀及肛门发育情况。

（2）排便周期及末次排便时间。

（3）饮食情况

2. 准备用物、环境，摆正体位。

（1）灌肠用物、环境准备：关门、酌情关窗，夏季冬季使用空调及暖风机，保持合适的室温。对于较小的易哭吵、不配合的患儿可指导家长为患儿垫汗巾。灌肠时可播放音乐或电视安抚患儿情绪。根据评估情况选择适宜长度、软硬度的肛管。准备水温 39～41℃的 0.9%生理盐水 2000ml。

（2）摆正体位：垫橡胶单和一次性治疗巾于臀下，根据患儿情况协助患儿取左侧卧位或截石位，较小患儿下肢穿开裆裤或只着长棉袜，较大患儿褪裤至膝部，防止灌肠液浸湿衣物导致患儿着凉。取左侧卧位时双膝屈曲，臀部移至床沿。取截石位时，臀部移至床沿，两腿张开，家长协助固定。盖好被子，只露出臀部，床边臀下放便盆。

（3）清洁灌肠：戴手套，润滑肛管前端，并用石蜡油棉签润滑肛门口。一手分开臀裂显露肛门，根据肛门口大小选用食指或无名指行肛门指诊，了解有无肛门狭窄、大便性状、直肠方向及阻力等。撤指套，一手将肛管经肛门轻轻插入。一般插入 15～25cm。如插入受阻，可退出少许，旋转肛管后再边注入盐水边缓慢插入，不可强行插入。家长协助固定肛管。左手握住肛管末端，右手用灌注器抽吸生理盐水，经肛管注入溶液后回抽，取下灌注器，灌注液经肛管自行流出。再吸取溶液注入，如此反复直至回流液为清水。如出现灌洗液流出不畅，可更换体位或顺时针按摩腹部。回流液量应大于或等于注入溶液。灌洗过程中随时观察患儿面色，询问有何不适（见图 10-6）。

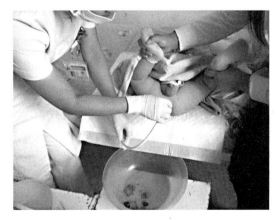

图 10-6　清洁灌肠法

（4）灌肠结束后用卫生纸包裹肛管轻拔出放入弯盘内，擦净肛门。

上述步骤应在 30min 内完成。

【操作流程】

操作流程框图如图 10-7 所示。

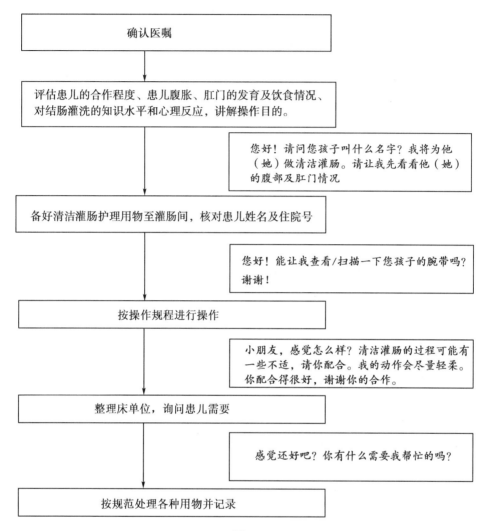

图 10-7

【要点分析】

（1）清洁灌肠前，了解灌肠的目的和患儿肛门的发育及饮食情况。

（2）灌肠前了解患儿相关检查结果：如腹部平片、钡灌、结肠镜检结果等。

（3）插入肛管时如受阻，可退出少许，旋转肛管后再缓慢插入或边注水边插入，勿用力，以防损伤肠黏膜。

（4）严密观察患儿面色，如出现脉速、面色苍白、大汗、剧烈腹痛，心慌气促，应停止灌肠，并报告医生及时处理。

（5）每次肛管排出量应大于注入量，以免水中毒。

（6）如灌出液中可见血性液体要及时告知医生以确认是否需要继续灌注。

（7）避免患儿剧烈哭吵：分散幼儿注意力；指导儿童深呼吸，放松腹部肌肉。

（8）指导家长配合固定患儿，在灌洗过程中协调配合。

（9）指导家长给患儿进食易消化、少渣、高营养物质。

【知识拓展】

1. 结、直肠解剖：

（1）结肠：结肠包括盲肠、升结肠、横结肠、降结肠和乙状结肠，下接直肠。成人结肠全长平均约150cm（120～200cm）。结肠各部的直径不一，自盲肠的7.5cm依次减为乙状结肠末端的2.5cm。结肠有三个解剖标志，即结肠袋、肠脂垂和结肠带。

（2）直肠：上部直肠与结肠粗细相同，下部扩大成直肠壶腹，是暂存粪便的部位。直肠长度12～15cm，分为上段直肠和下段直肠，以腹膜返折为界。

2. 结、直肠肛管的生理功能：

（1）结肠的主要功能是吸收水分，储存和转运粪便，也能吸收葡萄糖、电解质和部分胆汁酸。吸收功能主要发生于右侧结肠。此外，结肠能分泌碱性黏液以润滑黏膜，也分泌数种胃肠激素。

（2）直肠有排便、吸收和分泌功能。可吸收少量的水、盐、葡萄糖和一部分药物；也能分泌黏液以利排便。肛管的主要功能是排泄粪便。排便过程有着非常复杂的神经反射。直肠下端是排便反射的主要发生部位，是排便功能中的重要环节，在直肠手术时应予以足够的重视。

3. 水中毒的发病原因：是短期内大量饮水未排出，大量水被肠道吸收，细胞外液被稀释，水向渗透压相对高的细胞内转移而引起细胞水肿。由于脑神经细胞水肿和颅内压增高，故急性水中毒脑部症状出现最早而突出，可发生脑疝而致呼吸、心跳骤停。

4. 清洁灌肠时肛管管径及插入深度探讨：依据人体生理解剖特点，结肠介于盲肠和直肠之间，分为升结肠、横结肠降结肠和乙状结肠。肛管长度3～4cm，直肠长度为12～15cm，乙状结肠为40～45cm，结肠的主要功能是吸收水分和储存粪便，粪便一般储存在乙状结肠内，平时直肠内无粪便，仅在排便前或排便时才有粪便充盈。结肠运动有节段性和推进性收缩两类，后者将粪便向远端推送。国内大量文报道，传统清洁灌肠中的肛管管径过粗、插入深度不足，灌肠液大量流入直肠，当直肠内压力>7.3kPa时刺激直肠壁感受器而产生便意，所以需要反复多次灌洗。有报道证实，采用外径较细的管道进行深部灌洗可达到理想的灌洗效果。研究表明，用14～16号硅胶材质的一次性吸痰管替代传统的一次性肛管进行清洁灌肠，并增加插入深度为20～30cm，由于吸痰管较细而且材质柔软，可插入较深的部位，直接作用于容量较大的乙状结肠，可容纳大量的灌洗液，有利于结肠中粪便的软化和稀释，便于排出，从而提高清洁灌肠效果。

（刘晓文）

第五节　小儿巨结肠结肠灌洗法

巨结肠结肠灌洗是指通过结肠灌洗以清除巨结肠患儿积存的粪便，减轻腹胀的方法。巨结肠是结肠远端及直肠缺乏神经节细胞的肠发育畸形，缺乏神经节细胞的肠管呈痉挛性狭窄；其近段肠管扩张、肥厚。在新生儿期主要为急性肠梗阻，婴幼儿和儿童期表现为便秘、腹胀。绝大多数巨结肠患儿需要手术治疗。

【目的】

1. 促进肠蠕动，扩张肠狭窄段及清除积存粪便，减轻腹胀，促进食欲，改善全身营养状况。

2. 减轻炎症对肠道黏膜的刺激及水肿、减少手术中粪便的污染，进而降低并发症的发生。

3. 有利于肠道特殊检查。

【适应证】

先天性巨结肠患儿

【操作准备】

环境准备：调节适宜室温，一般 24～26℃。

物品准备：球式灌注器、一次性肛管、液体石蜡、灌肠桶、水温计、0.9% 生理盐水 3000ml（水温 39～41℃）、橡胶单、一次性治疗巾、一次性手套、便盆（见图 10-8）。

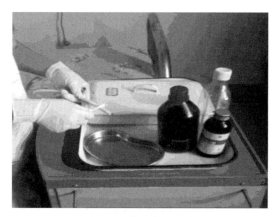

图 10-8　灌肠物品设备

【操作程序】

1. 评估患儿：

（1）腹胀及肛门发育情况。

（2）排便周期及末次排便时间。

（3）查看检查结果确定患儿病变肠管的部位、长度及结肠炎的程度。

（4）饮食情况。

2. 评估上述内容，如果无特殊情况，准备灌肠用物、环境，摆正体位，用 0.9% 生理盐水 3000ml 为患儿进行清洁灌肠，直至清除积存粪便，减轻腹胀。如患儿为巨结肠危象、腹部膨隆或有严重的结肠炎则需先请家长签署知情同意书。

（1）灌肠用物、环境准备：关门、酌情关窗，夏季冬季使用空调及暖风机，保持合适的室温。对于较小的易哭吵、不配合的患儿可指导家长为患儿垫汗巾。灌肠时灌肠间可播放音乐或电视安抚患儿情绪。根据评估情况选择适宜长度、软硬度的肛管。准备水温 39～41℃的 0.9% 生理盐水 3000ml。

（2）摆正体位：垫橡胶单和一次性治疗巾于臀下，根据患儿情况协助患儿取左侧卧位或截石位，较小患儿下肢穿开裆裤或只着长棉袜，较大患儿褪裤至膝部，防止灌肠液浸湿衣物导致患儿着凉。取左侧卧位时双膝屈曲，臀部移至床沿。取截石位时，臀部移至床沿，两腿张开，家长协助固定。盖好被子，只露出臀部，床边臀下放便盆。

（3）结肠灌洗：戴手套，润滑肛管前端（图10-8 润滑肛管），并用石蜡油棉签润滑肛门口，一手分开臀裂显露肛门，根据肛门口大小选用食指或无名指行肛门指诊，了解有无肛门狭窄、大便性状、直肠方向及阻力等。撤指套，一手将肛管经肛门轻轻插入。一般插入 15～25cm（巨结肠患儿插入至通过痉挛段，感到明显的突破感方可）。如插入受阻，可退出少许，旋转肛管后再边注入盐水边缓慢插入，不可强行插入。家长协助固定肛管。左手握住肛管末端，右手用灌注器抽吸生理盐水，经肛管注入溶液后回抽，取下灌注器，灌注液经肛管自行流出。再吸取溶液注入，如此反复直至回流液为清水。如出现灌洗液流出不畅，可更换体位或顺时针按摩腹部。回流液量应大于或等于注入溶液。灌洗过程中随时观察患儿面色，询问有何不适。

（4）灌肠结束后用卫生纸包裹肛管轻拔出放入弯盘内，擦净肛门。

上述步骤应在 30min 内完成。

【操作流程】

操作流程框图如图10-9所示。

【要点分析】

1. 结肠灌洗前，了解灌肠的目的和患儿肛门的发育及饮食情况。

2. 灌肠前了解患儿相关检查结果：如腹部平片、钡灌、结肠镜检结果等。

3. 插入肛管时如受阻，可退出少许，旋转肛管后再缓慢插入或边注水边插入，勿用力，以防损伤肠黏膜。

4. 严密观察患儿面色，如出现脉速、面色苍白、大汗、剧烈腹痛，心慌气促，应停止灌肠，并报告医生及时处理。

5. 每次肛管排出量应大于注入量，以免水中毒。

6. 如灌出液中可见血性液体要及时告知医生以确认是否需要继续灌注。

7. 避免患儿剧烈哭吵：分散幼儿注意力；儿童指导深呼吸，放松腹部肌肉。

8. 指导家长配合固定患儿，在灌洗过程中协调配合。

9. 指导家长给患儿进食易消化、少渣、高营养物质。

【知识拓展】

1. 先天性巨结肠（congenital megacolon）是病变肠壁神经节细胞缺如的一种肠道发育畸形，在消化道畸形中，其发病率仅次于先天性直肠肛管畸形，有家族性发生倾向。发病率为 1∶5000，以男性多见，男∶女为 4∶1。先天性巨结肠的发生是由于外胚层神经峪细胞迁移发育过程停顿，使远端肠道（直肠、乙状结肠）肠壁肌间神经丛中神经节细胞缺如，导致肠管持续痉挛，造成功能性肠梗阻，其近端结肠继发扩大。所以，先天性巨结肠的原发病变不在扩张与肥厚的肠段，而在远端狭窄肠段。无神经节细胞肠段范围长短不一，因而先天性巨结肠有长段型和短段型之分。

2. 先天性巨结肠的临床表现：临床表现新生儿巨结肠多在出生后胎粪不排或排出延迟，甚至发生急性肠梗阻。多需灌肠或塞肛栓（开塞露）后才有较多胎粪排出。呕吐亦是常见症状；由于顽固性便秘，病儿常有腹胀，可见肠型。直肠指诊可发现直肠壶腹空虚，粪便停留在扩张的结肠内，指诊可激发排便反射，退出手指时，大量粪便和气体随之

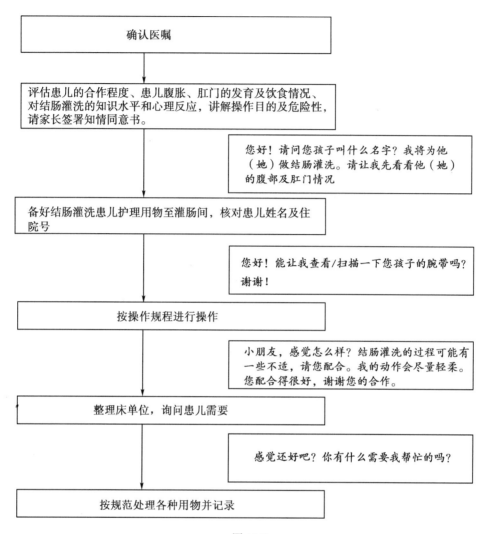

图 10-9

排出。随着年龄增长，病儿主要表现为便秘、腹胀、全身营养不良，多需灌肠或其他方法帮助排便。体检最突出的体征为腹胀，部分病例可在左下腹触及粪石包块。

3. 诊断方法：根据病史及临床表现诊断并不困难。婴儿和儿童巨结肠多有典型病史及顽固性便秘和逐渐加重的腹胀。表现为慢性不全性结肠梗阻。为明确诊断并了解病变部位和范围，应做以下检查。

（1）腹部 X 线检查：可见扩张充气的结肠影，或表现为结肠梗阻。

（2）钡灌肠：少量钡剂灌肠，了解痉挛段的长度和排钡功能；钡剂 24h 后仍有残留是巨结肠的佐证。

（3）直肠测压：是检查先天性巨结肠有效的方法，以了解肛管有无正常松弛反射。

（4）活体组织检查：取黏膜下及肌层病理检查以确定有无神经节细胞存在。

（5）直肠黏膜组织化学检查：直肠黏膜下固有层进行组化染色可见乙酰胆碱酯酶强阳性染色；存在大量染色的神经纤维，而缺乏神经节细胞。

4. 并发症：出生后初 2 个月是危险期阶段，各种并发症多发生在此阶段，主要有肠梗阻、小肠结肠炎、肠穿孔、腹膜炎等。其中小肠结肠炎是最常见和最严重的并发症，先天性巨结肠死亡原因中的 60% 为小肠结肠炎所致。小肠结肠炎的临床表现为高热、腹泻、迅速出现严重脱水征象、高度腹胀、小肠结肠极度充气扩张引起呼吸窘迫、中毒症状等，此并发症称为巨结肠危象。直肠指诊时有大量恶臭粪液或气体溢出。小肠结肠炎的病死率很高。

5. 分型：临床分类尚不统一。有根据神经节细胞缺乏的长度范围分型的。一般将无神经细胞部分在乙状结肠以下者称为短段型巨结肠病；在乙状结肠以上波及近端者称为长段型巨结肠。长段型又分全结肠型及广泛型，但对广泛型的界线有争论。根据临床症状、年龄和神经节细胞缺乏的长度将本病又分为新生儿及婴幼儿巨结肠症、儿童巨结肠症、特殊类型先天性巨结肠症 3 型。

（刘晓文）

第六节　肠造瘘口护理

造瘘口护理是针对肠造瘘术后的患儿保持其皮肤完整性的方法。肠造瘘术是因肠管穿孔、坏死，为拯救患儿生命而采取的一种姑息治疗方法。

【目的】
使肠造瘘术后的患儿，保持瘘口周围皮肤的清洁，维持其完整性。

【适应证】
肠造瘘术后的患儿。

【操作准备】
环境准备：新生儿辐射抢救台；调节适宜的室温。

物品准备：根据患儿的情况选择不同的造口护理用具：

1. 自制肠造口袋：
（1）材料：取长约 12cm，直径<3mm 铁丝及同等长度输液管各 1 根；松紧带 2 根（长分别为 10cm、30cm，宽 2cm）；避孕套 1 只；果冻盒或硅胶奶嘴一个；尼龙刺一对。
（2）制作：
①将输液管套在铁丝上并围成直径约 4cm 的塑套铁环。
②将两根松紧带分别固定在圆环两侧，另一端分别钉上按扣，注意将短松紧带（10cm）用于患儿腹部左侧，长松紧带（30cm）用于右侧（造瘘口位于右腹部）。
③将果冻盒底部剪去，边缘用胶布粘贴；或采用硅胶奶嘴剪去上半部，留住底部。

2. 造口袋：造口袋、剪刀、笔、测量板、湿纸巾、纱布垫。
如患儿皮肤出现发红、破溃可使用造口粉；如患儿皮肤不平，可使用防漏膏。

【操作程序】
1. 肠造瘘患儿开放瘘口后应明确有无以下问题：
（1）外露肠管的长度。
（2）为单腔或双腔造瘘。
（3）瘘口周围皮肤是否平整。
（4）外露肠管的血运是否良好。

2. 评估上述内容，如患儿肠管外露较长，皮肤不平整，单腔造瘘使用传统肠造口袋较为适宜；如患儿外露肠管较短，皮肤平整，双腔造瘘的可使用造口袋。若评估中发现患儿外露肠管的颜色发绀，要及时向医生反映。肠造瘘患儿在新生儿辐射抢救台进行操作，操作时需适当约束患儿。进行此项操作时需动作迅速，以免患儿着凉。

3. 使用传统肠造口袋操作步骤：将避孕套边缘处翻套在果冻壳入口上，其末端从开口处拖出，再将塑料铁环套在果冻壳入口上制成帽式引流袋备用（见图10-10）。在造口周围皮肤上涂氯锌油保护皮肤防止溃疡，使用大小适宜的透明薄膜覆盖其上以露出肠管，将卫生巾孔对准造口处肠管覆盖在皮肤上，将帽式引流袋套在肠管上，松紧带交叉固定于腰间，松紧带与皮肤间衬垫软布，尼龙搭扣粘于左侧腹壁（见图10-11）。

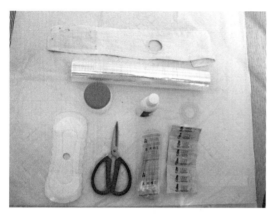 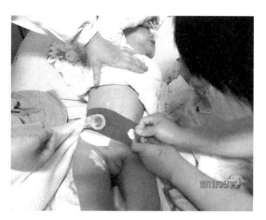

图10-10　物品储备　　　　　　　　图10-11　自制肠造口袋

4. 使用造口袋操作步骤：

（1）裁剪开孔：

①用测量板测量造口直径。

②根据造口的实际大小及形状，用铅笔在粘胶保护纸上描出造口的大小及形状。

③选择孔径与造口大小相当或略大的造口袋，用剪刀在粘胶上沿描出的线剪出大小合适的孔，孔径与造口大小相当或略大1～1.5mm。若中心孔过大，造口与粘胶之间的缝隙会积留粪液，影响粘胶的粘性，而且对皮肤造成刺激，损伤皮肤。若过小，在更换造口袋时会摩擦造口黏膜，甚至引起出血。

（2）粘贴前：

①清洁并拭干造口周围的皮肤。

②为防止在粘贴过程中粪便外流，可在造口处暂时敷上纱布垫。

（3）粘贴中：

①先向袋内吹入少量空气。

②用拇指按住粘胶的凸耳，用另一只手揭开透明保护纸。

③若为开口袋，则关闭造口袋的排放阀（或封住排放口）。

④对好造口袋粘贴的位置。

⑤用手指由下向上按压粘贴胶，使造口袋平整地粘在造口周围皮肤上。

⑥除去外圈微孔粘胶部分的保护纸，将粘贴部分平整地贴在皮肤上。注意贴时避免造

口袋粘贴件出现皱折，并检查造口袋是否贴牢，最好是在贴好造口袋后用手掌按住造口袋粘贴件 3 ~ 5min。

（4）封住排放口：

贴上造口袋之前，先用封口条封住排放口。

撕下一个封口条，平贴于距造口袋底部开口 0.5cm 处，然后，把贴好的封口条同薄膜一起由身体内侧向上折叠 4 至 5 次。再将封口条末端向外反折即可。

（5）排空（针对开口袋）：

①需排放时，请打开封夹/封口条。

②舒展造口袋薄膜，卷开造口袋下端，即可进行排放。抓住封夹两端进行排放是最简单和最干净的办法（见图 10-12）。

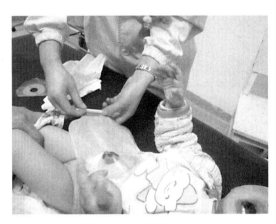

图 10-12　造口袋护理

③遗留在造口袋下端的残留物可用纸巾擦净或用清水洗净。对于一件式开口袋，清洗较为麻烦。造口袋是不能从身上摘下来的，须从下端开口处灌水入袋，然后提起开口来稍微晃一晃，再将水放掉从而冲洗粪便。

④重新封闭造口袋。将随带的封夹向身体方向卷 4 ~ 5 圈，然后折叠封夹两端，扣紧。

（6）取下造口袋。用指尖压住粘贴件上的小凸耳，然后一手按住皮肤，另一手将造口袋由上而下小心地撕下。

【操作流程】

操作流程框图如图 10-13 所示。

【要点分析】

1. 为了防止造口袋老化，请在室温下保存，避免阳光直射，也不要放入冰箱冷冻。

2. 造口袋不能重复使用。

3. 粘贴造口袋时需注意：首先保证造口周围皮肤的清洁干燥，用纱布或棉球及温开水清洗造口及周围皮肤，由内向外擦，再彻底擦干。不需要用任何肥皂或消毒液，它们会使皮肤干燥，容易损伤，而且影响粘胶的粘贴力。将皮肤撑平粘贴造口袋，粘完再按压粘胶数分钟以加强黏附力。粘贴时请采用立位或卧位以保持腹部皮肤的平整。

4. 造口周围皮肤凹凸不平时，可根据凹陷程度裁剪小块猪油膏保护片填补凹陷，然后再粘贴造口底板。

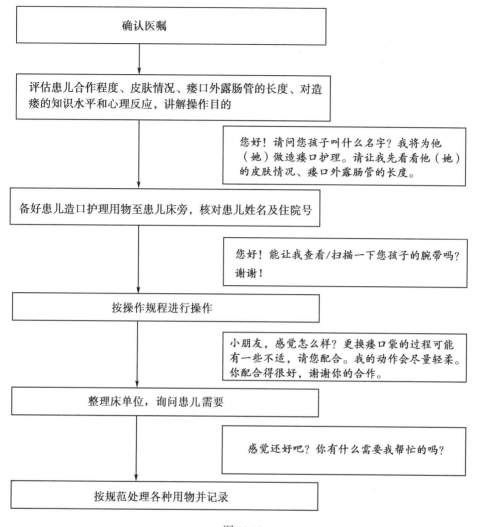

图 10-13

5. 当造口周围皮肤有炎症时，渗出液可影响造口底板的粘贴，如渗出较少，可用盐水清洗造口周围皮肤后，外涂造口粉，再轻轻抹去，然后粘贴造口底板。渗液较多时可用亲水性敷料铺在伤口上以吸收渗液，然后再粘贴。

6. 粘贴造口底板后需平躺10min以上，因为其内含树脂胶成分，当与人体体温接触，遇热后会逐渐产生粘性与皮肤逐渐粘紧。天冷时可先用神灯预热后再粘贴。

7. 清洗造口袋不可用热水或温水，因为大便内有蛋白质遇热会凝固在便袋内，会产生臭味。

8. 使用传统造口袋外涂氯锌油时，一定要待皮肤完全干燥时进行。且氯锌油不宜外涂过多，应以涂抹后仍可看见肤色为宜，否则会影响皮肤透气性。

9. 制作传统造口袋时松紧带的长度要适宜，过长会造成造口袋与皮肤之间的空隙，使粪便外漏；过短会影响患儿的呼吸。

【知识拓展】

1. 肠造瘘术后并发症的观察与护理：

（1）造口肠管坏死。主要是造口肠管系膜牵拉过紧而使肠管缺血坏死，也可能是结扎止血时损伤肠系膜血管或固定肠管时误缝扎血管而致。故更换时动作要轻柔，覆盖切忌过紧。避免造口处有外压因素的存在。术后要仔细观察肠黏膜颜色，有否出现颜色变暗、发紫、发黑等异常。造口苍白提示贫血，暗红色或淡紫色提示缺血，黑褐色或黑色提示坏死。如造口肠管由粉红转暗红，表明血运不良。

（2）造口肠管脱出。主要由于腹壁切口过大及腹肌萎缩引起。亦与患儿哭闹或频繁咳嗽等腹压增加的因素有关。术后要早期向家属宣教疾病相关知识：如出现肠管黏膜水肿时，可用高渗温盐水纱布或50%硫酸镁湿敷，一般3d左右水肿可逐渐消失。尽量避免增加腹压的因素，防止感冒、咳嗽。减少小儿哭闹。注意饮食调节，结肠造口开放后进流质，以后改为高蛋白、高维生素、易消化的少渣食物，避免进产气性食物如空心菜、玉米、豆类等，以免发生胀气而致腹压增高。进食太快而吞咽空气、咀嚼口香糖或喝产气饮料也可造成肠胀气。要防止便秘，进食应规律，多吃新鲜蔬菜、水果，忌食辛辣刺激性食物，养成定时排便的习惯。还可进行适量运动。当发生排便不畅或便秘时可用液体石蜡油或肥皂水灌肠。一旦发生肠黏膜脱出可让患儿平卧以降低腹压，先用湿敷，消除水肿，然后行手法还纳。

（3）造口狭窄。主要因造口周围腹壁组织形成瘢痕逐渐缩窄而扩张造口不及时，手法不正确造成。故应从术后2周起用带指套的小指涂以石蜡油探查和扩张造口内径，以直径1.5cm为宜，停留2~5min，用力不宜过大，以免损伤造口。出院时嘱家属每2周扩张一次，持续2~3个月。讲解扩肛的重要性，教会正确的方法，此点对于预防本并发症的发生很重要。告知如有排便不畅或排便时疼痛，可能为造口狭窄，应及时到医院检查治疗，必要时手术处理。

（4）造口肠管回缩。主要与外置肠管过短，缝合固定不确切等有关。造口肠管与腹壁各层缝合时打结太紧也易引起缺血坏死而致肠管回缩。术后1周内应每天密切观察造口血供情况，肠管有无坏死、内陷。一旦发生肠管回缩，及时通知医生处理，需将肠管与腹膜缝合处切开，提出内陷的造瘘结肠，与腹膜重新缝合固定。此外要掌握好拆线时间，一般在术后7~9d。有报道提前拆线时由于造口肠管与腹壁粘结生长不牢会引起回缩。

（5）造口周围皮炎。造口周围皮炎为造口术最常见的并发症，约占35.6%。因造口患儿初期排便无规律，造口周围常受肠液及大便的刺激，极易发生皮肤的红肿、疼痛、糜烂。因此尽早养成定时排便的习惯及有效的护理措施是避免造口周围皮炎的关键。要注意保持造口周围皮肤清洁、干燥，定时清洗造口，防止大便污染皮肤。一旦发现局部皮肤出现发红、瘙痒、疼痛或表皮破溃，可用红外线照射局部皮肤，然后再涂氯锌油，每日3~4次，并避免局部皮肤和粪便再接触，必要时可外涂造口粉。

（6）肠造口腹泻。由肠炎或进食不洁食物等引起。如水样物持续5h以上由瘘口排出，需找医生处理，治疗上除用止泻药外，必要时补液治疗。

2.肠造瘘瘘口闭合时间选择：一般选择在肠造瘘术后3~6个月，感染控制，营养状况改善，腹腔粘连松解后可行再次确定性手术。就腹腔粘连而言，一般与上次手术间隔3个月后，腹腔粘连才能有所松解，便于手术分离，但时间不是单一决定因素。腹腔粘连能否完全松解还取决于上次手术的范围、术后出血、感染程度及引流情况，如感染较轻，粘连范围较小，因此，肠造瘘约3个月后可行瘘口闭合手术，一般瘘口存留时间越长，就越易于缝闭，但不应超过一年，以免引起肠管萎缩。

（刘晓文）

第十一章　泌尿系统护理

第一节　留置导尿护理

留置导尿护理是针对留置导尿患儿采取的护理措施。留置导尿是指在导尿后将导尿管保留在膀胱内引流尿液的方法。

【目的】

保持会阴部清洁，防止泌尿系统逆行感染及促进膀胱功能的恢复。

【适应证】

携带留置导尿管的患儿。

【操作准备】

1. 环境准备：酌情关闭门窗，保持合适的室温，光线充足。
2. 物品准备：无菌治疗碗内盛 0.5% 活力碘棉球若干、无菌持物镊、无菌手套、弯盘、一次性中单、胶布、石蜡油、棉签。

【操作程序】

1. 核对医嘱，准备用物。
2. 评估患儿：
（1）了解患儿的合作程度，会阴部皮肤黏膜情况。
（2）向患儿及家属解释留置导尿护理的目的、方法、注意事项及配合要点。
3. 洗手，戴口罩。
4. 携用物至患儿床旁，核对患儿床号、姓名。
5. 协助患儿取屈膝仰卧位，两腿略外展，或取平卧位，两腿分开，暴露外阴。
6. 将一次性中单垫于患儿臀下，擦洗盘放于患者外阴处。
7. 保持尿道外口清洁，①男患儿：左手戴上消毒手套，先将包皮向上推，暴露尿道口，右手持镊夹取活力碘棉球，由内向外环形清洁冠状沟及包皮，尿道口处擦洗 2 次；②女患儿：左手戴上消毒手套，右手持镊夹取活力碘棉球，由上至下，由外向内擦洗阴阜和大阴唇，分开小阴唇，擦洗小阴唇及尿道口，尿道口处擦洗 2 次。
8. 倾听患儿及家属主诉，观察尿液情况及导尿管是否通畅，有无扭曲、受压、脱落、反流。用于固定导尿管的胶布如有松脱应予以更换，如有胶布痕迹，则用石蜡油棉签去除。由于小儿导尿管比较细，容易被血凝块、尿液沉渣堵塞，需要定时挤压。
9. 适当约束患儿双下肢，并将引流袋固定在低于患儿膀胱处，以免尿液反流，造成逆行感染。
10. 取下一次性中单，整理床单位，帮助患儿取舒适卧位。
11. 按规范处理各种用物。

12. 脱手套，洗手，取口罩。

13. 在护理记录单上做好记录。

【操作流程】

操作流程框图如图 11-1 所示。

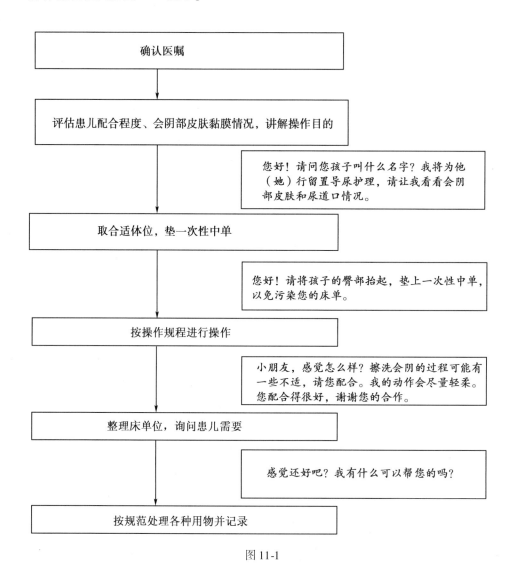

图 11-1

【要点分析】

1. 使用棉球擦洗会阴部时，每个棉球限用一次。

2. 更换尿袋最佳时间为每 3 天一次，导尿管应每周更换一次，硅胶导尿管可酌情延长更换周期。

3. 指导患儿多饮水，以达到自然冲洗尿路的目的。

4. 训练膀胱反射功能，可间歇性夹闭导尿管，每 3～4h 开放一次。

【知识拓展】

1. 小儿泌尿系统解剖特点：

肾：小儿的肾相对较大，年龄越小相对越大，而且位置较低，下端可至髂嵴以下第4腰椎水平，2岁以后才到达髂嵴以上，所以2岁以下小儿腹部触诊时容易触到肾。

输尿管：婴幼儿输尿管长而弯曲，管壁肌肉和弹力组织发育不全，易被压扁或扭转而引起梗阻，出现尿潴留而诱发感染。

膀胱：婴儿膀胱位置较高，充盈时可进入腹腔，顶部常在耻骨联合以上，故腹部触诊时易触到充盈的膀胱。随着年龄增长膀胱逐渐降入盆腔内。

尿道：女孩出生后数月尿道仅长约1cm，以后增至3~4cm，而且外口靠近肛门，易受污染引起上行感染。男孩尿道在1岁时为5~6cm，至性成熟期约长12cm，男孩尿道虽长，但常有包茎，易发生污垢积聚，亦可引起上行感染。

2. 尿量：小儿每日排尿量与饮食、气温、活动量及精神等因素有关。正常婴儿每昼夜排尿量为400~500ml，幼儿500~600ml，学龄前儿童600~800ml，学龄儿童800~1400ml。正常每日尿量（ml）约为（年龄~1）×100+400。当学龄儿童每日尿量<400ml、学龄前儿童<300ml、婴幼儿<200ml时，即为少尿；若每日尿量<50ml为无尿。

3. 尿液外观特点：正常小儿尿色淡黄，是由于胆尿原和尿色素所致。当尿液浓缩时，可见量少色深，尿的颜色还受某些食物、药物的影响。新生儿出生最初几天尿液颜色较深，稍混浊，放置后有红褐色沉淀，为尿酸盐结晶。婴幼儿尿液在寒冷季节放置后可有盐类结晶析出，呈乳白色，属生理现象。

4. 泌尿道感染：是指病原体直接侵入尿路，在尿液中生长繁殖，并侵犯尿路黏膜或组织而引起损伤。可累及尿道、膀胱、肾盂及肾实质。临床上可分为上尿路感染（肾盂肾炎）和下尿路感染（膀胱炎或尿道炎）。因小儿时期炎症很少局限于某一部位，故统称尿路感染。侵犯尿路的病原体有多种，但以细菌感染为多，多为上行感染，也有经血行、淋巴或直接蔓延感染者，有泌尿道畸形者易反复感染。2岁以下小儿发生率较高，女孩多于男孩。

（吴轶璇）

第二节 肾造瘘的护理

肾造瘘术是通过穿刺或切开肾实质，把导管送到肾盂内，以行引流。

护理时应注意保持造瘘管通畅，防止脱落及局部感染。

【目的】

防止造瘘管扭曲、受压、脱落、反流，以保持引流通畅，保持造瘘口敷料清洁、干燥，利于疾病恢复。

【适应证】

携带肾造瘘管的患儿。

【操作准备】

环境准备：酌情关闭门窗，保持合适的室温，光线充足。

物品准备：活力碘、石蜡油、氯锌油、无菌敷料（由一侧边缘正中向中心剪开）、无菌治疗碗、无菌持物钳、一次性治疗巾、一次性引流袋、胶布、清洁手套、棉签。

【操作程序】

1. 核对医嘱，准备用物。

2. 评估患儿：（1）询问了解患儿的身体状况。

             （2）评估患儿造瘘管是否通畅及伤口有无渗血、渗液情况。

             （3）向患儿及其家属解释造瘘管护理的目的，取得患儿配合。

3. 洗手，戴口罩，携用物至患儿床旁，核对患儿床号、姓名。

4. 根据造瘘口部位，取仰卧位或侧卧位，协助患儿翻身时，避免用力牵拉造瘘管，防止造瘘管在肾内移位、梗阻或引起出血。

5. 垫一次性治疗巾于造瘘管与引流袋连接处，暴露伤口，观察患儿造瘘口敷料及周围皮肤情况，用活力碘棉签由内向外清除造瘘管周围分泌物，如有破溃可予以氯锌油外涂，有胶布痕迹时，用石蜡油棉签清除。更换无菌敷料，胶布固定。

6. 妥善固定造瘘管，特别是术后 1～2 周之内，未形成瘘道之前严防脱落。

7. 观察引流液的颜色、性状与排出量。戴手套，更换引流袋，将引流袋妥善固定，保持通畅，位置低于造瘘口，防止回流引起感染。

8. 保持造瘘管通畅，切勿曲折受压，1～2h 挤压一次，防止被血凝块、尿液沉渣堵塞，肾造瘘管不通畅时，用无菌生理盐水 5～10ml 缓慢冲洗 1～2 次，不要压力过高，以防增加吻合口张力，导致吻合口漏尿。

9. 指导患儿多饮水，达到自然冲洗尿路的作用，防止感染。

10. 整理床单位，协助患儿取舒适卧位。

11. 清理用物，洗手。

12. 在护理记录单上做好记录。

【操作流程】

操作流程框图如图 11-2 所示。

【要点分析】

1. 肾造瘘易出血，近年来多主张用硅胶管做肾盂造瘘。

2. 一般造瘘管留置 2 周左右，拔造瘘管前向造瘘管内注入美蓝 2ml，夹管观察排尿是否蓝染，如有蓝染则需连续夹管 48～72h，无不适即可拔管，如有排尿困难，患侧腰痛，腹胀、发热、切口处有渗尿等情况应延迟拔管，拔管后需指导患者控制饮水，防止伤口渗液影响伤口愈合。永久性造瘘，应每隔 2～3 周在无菌条件下更换造瘘管一次。

3. 覆盖造瘘口的敷料应保持清洁、干燥，如有污染、渗透应在无菌操作下及时更换。

【知识拓展】

1. 小儿正常肾盂容量随年龄增长也略有不同，5 岁以内肾盂容量以每岁 1ml 估计，年长儿可达 10ml。B 超影像中肾脏集合系统一般无分离，大量饮水情况下肾集合系统虽可分离，但一般仍小于 0.5cm，正常情况下，肾盂最低处逐渐移行为输尿管上段，其连接处呈一漏斗状，肾盂收缩，输尿管上段扩张，尿液从肾盂排入输尿管，正常肾盂压力随体位，身体不同生理状态变化而略有不同，一般波动在 1～10cmH$_2$O。

2. 患儿情况危急或肾积水病因不能去除时，应在梗阻以上先行引流，待感染控制后再施行去除病因的手术，梗阻原因不能解除时，肾造瘘则作为永久性的治疗措施。肾实质平均厚度在 2mm 以下，病理所见标本已无肾单位，分肾功能在 10% 以下时，可考虑肾切除。

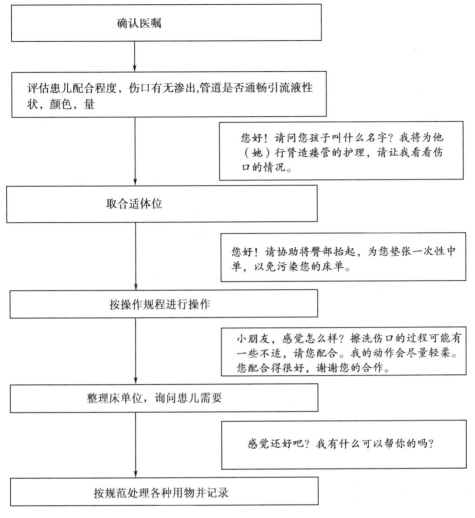

图 11-2

3. 常见并发症的处理：

（1）出血：肾造瘘后可能会发生肾及肾周出血。少量出血一般不可避免，不需特殊处理。出血量较多时需绝对卧床休息、反复冲洗造瘘管保持其通畅并适当给予止血药，严重者可能需要暂时夹闭造瘘管待出血停止后再重新开放。

（2）尿外渗：肾造瘘后一般都会有少量尿外渗，病人一般无症状；外渗较多时病人可能会出现腰部和腹部胀痛以及腹胀、发热等症状。预防和治疗尿外渗的主要方法是保持造瘘管通畅。外渗严重者适当应用抗生素以预防和控制感染，仅在脓肿形成等特殊情况下才需要切开或穿刺引流。

（3）造瘘管堵塞：在留置造瘘管期间可能会因血块、分泌物、结石碎片等因素造成造瘘管堵塞。多饮水和不定时地反复挤压造瘘管是防止堵塞的好办法。一旦发现堵塞且经过挤压造瘘管仍不通畅，经冲洗仍无效时需要更换造瘘管。造瘘管堵塞可能会继发肾脏感染，一定不要轻视。

（4）造瘘管脱出：留置肾造瘘管期间，由于各种原因可能会造成肾造瘘管脱出，脱出不多时易与造瘘管堵塞相混淆，需借助 B 超或经造瘘管造影来进行鉴别。造瘘管脱出后，如病情需要继续放置者，需立即更换或重新放置造瘘管。

（5）感染：由于异物反应造瘘管内或造瘘管周围会有少量分泌物，尿中亦可出现白细胞增多等改变，这种情况属于正常反应，不能视为感染。无症状的感染亦不需要特殊处理，待尿路梗阻解除、拔除造瘘管后，感染一般会自动消退。严重感染常继发于造瘘管梗阻，需及时解除梗阻，保持造瘘管引流畅通并适当应用抗生素。

（6）异物结石：长期留置造瘘管可能引起继发结石形成，预防的方法是多饮水和定期更换造瘘管。

（吴轶璇）

第三节　膀 胱 冲 洗

膀胱冲洗是用无菌注射器将溶液经导尿管注入膀胱内，再使液体自然流出的方法。

【目的】

1. 对留置导尿管的患儿，保持其尿液引流通畅。
2. 清洁膀胱清除膀胱内血凝块、黏液、细菌等异物，预防感染。
3. 治疗某些膀胱疾病，如膀胱炎、膀胱肿瘤。

【适应证】

留置导尿，膀胱疾病的患儿。

【操作准备】

1. 环境准备：酌情屏风遮挡。
2. 物品准备：清洁手套、一次性中单、无菌治疗巾、棉签、一次性无菌注射器（20ml，50ml）、治疗碗、一次性引流袋、胶布、0.5% 活力碘、冲洗液（生理盐水或遵医嘱）。

【操作程序】

1. 携用物至床旁，核对患儿床号、姓名。
2. 评估患儿：

（1）了解患儿的病情、临床诊断、膀胱冲洗的目的、意识状态、生命体征、合作程度、心理状况。

（2）尿液的性质，导尿管是否通畅。

（3）向患儿及家属解释有关膀胱冲洗的目的、方法、注意事项和配合要点。

3. 协助患儿取平卧位，排空膀胱。
4. 将一次性中单垫于患儿臀下，洗手，戴口罩。
5. 铺无菌治疗巾于导尿管与引流袋连接处，放置治疗碗。
6. 戴手套，将导尿管与引流袋接头分离，置于无菌治疗巾内。消毒导尿管的外口 2 次，注意导管末端不受污染。
7. 用 20ml 或 50ml 无菌注射器抽取生理盐水，连接导尿管，将生理盐水缓慢注入膀胱，使冲洗液自行流出至治疗碗内。如注入药液，则须在膀胱内保留 15～30min 后再引流出体外，或根据需要延长保留时间。
8. 冲洗过程中，观察冲洗液的色泽、浑浊度及患儿的面色、腹部体征，若有异常及时停止并通知医生。
9. 冲洗 3～4 次或冲洗至引流液澄清为止，消毒导尿管内口 2 次，更换引流袋，并妥善固定。

  10. 观察尿液引流是否通畅。

  11. 整理用物、床单位，协助患儿取舒适体位。

  12. 向患儿及其家属告知注意事项。

  13. 按规范处理各种用物。

  14. 脱手套，洗手，取口罩，在护理记录单上做好记录。

【操作流程】

操作流程框图如图 11-3 所示。

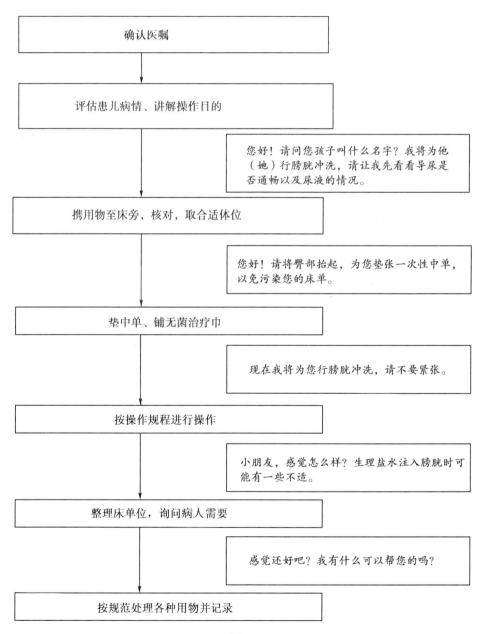

图 11-3

【要点分析】

1. 冲洗膀胱压力不宜过大，避免用力回抽造成黏膜损伤，吸出液体不能再注入膀胱。

2. 如吸出液体少于注入量，可能有导管阻塞或导尿管在膀胱内位置不当的可能，应及时处理。

3. 冲洗时嘱患儿深呼吸，尽量放松，以减少疼痛。若患儿出现腹痛、腹胀、膀胱剧烈收缩等情形，应暂停冲洗。

4. 操作过程中，严密观察患儿生命体征。出现异常，及时通知医生，配合处理，若导尿管内有血块、脓块较多时，则冲洗次数和量都应增加。

5. 寒冷气候，冲洗液应加温至35℃左右，以防冷水刺激膀胱，引起膀胱痉挛。

【知识拓展】

1. 膀胱为储存尿液的有伸展性的囊性肌性器官，位于小骨盆内、耻骨联合的后方。其形状、大小、位置均随尿液充盈的程度而变化。膀胱空虚时，其顶部不超过耻骨联合上缘，一般不易触及。充盈时，膀胱体与顶部上升，腹膜随之上移，膀胱前壁与副壁相贴，呈椭圆形肿块，触诊表面光滑，有囊性感。儿童处于发育过程中，骨盆浅，膀胱不像成人位于盆腔之内，稍有充盈，即可突出至下腹部。

2. 了解膀胱膨胀程度，可用手测量膀胱顶部与脐或与耻骨联合上缘的距离，通常以几指宽表示之。

3. 新生儿膀胱容量为50ml，1岁时200ml，10岁时750ml，15岁时1000ml。

4. 膀胱刺激征的主要表现为尿频、尿急、尿痛。有膀胱刺激征时常伴有血尿。产生膀胱刺激征的原因主要有膀胱及尿道感染和机械性刺激。

（吴轶璇）

第四节　阴茎疾病术后的伤口护理

阴茎疾病术后的伤口护理是针对患有阴茎疾病如尿道下裂、阴茎下弯、尿道憩室的患儿行手术治疗后对阴茎伤口实施的一项护理措施。

【目的】

保持伤口清洁干燥及尿道口清洁，预防感染，促进伤口愈合。

【适应证】

有阴茎伤口的患儿。

【操作准备】

1. 环境准备：酌情关闭门窗，屏风遮挡，保持合适的室温，光线充足。

2. 物品准备：换药碗、弯盘、0.5%活力碘、生理盐水、手套、一次性中单。

【操作程序】

1. 核对医嘱，准备用物。

2. 评估患儿：

（1）评估患儿病情、意识、自理能力、合作程度。

（2）了解伤口持续时间、大小（长、宽、深）、有无渗出及阴茎头血运和肿胀情况。

（3）向患儿及家属解释术后伤口护理的目的，取得配合。

3. 洗手、戴口罩。

4. 携用物至患儿床旁，核对患儿床号，姓名。

5. 协助患儿取屈膝仰卧位，两腿略外展，或取平卧位，两腿分开，暴露外阴。

6. 将一次性中单垫于患儿臀部以下，，戴手套。

7. 用生理盐水棉球清洗伤口及周围皮肤，去除分泌物、坏死组织等（见图11-4）。

8. 更换生理盐水棉签，轻轻擦洗尿道口周围，保持尿道口清洁。

9. 用0.5%活力碘棉签沿伤口缝线轻轻滚动擦拭，待干。携带引流管者，用0.5%活力碘棉签从阴茎根部向阴茎头轻轻滚动挤压尿道，促进尿道内分泌物排出（见图11-5）。

10. 酌情予以贝复济、金扶宁等生长因子外涂伤口，可促进切口愈合（见图11-6）。

11. 取下一次性中单，整理床单位，帮助患儿取舒适卧位。

12. 按规范处理各种用物。

13. 脱手套，洗手，取口罩。

14. 在护理记录单上做好记录。

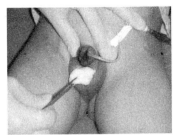
图11-4 生理盐水

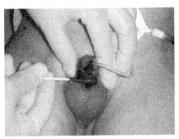
图11-5 活力碘

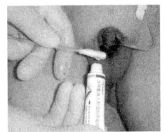
图11-6 金扶宁

【操作流程】

操作流程框图如图11-7所示。

【要点分析】

1. 若伤口肿胀、潮湿明显，遵医嘱用氦氖激光照射，以减轻伤口肿胀，促进局部血运循环。激光波长632.8nm，输出功率≥5mW，光斑对准伤口垂直照射，距离20cm，每日2次，每次15min。在激光治疗时，注意避免患儿眼睛直视光束，以免对患儿眼睛造成伤害。

2. 伤口清洗一般选用生理盐水或对人体组织没有毒性的消毒液。

3. 如有多处伤口需换药，应先换清洁伤口，后换感染伤口；清洁伤口换药时，应从伤口中间向外消毒；感染伤口换药时，应从伤口外向中间消毒；有引流管时，先清洁伤口，再清洁引流管。

4. 年龄较大的患儿，睡前可口服己烯雌酚，防止阴茎勃起，引起伤口疼痛及出血。

【知识拓展】

1. 生殖腺发源于胚胎期生殖嵴，由Y染色体上睾丸决定基因调控。由于该基因存在，外生殖器原基向男性分化，生殖结节延长成为阴茎。生殖系统先天畸形种类繁多，这些畸形的产生大多数是性分化控制紊乱所致。常见的阴茎疾病有隐匿阴茎、蹼状阴茎、单纯阴茎下弯、小阴茎、巨阴茎、阴茎扭转、包茎等。

2. 创伤愈合是多种组织再生的过程。

（1）创伤愈合的基本过程：

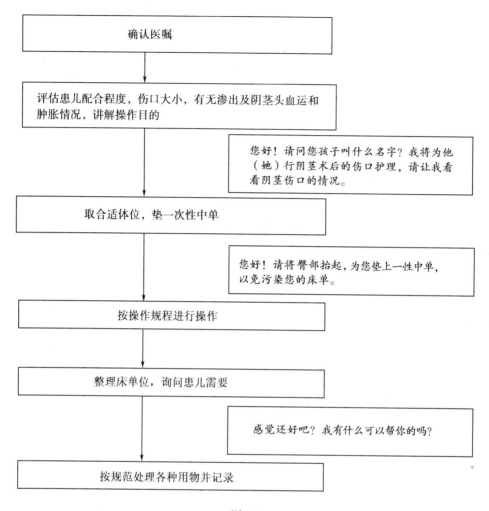

图 11-7

①伤口的早期变化（炎症反应）。

②伤口收缩：2~3d。

③肉芽组织增生 3d，瘢痕形成 5~6d 和上皮及其他各种组织再生 24h。

（2）创伤愈合的类型：

①一期愈合：见于组织缺损小、创缘整齐、对合紧密、无感染的伤口，愈合时间短，留下的疤痕小。

②二期愈合：组织缺损大，创缘不整齐，无法对合或有异物或有感染，愈合的时间较长，形成的疤痕较大。

③痂下愈合：坏死组织少，出血及渗出液干化结成痂皮，可保护创面。

3. 阴茎术后伤口出现出血、水肿、粘连损伤，合并感染等，会影响伤口的修复速度，延缓切口愈合。阴茎乃一疼痛敏感部位，任何轻微的刺激和损伤都会使患者疼痛难忍，影响患者的食欲和睡眠，从而影响切口愈合。

（吴轶璇）

228

第十二章 骨科护理

第一节 骨牵引针道护理

骨牵引是在骨骼上穿过克氏针或斯氏针，通过钢针直接牵引骨骼，又称直接牵引。骨牵引是骨折患者常用的治疗手段，广泛应用于骨、关节和软组织损伤。由于骨牵引存在针道感染的可能，所以骨牵引钢针针道口消毒的护理至关重要。

【目的】
防止钢针针道感染，保持有效牵引。

【适应证】
骨折、关节脱位、关节及周围的病变的患儿。

【操作准备】
环境准备：调节室温在 22～24℃，确保光线充足或有足够照明。
物品准备：治疗盘、75% 乙醇、一次性治疗巾、一次性 10ml 注射器、弯盘、治疗卡。

【操作程序】
1. 评估患儿：
（1）评估骨牵引钢针有无偏移。
（2）评估针道口皮肤情况，观察有无红肿、受压及分泌物。
（3）向患儿及家长解释操作目的，取得患儿配合。
2. 操作步骤：
（1）核对医嘱，准备用物。
（2）核对患儿床号、姓名，评估患儿。
（3）洗手，戴口罩。
（4）将治疗巾铺于治疗盘中备用。
（5）用 10ml 注射器抽取 75% 乙醇 6ml，放于治疗巾内备用。
（6）携用物至床边。
（7）观察牵引角度及针道口情况，发现异常及时报告医生处理。
（8）取下针头，将 75% 乙醇点滴在靠近牵引针道口处皮肤的敷料上，左右各 3ml。
（9）整理床单位，检查牵引体位，询问患儿需要。
（10）清理用物。
（11）洗手，取口罩，记录。

【操作流程】
操作流程框图如图 12-1 所示。

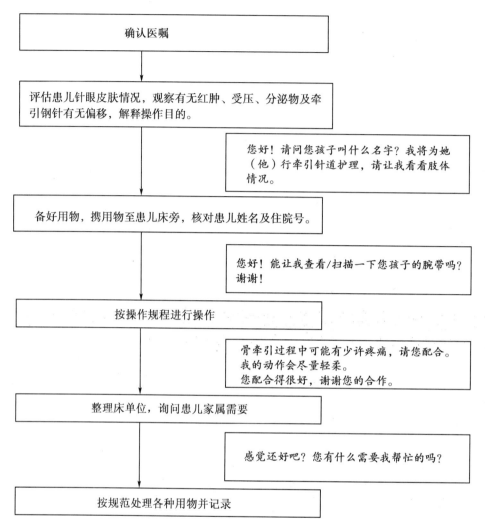

图 12-1

【要点分析】

1. 严格无菌操作，动作轻柔，保持牵引针道口清洁。观察牵引针有无左右偏移，针道口有无分泌物或痂皮，如有异常及时报告医生处理。

（1）如有偏移，不可随手将牵引针推回，应用0.5%活力碘或75%乙醇消毒后调至对称。

（2）若是牵引针反复发生偏移，可用宽胶布粘贴或用夹板绷带固定患肢于牵引架上，防止移动。

（3）针道口如有分泌物或痂皮，应用棉签将其擦去，防止痂下积脓。

2. 针道口敷料上点滴75%乙醇左右各3ml，不可过多或过少，防止蛋白凝固。

3. 一人一针一管，防止交叉感染。

【知识拓展】

1. 骨牵引针道感染可分为物理性感染和生物性感染。因压迫、摩擦发生的感染是物理性感染；局部细菌侵入生长繁殖引起的感染成为生物性感染。引起针道感染的原因：

（1）手术操作和术后护理不当造成针道感染。首先引起针道口无菌性炎症的主要原因是真皮界面不稳定；真皮之间的摩擦以及钢针对皮肤及筋膜的压迫，大多是手术操作不当引起。其次固定时间长，针道口接触外界，微生物可在此停留、繁殖，形成细菌寄殖，增加了感染的机会。若针道护理不当，细菌污染可导致细菌逆行感染，在针道内繁殖，导致细菌性针道感染。

（2）钢针穿入肢体内部刺激机体产生相应的排斥反应，产生大量的炎性分泌物。

（3）钢针松动增加了针道感染机会。因机械性压迫或摩擦引起针孔周围的无菌性炎症使皮肤的防御功能大为减弱，此时如受到细菌的污染则易于生长繁殖，引起局部感染。如轻度的压迫可在肢体活动时产生摩擦或加重压迫，这是临床功能锻炼中针道红肿疼痛的重要原因。

（4）针眼较深较小，且经常被血痂或脓痂堵塞，使分泌物淤积于针眼内，导致细菌繁殖；此外，针道感染还与患儿体质、周围环境及医务人员的操作等因素有关。

2. 骨牵引针道感染主要表现为针道口周围皮肤红、肿、热、痛及针道渗液、流脓等症状，骨牵引针道护理的目的是预防针道感染。目前有报道密闭法进行针道护理即先用75%乙醇棉球消毒骨牵引针道口及周围皮肤，擦净局部血迹或渗液，再用活力碘棉签消毒靠近皮肤端的克氏针，然后用一次性无菌敷贴封闭针道口，以保持针道口局部相对无菌。在持续骨牵引期间定期按照上述方法更换针道口部位无菌敷贴。有专家建议使用美皮康这种无菌黏性的新型敷料替代传统纱布覆盖针道口，能有效地预防针孔感染的发生，发挥其能够保持针道口湿润环境、吸收水分强，能避免局部潮湿，可减少对局部皮肤的直接刺激，同时对针孔与外界也起着屏障的作用。

（李艳红）

第二节 卧床牵引病人更换床单

牵引病人因躯干肢体牵引活动明显受限，生活自理能力下降。为卧床牵引病人更换清洁床单，可使病床整洁，病人舒适，保持病室整洁、美观，预防压疮等并发症发生。

【目的】
保持患儿清洁舒适，保持病室整洁、美观，预防压疮等并发症发生。

【适应证】
适用于卧床活动受限的牵引患儿。

【操作准备】
环境准备：安静、整洁、安全，温湿度适宜，周围无病人治疗或进餐。
用物准备：治疗车、大单（根据更换方向调整床单的折叠方向）、中单、被套、枕套、床刷、扫床巾。必要时备屏风。

【操作程序】
1. 评估患儿：
（1）评估患儿病情、意识状态、治疗概况（伤口、牵引、导管等）。
（2）评估操作的可行性和安全性。

（3）清醒患儿评估其理解、合作程度。

（4）评估床单、衣服的清洁度，皮肤有无异常改变等情况。

（5）向患儿及家属解释卧床换单的目的、步骤、方法，取得配合。

2. 准备用物。

3. 洗手、戴口罩。

4. 推护理车至患儿床旁，放于床尾正中处，距离床尾 20cm 左右。移开床头柜、床边椅，关好门窗。

5. 向患儿及家属解释，以取得合作。将枕头及棉被放在床边椅上。

6. 松开各层床单及四头带，上肢牵引患儿将床尾污染床单横卷成筒式塞入患儿臀下，清扫整理床尾床褥，然后将清洁床单横卷成筒式从床尾铺至臀下。下肢牵引患儿将头部污染床单横卷成筒式塞入患儿身下，清扫整理床头床褥，然后将清洁床单横卷成筒式铺在床头。

7. 对上肢牵引的患儿，护士轻轻抬起患儿的上半身，将污染床单卷至患儿床头，清扫整理床头床褥，同时将清洁床单拉至床头。下肢牵引的患儿护士轻轻抬起患儿的身体，将污染床单卷至患儿床尾，清扫整理床尾床褥，同时将清洁床单拉至床尾。

8. 放下患儿的身体，迅速撤出污染床单，同时将清洁床单拉平铺好。

9. 将清洁中单由患儿健侧卷至患儿身下，托起患儿臀部，迅速铺至患侧后，将两侧中单拉平铺好。

10. 固定好四头带，检查牵引体位，调整至舒适卧位。

11. 患儿平卧，更换清洁被套及枕套。

12. 还原床头柜、床边椅，整理病床单位，询问患儿需要。

13. 清理用物，将污染床单被服放入护理车下层。

14. 洗手，取口罩。

【操作流程】

操作流程框图如图 12-2 所示。

【要点分析】

1. 更换床单时，应注意观察患儿病情、伤口及皮肤情况，动作轻柔，不能放松牵引而需用手托住牵引装置，避免翻身不当增加患儿的疼痛或造成骨折移位而影响愈合等并发症。

2. 翻身时注意为患儿保暖，防止坠床。

3. 如患儿身上置有多种管道及输液装置时，翻身时应先将导管安置妥当，翻身后检查各导管是否扭曲或连接处脱落，保持导管通畅。

4. 为手术后患儿翻身时，翻身前先检查敷料是否脱落或潮湿，若脱落或被分泌物浸湿，应先换药再翻身。颈椎和骨牵引的患儿，翻身时不可放松牵引。

5. 根据患儿病情、意识状态、活动能力、合作程度、牵引体位、操作难易程度，运用人体力学原理等采取不同的更换床单法。

6. 卧床（牵引）、病情稳定的患儿，可鼓励患儿与护士配合更换床单；病情较重者可选择双人更换床单法。

【知识拓展】

1. 搬动患儿的力学要求：防止病损局部产生剪切力或旋转应力，以免加重原有病理

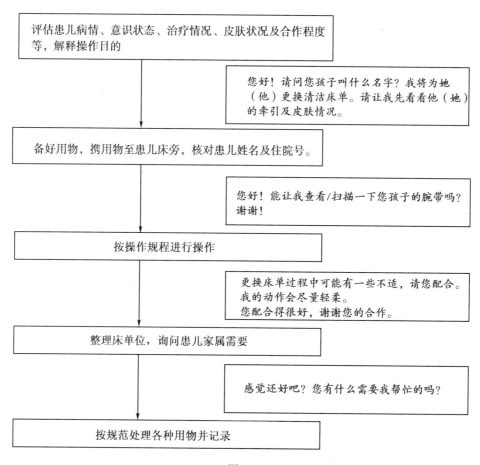

图 12-2

损害和疼痛；保持平衡稳定，以防止跌倒摔伤；保持舒适，避免患儿其他部位受到挤压或牵拉；护理人员应力求省力，减轻疲劳，防止发生自身损伤。

2. 搬动患儿的方法：了解病损部位和病情，有针对性地采取保护措施，主要是防止病变部位受压和扭曲，以免使局部产生剪切力或旋转应力。如颈椎骨折患儿应绝对保持头颈部平直，禁止向任何方向弯曲，否则有生命危险；四肢骨折时，患肢局部应妥善支托固定，使患部既不受压，也不悬空；有骨髓炎病症时，应注意防止发生病理性骨折；搬动患儿时，搬动者双脚间距应适当加大，增大支撑面。托起患儿时，搬动者两臂应尽可能向身体两侧靠拢，尽量减少身体重力线的偏移程度，减小阻力臂。搬动者如为两人以上，则应准备好同时用力，这样可以提高平衡的稳定度，减少意外损伤的机会，使患儿舒适安全，也使搬运者省力，防止自身损伤。

3. 重视防止病室空气飘尘污染：可通过人工加湿、合理安排换床单时间、加强棉絮处理、限制操作人数、强化正规操作、避免病床拥挤等方法，控制换床单时细菌、飘尘再次飞扬，减轻病室空气污染。

（李艳红）

第三节　关节腔冲洗引流管护理

关节腔冲洗是目前治疗化脓性关节炎最重要的治疗方法。该方法是关节部位经穿刺套管插入或切开关节囊在关节内留置2根塑料管或硅胶管，用缝线将它们固定于穿刺孔皮缘或切口（见图12-3），其中1根为灌洗管，另一根为引流管且连接负压引流装置，通过连续滴入药液直接杀死细菌、控制感染；充分引流使肿胀关节得到有效的减压，避免骨骺或骨干血运障碍，保护关节软骨，防止关节黏连。

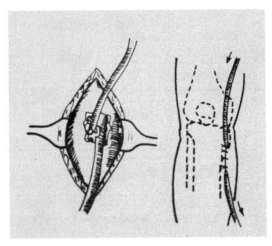

图12-3　膝关节连续冲洗

【目的】

1. 保持引流通畅。

2. 防止逆行感染。

3. 便于观察引流的性质、颜色、量。

【适应证】

表浅的大关节（膝关节、肩关节）、较深的大关节（髋关节）有积脓时。

【操作准备】

环境准备：调节室温在22～24℃，确保光线充足或有足够照明。

物品准备：治疗盘、无菌持物钳、无菌纱布罐、0.5%活动碘、75%乙醇、棉签、弯盘、碘伏、一次性无菌负压引流装置、无菌换药碗内无菌纱布2块及无菌镊、卵圆钳2把、治疗巾、一次性手套、医用垃圾袋、记录单、灌洗液、输液器（输血器）

【操作程序】

1. 评估患者：

（1）询问切口疼痛等情况。

（2）观察切口渗出情况、冲洗和引流是否通畅。

（3）向患儿及家长解释更换关节引流管目的，取得患儿配合。

2. 核对医嘱，准备用物。

3. 核对患儿床号、姓名，向家长解释冲洗的目的和配合的方法，评估患儿。

4. 洗手，戴口罩。

5. 更换灌洗液法：

（1）携用物至患儿床旁，再次核对患儿床号、姓名。

（2）将一次性输血器（输液器）遵无菌原则插入灌洗瓶中并悬挂于输液架上，排气。

（3）暴露灌洗部位，将输血器（输液器）连接灌洗管，吸引管接引流管及负压引流装置，根据医嘱调节冲洗滴速。

（4）观察引流是否通畅，引流液的颜色、性质及量。

（5）整理床单位，处理用物。记录灌洗开始时间、滴速及引流液性质。

6. 更换引流装置法。

（1）核对一次性负压引流装置有效期，检查有无破损、漏气。

（2）打开负压引流装置包装袋，取出负压装置及连接导管放置适当处。

（3）协助患儿取合适体位，观察引流是否通畅。

（4）将治疗巾垫于关节引流管与连接导管连接处，取2把卵圆钳双重夹闭关节引流管上段。

（5）再次核对床号、姓名，戴手套。

（6）取无菌纱布包裹关节引流管与负压装置连接导管的连接处，分离关节引流管。

（7）将负压装置连接导管前端向上提起，使引流液全部流入引流装置内，将换下的引流装置放入医用垃圾袋内。

（8）消毒关节引流管连接口，并取无菌纱布包裹。

（9）将关节引流管与负压引流装置紧密连接，将负压引流瓶置于安全处，松卵圆钳。

（10）保持负压引流装置低于患儿50cm。

（11）撤治疗巾，脱手套。

（12）协助患儿取合适的卧位，整理床单位，观察引流液量、颜色、性质，询问患儿需要。

（13）处理用物。洗手，取口罩，记录。

【操作流程】

操作流程框图如图12-4所示。

【要点分析】

1. 引流管长度适宜并做好固定，防止受压、打折、扭曲、脱出。

2. 保持引流管通畅，注意观察引流液的量、颜色、性质，并作好记录，如异常及时通知医生。

3. 操作时严格无菌操作，每日更换引流装置，引流管连接处用75%乙醇消毒。

4. 保持冲洗瓶高度距患肢60~70cm，引流装置位置低于患肢50cm，禁止挤压引流管，避免发生逆行感染（见图12-5）。

5. 冲洗液出入应平衡，并保持冲洗管道通畅。若关节局部肿胀、敷料潮湿、出现渗液，或关节局部无肿胀、敷料干燥，但引流量小于冲洗入量，均提示引流管不畅，应及时通知医生处理。

6. 如冲洗管堵塞，则用卵圆钳由近端至远端对夹挤压，直至冲洗通畅。

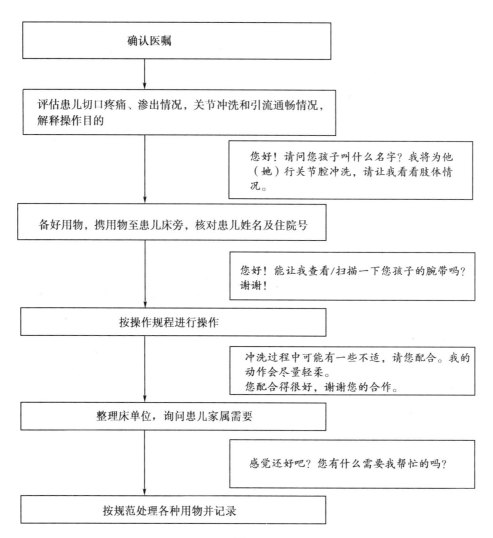

确认医嘱

评估患儿切口疼痛、渗出情况，关节冲洗和引流通畅情况，解释操作目的

您好！请问您孩子叫什么名字？我将为他（她）行关节腔冲洗，请让我看看肢体情况。

备好用物，携用物至患儿床旁，核对患儿姓名及住院号

您好！能让我查看/扫描一下您孩子的腕带吗？谢谢！

按操作规程进行操作

冲洗过程中可能有一些不适，请您配合。我的动作会尽量轻柔。
您配合得很好，谢谢您的合作。

整理床单位，询问患儿家属需要

感觉还好吧？您有什么需要我帮忙的吗？

按规范处理各种用物并记录

图 12-4

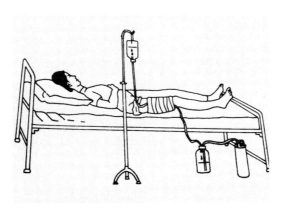

图 12-5　持续关节腔冲洗

【知识拓展】

1. 关节冲洗常见故障处理与预防:

（1）灌洗液大量积聚于关节腔及其周围组织内:由于负压引流装置不严密而漏气致负压小或无负压,关节腔及周围组织出现明显的局部肿胀。应仔细检查连接口是否严密,必要时更换引流装置。

（2）灌入液由切口渗出或漏出:由于引流不畅,关节腔液体压力大而外溢,若关节腔内引流管剪的侧孔过多或过于分散,在皮肤上的出入口缝合不紧密则易发生。一旦出现外溢,可减慢灌入速度,维持引流管通畅,及时更换包扎之敷料及被污染的用物。

（3）引流管脱落:由于引流管固定不牢或外露部分过短所致。管道脱落时,应协助医生按无菌技术原则重新置入。在移动患儿时,应妥善固定引流管,防止脱出;吸引管在床边应留有适当长度。

2. 预防引流管堵塞:引流管堵塞多系血块、脓栓所致。可用20～50ml注射器在无菌条件下从引流管处抽吸,加压进行冲洗;但禁止挤压引流管,防止引流液逆流至关节腔内。

（1）灌洗管进入管可采用输血管,以保证液体进入速度,达到快速灌洗的目的;引流管内径>1cm,以利引流。

（2）术后24h灌入速度要快,每隔1h使灌入液似流水样灌入5min;间歇快速灌洗既可以避免关节内脓血、脱落坏死组织或残渣在引流管内沉积堵管,又可使关节囊得到间断的膨胀,防止关节黏连。

（3）灌洗液:遵医嘱使用生理盐水快速滴入或其他抗生素药液慢滴。

（李天红）

第四节　下肢关节康复器的应用护理

下肢关节康复器是以持续被动运动为理论基础,通过模拟人体自主运动,激发人的自主复原力,发挥组织代偿作用,进行下肢关节功能恢复训练的一种仪器,可增加关节软骨的应用代谢能力,刺激间质细胞分化或关节软骨及其周围组织的愈合。适用于骨折病人手术后的功能锻炼,可促进血液循环,防止关节粘连、僵硬,加快骨愈合。

【目的】

1. 加快关节内积血和积液的消除和消退。

2. 促进关节恢复正常的活动范围。

3. 防止发生关节粘连和关节僵直。

4. 对于愈合中的胶原组织提供适当的应力刺激,使其在愈合过程中排列得更好、更适应之后的被动运动。

5. 通过关节面的摩擦刺激骨细胞的代谢,避免手术后关节功能的退化。

【适应证】

适用于四肢骨折、关节囊切除或关节松解术后、关节成型、人工假体置换术后及髋、膝关节术后需康复的病人。

【操作准备】

环境准备:调节室温在22～24℃,确保光线充足或有足够照明。

物品准备：CPM 功能锻炼仪（见图 12-6）。

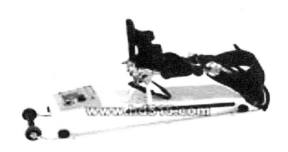

图 12-6　下肢关节康复器

【操作程序】

1. 查对医嘱，了解床号、姓名、病情、康复计划执行情况。

2. 评估患者。

（1）评估患儿情况：肢体长度、屈曲伸直度、耐受程度、心理状态、皮肤完整性等。

（2）了解康复计划、CPM 机开始时间、初始角度、运动速度、每日活动时间、每日增加度数、治疗周期、出院后活动方法等。

3. 接通电源，检查 CPM 仪性能，使之处于功能状态速度并将速度开关调至最慢。

4. 将 CPM 仪推至病人床前，接通电源。

5. 按摩患肢 10min，必要时使用止痛剂，减轻疼痛，以利于配合防止对抗。

6. 取端坐位，将患肢固定于 CPM 支架上，患儿的脚与脚套固定牢实，与水平线成 90°，将患肢的小腿和大腿缚于 CPM 机上，并注意保护皮肤，防止运动时损伤。

7. 打开电源开关，选择治疗方式，根据病情或医嘱调节起始角度、终止角度、速度、治疗时间，开启启动键。角度由小至大，速度由慢至快。运动应遵循循序渐进原则，角度每次增加 3°～5°为宜（见图 12-7）。

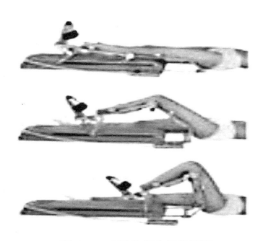

图 12-7　下肢关节功能的锻炼

8. 治疗过程中注意观察患儿反应，若出现痛苦表情或患儿诉疼痛，即点击停止开关，同时报告医生，遵医嘱重新调节起、止角度。

9. 治疗完毕，关闭电源开关，将患肢移至病床，取舒适卧位。询问患儿需要，整理床单位。

10. 断开电源线，将 CPM 仪推回治疗室，清理消毒并使之还原至备用状态。

【操作流程】

下肢关节康复器的操作流程框图如图 12-8 所示。

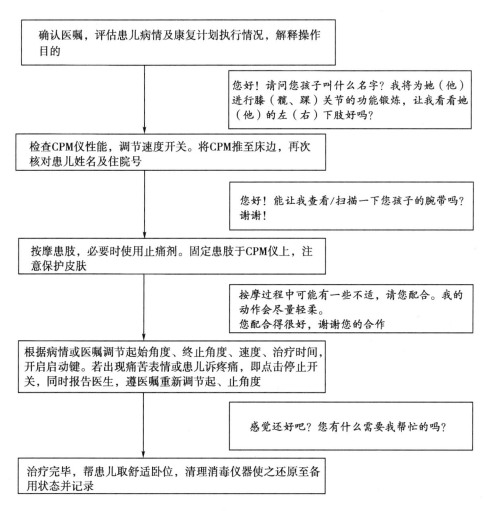

图 12-8

【要点分析】

1. 使用的时间一般为手术后 2 ~ 3d 为宜，每日 2 次，每次 60min。

2. 由专人负责指导，治疗过程中注意观察患儿面色并询问其感觉。发现患儿出现剧痛而不能配合时要暂停训练，可利用音乐，转移患儿注意力。

3. 应用 CPM 机时患肢需放置正确，上好固定带，防止肢体离开支架以免影响锻炼效果。

4. 在应用 CPM 机时注意机器运转速度及角度是否符合要求。对膝关节伸直（或屈曲）障碍的患者，可延长 CPM 机活动杆，使实际起始角度小于 0°。锻炼时根据病情调节速度和时间，以关节活动在无痛范围内运动为原则。当 CPM 机运行到患儿能耐受伸直（或屈曲）的最小角度时暂停 2～5min 后再继续运行。CPM 停机期间应配合主动伸屈膝关节，股四头肌等长收缩锻炼。

5. 使用 CPM 行髋关节功能锻炼时，保持躯体与 CPM 机外展位，根据病情及手术方式不同选择合适的髋关节屈曲角度、次数、时间。

6. 注意测量肢体长度，保持运动轴心和 CPM 的运动轴心一致，运动速度每分钟 2～3 次，根据疼痛阈值调整运动范围和频率，使患儿舒适。

7. 注意保护皮肤，骶尾部、足跟等处用软垫预防压疮，冬天注意保暖。

【知识拓展】

1. 持续被运动理论（continuous passive motions，CPM）是一项较新的关节功能康复技术。20 世纪 70 年代由 Salter 等人提出。CPM 是利用机械或电动活动装置，在关节无疼痛范围内，缓慢、连续性活动关节的一种装置。该装置一般由活动关节的托架和控制运动的机构组成，包括针对下肢、上肢甚至手指等关节的专门设备。

2. 动物实验证明，CPM 可以促进伤口的愈合和关节软骨的修复和再生，加快关节液的分泌和吸收，促进关节周围软组织的血液循环和损伤软组织的修复。大量临床文献报告，CPM 可以缓解疼痛，改善关节活动范围，防止粘连和关节僵硬，消除手术和制动带来的并发症。

3. CPM 在骨科临床康复治疗中主要用于四肢关节术后及关节挛缩的治疗。虽然 CPM 没有明显禁忌证，但对出血疾病、血栓塞性静脉炎要特别注意。

（李天红）

参 考 文 献

［1］ Evidence-ybased best practice guideline：Management of burns and scalds in primary care. New Zealand Guidelines Group. June，2007.

［2］ Guidelines for the Diagnosis and CEPR−3，July 2007.

［3］ Perry P. & Hall S. Basic nursing ed7, St. Louis, Missouri, 2011.

［4］ Pocket guide for asthma management and prevention，2006.

［5］ Potter PA. Fundamentals of nursing ed 7, St. Louis, Missouri, 2009.

［6］ 曹伟新，李乐之. 外科护理学. 北京：人民卫生出版社，2008.

［7］ 陈丽萍. 现代儿科临床护理. 郑州：河南科学技术出版社，2004.

［8］ 陈维英. 基础护理学. 第 3 版. 南京：江苏科学出版社，1999.

［9］ 崔炎. 儿科护理学. 第 5 版. 北京：人民卫生出版社，2002.

［10］ 孟玮亿. 小儿外科护理手册. 北京：北京大学出版社，2007.

［11］ 丁炎明，孙燕. 实用泌尿外科护理及技术. 北京：科学出版社，2008.

［12］ 杜克，王守志. 骨科护理学. 北京：人民卫生出版社，1995.

［13］ 郭加强，吴清玉主编. 心脏外科护理学. 北京：人民卫生出版社，2003.

［14］ 贺爱兰，张明学. 实用专科护士丛书骨科分册. 长沙：湖南科学技术出版社.

［15］ 黄晓军. 血液病学. 北京：人民卫生出版社.

［16］ 焦卫红，于梅. 优质护理服务规范操作与考评指导. 北京：人民军医出版社，2011.

［17］ 金汉珍，孔德凤. 新生儿护理保健手册. 北京：中国知识出版社，2006.

［18］ 李霞安，王美德. 新编护理手册. 北京：科学技术出版社，1994.

［19］ 李小寒. 尚少梅. 基础护理学. 北京：人民卫生出版社，2006.

［20］ 李秀云. 护理实训教程. 武汉：湖北科学技术出版社，2008.

［21］ 李玉林. 病理学. 北京：人民卫生出版社，2008.

［22］ 李正，王慧贞，吉士俊. 实用小儿外科学. 北京：人民卫生出版社，2001.

［23］ 刘淑贤. 同仁眼科专科护理操作技术规范与评分标准. 北京：科学出版社，2009.

［24］ 刘晓丹 儿科护理规范化操作. 北京：人民军医出版社，2011.

［25］ 楼方岑. 医疗护理技术操作常规. 北京：人民军医出版社，1989.

［26］ 楼建华. 儿科护理操作指南. 上海：上海科学技术出版社，2006.

［27］ 陆以佳. 外科护理学. 北京：人民卫生出版社，2001.

［28］ 陆裕朴，胥少汀，葛宝丰等. 实用骨科学［M］. 北京：人民军医出版社，1997.

［29］ 邵肖梅，叶鸿瑁，丘小汕等. 实用新生儿. 北京：人民卫生出版社，2010.

［30］ 施诚仁. 小儿外科学，第四版. 北京：人民卫生出版社，2009.

［31］ 施诚仁，金先庆，李仲智. 小儿外科学. 北京：人民卫生出版社，2001.

[32] 胡亚美，江载芳主编. 实用儿科学. 北京：人民卫生出版社，2002.

[33] 孙金城，刘忠德，郎恩千. 临床诊疗护理技术操作规程. 沈阳：科学技术出版社，1994.

[34] 孙永华，孙迎放. 现代烧伤治疗与手术图谱［M］. 第 1 版. 北京：人民军医出版社，2003.

[35] 万焕云，黄念棠. 基础护理技术操作规程. 武汉：湖北科学技术出版社，1992.

[36] 王朝晖. 儿童护理. 北京：高等教育出版社. 2010.

[37] 王建荣，张黎明. 重症监护指南［M］. 北京：人民军医出版社，2007

[38] 王建荣. 输液治疗护理实践指南与实施细则. 北京：人民军医出版社，2010.

[39] 王慕逖. 儿科学［M］. 北京：人民卫生出版社，2000.

[40] 吴阶平. 泌尿外科. 济南：山东科学技术出版社，1993.

[41] 吴在德. 外科学. 第 7 版. 北京：人民卫生出版社，2009.

[42] 吴钟琪. 医学临床“三基”训练. 长沙：湖南科学技术出版社.

[43] 许伟石. 现代烧伤治疗［M］. 北京：北京科学技术出版社，1995.

[44] 燕铁斌. 现代骨科康复评定与治疗技术. 北京：人民军医出版社，2006.

[45] 叶春香，宋芳等. 儿科护理. 北京：人民卫生出版社，2010.

[46] 袁继炎. 小儿外科疾病诊疗指南. 北京：科学出版社，1999.

[47] 曾因明. 危重病医学. 北京：人民卫生出版社，2000.

[48] 张春舫，任景坤. 护士岗位技能训练 50 项考评指导. 北京：人民军医出版社，2010.

[49] 张家骧. 新生儿急救医学. 北京：人民卫生出版社，2000.

[50] 中华人民共和国卫生部. 临床护理实践指南. 北京：人民军医出版社，2011.

[51] 诸福棠. 实用儿科学. 第 6 版. 北京：人民卫生出版社，1996.

[52] 庄心良，曾因明，陈伯銮. 现代麻醉学［M］. 北京：人民卫生出版社，2003.